"十三五"国家重点图书出版规划项目

Hunaid A. Vohra / Marco Solinas

Minimally Invasive Mitral Valve Surgery

微创二尖瓣外科学

主　编　〔英〕胡爱德·A.沃赫拉

　　　　〔意〕马尔科·索林纳斯

主　译　邢万红　徐学增　王献民

副主译　姜　楠　黄克力　杨建新

　　　　马增山　牛金亮　汪　华

天 津 出 版 传 媒 集 团

天津科技翻译出版有限公司

著作权合同登记号:图字:02—2018—331

图书在版编目(CIP)数据

微创二尖瓣外科学 / (英)胡爱德·A.沃赫拉
(Hunaid A. Vohra),(意)马尔科·索林纳斯
(Marco Solinas)主编;邢万红,徐学增,王献民主译
. —天津:天津科技翻译出版有限公司,2020.12
书名原文:Minimally Invasive Mitral Valve
Surgery
ISBN 978 – 7 – 5433 – 4097 – 8

Ⅰ.①微…　Ⅱ.①胡…　②马…　③邢…　④徐…　⑤王
…　Ⅲ.①二尖瓣 – 心脏外科学　Ⅳ.①R654.2

中国版本图书馆 CIP 数据核字(2021)第 012575 号

授权单位:Nova Science Publishers, Inc.
出　　　版:天津科技翻译出版有限公司
出 版 人:刘子媛
地　　　址:天津市南开区白堤路 244 号
邮政编码:300192
电　　　话:(022)87894896
传　　　真:(022)87895650
网　　　址:www.tsttpc.com
印　　　刷:北京博海升彩色印刷有限公司
发　　　行:全国新华书店
版本记录:710mm×1000mm　16 开本　18 印张　300 千字
　　　　　2020 年 12 月第 1 版　2020 年 12 月第 1 次印刷
　　　　　定价:168.00 元

(如发现印装问题,可与出版社调换)

译者名单

主　译

邢万红　成都市第六人民医院

徐学增　西京医院

王献民　四川省妇幼保健院/四川省妇女儿童医院

副主译

姜　楠　天津市胸科医院

黄克力　四川省人民医院

杨建新　山西医科大学第二医院

马增山　山东大学齐鲁医院

牛金亮　山西医科大学第二医院

汪　华　南充市中心医院

译　者　(按姓氏汉语拼音排序)

白　艳　四川省妇幼保健院/四川省妇女儿童医院

曹海泉　南充市中心医院

陈本祯　四川省妇幼保健院/四川省妇女儿童医院

董文静　四川省妇幼保健院/四川省妇女儿童医院

宫美慧　中山大学附属第五医院

胡语航　四川省妇幼保健院/四川省妇女儿童医院

季雪红　四川省妇幼保健院/四川省妇女儿童医院

康　敏　四川省妇幼保健院/四川省妇女儿童医院

刘蓓蓓　四川省妇幼保健院/四川省妇女儿童医院

刘小舟　四川省妇幼保健院/四川省妇女儿童医院

罗利琼　四川省妇幼保健院/四川省妇女儿童医院

唐　捷　南充市中心医院

王潇娅　南充市中心医院

熊卫平　四川省妇幼保健院/四川省妇女儿童医院

张　颜　四川省妇幼保健院/四川省妇女儿童医院

张海萍　四川省妇幼保健院/四川省妇女儿童医院

赵　丰　天津市胸科医院

赵菊花　南充市中心医院

赵天力　中南大学湘雅二院

赵晓英　山西医科大学第二医院

周　娟　南充市中心医院

编者名单

Amit Ranjan

Antonio Lio

Antonio Miceli

Arman Arghami

Ben Gibbison

Chawannuch Ruaengsri

Daniel Pereda

David W. Yaffee

Eugene A. Grossi

Eugenio Quaini

Friedrich W. Mohr

Hunaid A. Vohra

J. F. Obadia

Joseph A Dearani

José L. Pomar

Kasra Shaikhrezai

Loris Salvador

Ludwig C. Müller

M. Pozzi

Marco Solinas

Mark C. K. Hamilton

Martin Misfeld

Massimo Caputo

Matthew R. Schill

Mattia Glauber

Michele Murzi

Nathan E. Manghat

Noor Ali

Ralph J. Damiano

Richard C Daly

Sarah Moharem-Elgamal

Simon Maltais

Stephen Lyen

Steven Hunter

Tamas Erdei

Tommaso Hinna Danesi

Will Loughborough

中文版前言

近年来,心脏外科正处于微创化的快速转变阶段。几十年来传统的体外循环下全胸骨切开心脏手术正受到各种新兴微创手术技术的冲击和挑战。微创心脏外科手术因其创伤小、出血少、患者术后恢复快,并能缩短住院时间,降低医疗费用,达到了手术和美学的完美结合,受到越来越多的患者和心脏外科医生的青睐。

心脏外科二尖瓣手术是临床上常见的一种心脏外科手术,胡爱德·A.沃赫拉和马尔科·索林纳斯主编的《微创二尖瓣外科学》描述了微创二尖瓣手术方法的建立、患者的选择、术前相关检查、不同微创二尖瓣手术方法(小切口、胸腔镜或机器人)、体外循环、再次手术和微创技术在三尖瓣和房颤外科手术中的应用等方面,适用于所有心脏外科医生、心脏病学专家、麻醉师、重症监护医生和体外循环灌注师等专业人员。

本书不仅详细描述了在当今时代英国医疗系统建立微创二尖瓣修复手术的合理程序和实用方法,而且重点阐明了实践中所获得的经验教训。就术前评估而言,书中提出心脏计算机断层扫描和心脏磁共振成像这两种成像模式能通过多维的评价而评估二尖瓣的解剖,将有助于对患者做出最佳处理策略的决定。微创二尖瓣手术可经微创小切口开胸术或孔径路实施,而术野暴露、插管、心肌保护和二尖瓣操作是其基本目标。本书也详细讨论了机器人手术在微创二尖瓣手术中的应用,如其可用于二尖瓣瓣叶脱垂修复、三尖瓣修复、房颤消融手术、二尖瓣置换和左房良性肿瘤的切除,并指出这种手术方法对左室功能尚好而无症状的严重二尖瓣反流的患者更有吸引力。虽然微创二尖瓣手术能提供较好的美学效果,达到快速康复,但与传统手术的危险性相似,而且修复率和持久性也与传统手术基本一致。

《微创二尖瓣外科学》的翻译及出版对我国从事微创二尖瓣外科的专业人员,尤其是初学者具有十分重要的指导意义,并且能够起到示范作用。

徐学增

西京医院

前　言

　　微创二尖瓣手术(MIMVS)是一个相对较新的领域,越来越受到心脏外科医生的欢迎。这种技术的应用正在成倍地增加,而且患者和心脏病学家都迫切需要这一技术。当前这一技术有着巨大的吸引力,而且已有研究成果出现,还有更多的研究结果有待发表。《微创二尖瓣外科学》一书描述了从 MIMVS 方案的制订、相关检查、患者选择、不同方法(胸腔镜和机器人)、体外循环、再次手术到三尖瓣和房颤外科手术应用的整个过程。本书适用于正在培训中的心脏外科医生、心脏病学家、麻醉师、重症监护医生和体外循环灌注师等相关人员。这是有关这一主题的第一本书。在英国,两位主编是这一领域的权威专家,而且是外科手术方案方面的导师。每个章节都由相关微创二尖瓣外科学某一方面的专家编写。作者主要来自美国和欧洲。

　　第 1 章:作者详细描述了在当今时代英国医疗系统制订微创二尖瓣修复手术方案的合理程序和实用方法。重点阐明了实践中所获得的哲理性的经验教训。就从事微创二尖瓣修复手术新技术的外科医生而言,希望本章能起到一个模板的作用。

　　第 2 章:就二尖瓣疾病患者的评估而言,心脏计算机断层扫描和心脏磁共振成像越来越被认为是补充的成像模式,而且不仅仅用于心脏超声心动图不足以评估的病例。这两种成像模式能通过多维的评价而评估二尖瓣的解剖,这将有助于做出最佳处理策略。在本章中,作者探讨了评估二尖瓣疾病的每个成像模式的特征和一些不同的病因学。

　　第 3 章:MIMVS 属于微创心脏外科手术和快速康复的范畴,其基本目的在于通过加速术后恢复,减轻疼痛,并维持总体外科手术的有效性,增加患者的满意度。外科手术方法的改变需要改变麻醉设备和技术。有限的心脏手术术野也增加了应用经食管超声心动图(TOE)的必要性。本章讨论了 MIMVS 的麻醉，以及 TOE 指导的二尖瓣评估和心肺体外循环设备的安置。

第 4 章：新兴技术和内镜照相机的出现彻底改变了心脏外科，并推出了一种新颖的微创手术方法。目前，通过微创小切口开胸术或微创孔径路可以实施 MIMVS。微创方法在麻醉间开始，持续整个手术过程。显露、插管、心肌保护和二尖瓣手术(MVS)是这种方法的基本目标。在每个阶段预先熟悉并计划好方法将使手术操作顺利进行，从一个阶段平稳过渡到另一阶段。这样缩短了学习曲线，并使大部分手术操作处于外科医生的舒适范围内。技术演化正在不断地改变和改进目前的微创实践，从而创造出更加微创的方法。外科医生要始终保持更新和采纳新技术的能力，这将有利于患者康复和获得较好的治疗效果。实施 MIMVS 有几种方法，为每台手术制订特定的路线图和方案是外科医生的责任，因为每台手术总与上一台手术不一样。

第 5 章：越来越多的技术进步已使 MIMVS 变得更加安全、容易，并在几个有经验的中心常规开展。随着时间的推移，实施特定的 MIMVS 使用了不同的插管技术。直接升主动脉插管建立体外循环代表了一个可能的选择。另外，经皮小切口和局限于血管前面微小解剖的股血管插管的应用日益增多。最近，应用闭合装置经皮股血管插管成为可能，它具有几个潜在的优点。心肌保护对 MIMVS 患者的结果是极其重要的，但是对于最理想的灌注心肌保护液的方法仍然有争议。一些作者也建议，当主动脉阻断在技术上不可行时，可以在心脏跳动或颤动时实施 MIMVS。因此，本章的目的是提供作者对 MIMVS 体外循环插管技术的描述。

第 6 章：从正中胸骨切开到微创小切口转变的二尖瓣修复手术，使得发展相应的灌注和主动脉阻断策略成为必须。最初被认为"钥匙孔"的手术方法是应用股动脉和股静脉插管逆行动脉灌注，放置主动脉内球囊阻断主动脉，并通过右前外侧微创小切口开胸术暴露二尖瓣。随后，微创经胸主动脉阻断钳和主动脉插管策略的发展促使多种可供选择的体外循环插管和主动脉阻断技术的方法出现。微创二尖瓣修复手术主动脉阻断的理想方法通常是由所使用的切口类型和患者的解剖因素决定的，然而，各种技术之间有一些关键的不同点。主动脉内球囊阻断技术避免了主动脉外阻断钳的杂乱，只需升主动脉灌注针头来灌注心脏停搏液和排气，线形的主动脉只需要较小的手术切口显露外科术野。这确实需要一个学习曲线，它增加了外科医生早期实施此类手术的时间。经胸主动脉阻断钳简单、普遍，但是在前次心脏手术后紧密粘连和严重主动脉疾病的患者中，其应用受限。尽管有零散的报道显示每种技术的危险性是相似的，包括脑卒中的危险性，但或许更与灌注的类型而不是主动脉阻断的类型相关。就阻断主动脉而言，冷颤动心脏停搏是一个可行的选择，但是缺乏完全心脏停搏的心肌保护，如果处理不当，气栓的危险性显著增加。基于完全术前仔细评估的"患者选择"是实施微创二尖瓣修复手术(MIMVr)的必要部分，也是选择最佳主动脉阻断形式的关键因素。

第7章：目前，二尖瓣手术越来越多地采用微创手术。然而，如果右侧微创小切口开胸术和电视胸腔镜辅助的MVS是禁忌证，或者是同时需要实施主动脉瓣置换(±三尖瓣外科手术)的病例，胸骨上段小切口手术也是一个有价值和安全的选择。本章描述了其适应证、技术和疗效。

第8章：标准正中胸骨切开仍然是MVS最常用的手术方法。然而，近年来，由于微创心脏手术具有潜在的优势并且发展迅速，人们对其产生了极大的兴趣。本章论述了经右前微创小切口开胸术的MIMVr的技术细节和术后结果。MIMVr手术效果良好，可以减少死亡率和并发症，允许快速康复，减少输血、心房颤动，缩短住院时间和具有较好的美学效果。

第9章：完全胸腔镜二尖瓣手术(TE-MVS)代表了一种技术，它属于微创手术医疗设备创新的一部分。在过去的十几年里，不仅由于患者的高需求和满意度，而且因为与常规手术相比，已经证明了这种技术的安全性和有效性，因此这些手术方法变得越来越流行。TE-MVS具有较低的并发症风险、更好的患者舒适度、较短的住院时间和极好的美学效果。完全胸腔镜方法需要特殊的外科技能，它包含了改良的外科手术器械的使用。另外，胸腔外体外循环的建立和电视胸腔镜引导操作的应用改变了心脏直视下操作,外科医生由传统 MVS 期间经标准正中胸骨切开的操作向更多间接的工具转变,例如术中经食管超声心动图。TE-MVS 技术的标准化增加了这种方法的安全性,改善了手术结果。

第 10 章:目前,机器人二尖瓣修复手术能常规并安全地实施各类二尖瓣瓣叶脱垂(无论复杂与否)的完全解剖纠治。无论是否需要三尖瓣修复、房颤消融手术,甚至二尖瓣置换,机器人二尖瓣修复手术都能完成。这种手术方法也能用来切除二尖瓣或左房的良性肿瘤。与传统胸骨切开手术相比,这种手术方法具有减少失血、降低切口感染和房颤的风险、缩短住院时间、加速恢复正常活动和极好的美学效果等优点。机器人二尖瓣修复手术的中期效果也很好,因此这种手术方法对左室功能尚好且无症状的严重二尖瓣反流的患者尤为有吸引力。根据 ACC/AHA 分级 Ⅱa 指南建议,它能改善患者长期存活率和降低晚期心力衰竭的危险性。

第 11 章:近年来,较小创伤的手术方法已成为 MVS 的一个新趋势。与标准手术方法相比,MIMVS 有相似的住院死亡率,但其能减少输血,较早恢复日常活动和增加患者满意度,因此已经被全世界范围内大多数中心所接受。2003 年,作者开始了他们的微创二尖瓣手术方法,依据他们初期的经验,电视胸腔镜辅助的右胸小切口方法已成为二尖瓣再次手术的首选方法。本章作者回顾并讨论了二尖瓣再次手术微创方法的潜在优势和不足。

第 12 章:在过去的 15 年中,微创心脏外科(MICS)越来越多地被采用,尤其是 MVS。多种不同的外科手术方法被描述为微创,但是实质上互相之间存在不同之处。最近,为使手术伤口进一步减小而通过间接视觉技术实施的外科手术逐步发展,这种情况下胸腔镜的应用已变得极其重要。这是胸腔镜微创心脏外科的时代。这种手术需要特殊的外科技巧和二尖瓣解剖学、病理学及修复技术的完整知识。心脏外科的所有方面都包含在这种革新的手术方法中,包括麻醉和体外循环的建立。应用胸腔镜和长杆状器械实施手术需要对不同二尖瓣修复技术进行适应和效果再评价,旨在以一种简单的方式接近二尖瓣。应用 e-PTFE 人工腱索和瓣环成形术实施二尖瓣修复手术的良好经验促进了二尖瓣修复手术在内镜微创心脏外科的发展，二尖瓣修复手术是 90%退行性变二尖瓣反流患者的最佳手术方法。

第 13 章：在过去的 20 年中，微创技术的日渐流行对心脏疾病的外科治疗有着巨大的影响。内镜成像技术和外科器械的进步已使心脏外科医生能经小切口实施复杂手术操作。本章将总结目前三尖瓣疾病的外科治疗指南，并展示作者的微创心房纤颤消融技术，既适用于单独的心房纤颤消融，也适用于同时进行三尖瓣和(或)二尖瓣手术的患者。另外也将讨论其临床效果。

第 14 章：在过去的 20 年中，实施 MIMVS 日益增多。越来越多的支持证据表明，与传统正中胸骨切开二尖瓣手术相比，它能提供极好的结果。随着作者相关知识的增加和专业技术的提高，现在 MIMVS 能被用于大多数二尖瓣疾病患者的外科手术治疗，并能提供较好的美学效果和较快的康复，但与传统手术相比，其修复率和持久性没有明显提高。事实上，当前数据也支持其可行性和许多在传统上被认为是相对困难的手术适应证，例如，高龄患者、再次手术、心内膜炎或巴洛病。本章将回顾性分析关于 MIMVS 当前结果的一些最新证据。

目 录

第 1 章
建立微创二尖瓣修复手术程序

Hunaid A. Vohra, Massimo Caputo

引言

按照当今的英国国民保健服务制度和政策，当应用一个新手术和新技术时，临床有效性和患者安全性是至高无上的。在这里我们详细描述了在当今时代制订微创二尖瓣修复手术的合理手术方案和使用方法。以循序渐进的方式描述了英国国民保健服务信托的真实例子。报道了以这种方式所建立的新手术技术的结果，重点阐明了实践中所汲取的实际教训。希望本章能作为外科医生制订微创二尖瓣修复手术方案的模板。

实施微创二尖瓣修复手术的必要性

微创二尖瓣修复手术是目前比较成熟的手术方法。与胸骨上段或下段半胸骨切口(UHS或LHS)相比，前右胸小切口方法(ART)是目前最常应用的方法。适宜的患者选择微创方法能使患者快速康复，并能增加患者的选择性和改善患者的感受。所有年龄段的患者都适合二尖瓣修复，而微创二尖瓣修复手术或许更适合应用于老年、肥胖、近期吸烟和呼吸功能有损害的患者[1]。与传统的胸骨切开入路相比，经胸小切口的微创二尖瓣修复手术保持了胸廓的完整性，尤其适用于有胸骨裂开高危险性的患者，反之适用于传统二尖瓣修复手术。已有研究表明，微创二尖瓣修复手术缩短了住院时间[2]。在财政紧缩的环境下，随着老年人口的日益增加，微创二尖瓣修复手术缩短了住院时间，即使缩短 1~2 天，也意味着较好的总的临床结果和巨大的费用节省。当心脏外科中心要开展微创二尖瓣修复手术时，上述内容将成为明显的优势。手术瘢痕较小、疼痛减轻和失血较少是其他潜在的优点[3]。实施微创二尖瓣修复手术经验丰富的中心都推荐这种手术方式，因为患者和心脏病专家都要求实施微创二尖瓣修复手术。

训练

进行若干必要的训练也是十分重要的，不仅是针对外科医生，也是针对整个团队，包括专业麻醉师、灌注师和洗手护士(微创二尖瓣团队)。在第一个病例实施手术之前，当地相关部门应该邀请所有的相关科室进行组织教学(包括讲座、实例和视频等)。为了使团队人员熟悉微创手术过程和了解潜在的危险，可以应用理论知识和手术录像相结合的方式。强烈建议访问"微创二尖瓣中心"，并参加其他相关中心的课程讲座。从外科方面，至少需要两名对微创外科感兴趣的外科医生。一名有经验的二尖瓣外科医生与一名新准入的外科医生的搭配将是理想的选择。建立这样一个手术团队，热情和才智是必须的两个关键要素。以我们的经验，高级顾问应当是已经实施了几百例传统二尖瓣修复手术的专家。另一方面，初级顾问应当已经实施了超过 100 例传统二尖瓣修复手术，而且是在欧洲的 3 个中心的微创协会实施手术的。熟练应用推结器打结和应用长杆状的胸腔镜器械是十分重要的，实施传统胸骨切开二尖瓣修复手术时可以使用它们进行操作。

新手术程序获得医院的批准

新干预和程序咨询小组申请

在英国的大多数医院,所有新手术程序首先需要委员会的批准,例如,"新干预和程序咨询小组(NIPAG)"。如果在其他国家也存在这种委员会,在实施微创二尖瓣修复手术之前,团队尽力得到这种委员会的批准是十分关键的。这就保证了患者的安全性,并强调了临床管理和质量控制。NIPAG 的申请需要包括对所推荐的手术程序的描述及其适应证,预期的优点,可能的并发症,基础证据摘要,预估每年实施手术的数量,同事支持者的名单,协助实施者的名单和临床医生领导者的支持信。

同事们的支持

理想情况下,应当将所推荐的手术程序与所有担任外科和麻醉顾问的同事进行正式的讨论,以寻求他们的支持,即使他们都不参与实施这一新的手术程序。在创建阶段,实施这一手术的外科医生的名字应当特别列出。一旦这一阶段通过,并且 NIPAG 的最后批准已授予,其他外科医生通过适当的内部训练也能从事这种微创手术。

监督人

需要任命一个在此领域有相当经验和威望的监督人,其在实施早期的手术时提供训练和监管。理想的监督人应当是至少有 1 名外科手术医生之前和他一起工作或训练过。理想情况下,微创二尖瓣手术医生应当预先访问监督人的机构,并仔细观察至少 3~4 个手术过程。

患者信息宣传单

NIPAG 还要求设计一个使患者易懂的信息宣传单。这个信息宣传单明确地陈述了这是一个可信的新手术技术，而且参与设计的外科医生都经过足够训练，并从手术开始即在监管下实施这个手术。这个宣传单将告知患者这个手术的潜在优点，与传统手术相比，这个手术不会给患者带来具有损害的高危险性。也应该提前说明，如果发生严重并发症，有可能扩大切口和（或）需要实施传统胸骨切开来控制并发症。这个宣传单的目的是向患者传递有关这个新技术方面的知识，为他们提供一个希望他们能考虑这一新手术技术的选项。

审核

NIPAG 也需要每例患者审核，并且完成 20 个手术以后提供总结性的审核。任何严重不良事件都必须报告并提交给 NIPAG。这是提供最终信任批准的基础。然而，一旦这种手术程序确立起来，6~12 个月的关于并发症和死亡率的审核图表将是建议的最好做法。

费用

MIMVr 可经 UHS 或 LHS 入路以较少的额外费用实施。然而，ART 方法将需要额外的费用来购买软组织牵开器、照相机、心房牵开器（有底座）、体外循环插管、电视显示屏、长杆状内镜器械、Chitwood 钳和（或）主动脉内球囊。需要制订一个商业计划，阐明患者和医院在这种技术中的获益，从医院管理部门寻求资金支持。虽然起初微创二尖瓣修复手术或许显得昂贵，但是在合适的患者中实施 MIMVr，在没有增加费用的情况下，可以获得很好的结果[4]。

开始实施

交流

在手术实施之前，鼓励大家在轻松的环境中进行讨论，充分利用每一个机会强调有关设备和操作训练的关注点,促进团队合作和鼓舞斗志。如果先前的经验不是积极的,这就变得极其重要。不能低估在走廊或咖啡厅的非正式对话、与顾问定期的正式讨论、每月的审核会和其他临床管理会议的作用。

患者选择

在起初阶段(前 20 个病例),患者的选择是关键。避免高龄、过度肥胖、目前吸烟者和高危患者。一旦开始运行微创手术程序,这些患者可以从 MIMVr 中获益。起初,皮肤切口可以做得稍大一点,有助于显露手术视野,避免为了临床获益而切开胸骨或撑开肋骨。MIMVr 患者选择的流程图见图 1.1。

监督人协议

因为监督人很可能是在另一个医院工作,所以他要访问这个拟开展新技术的中心需要获得许可。为了成功操作,要确保这是一个机构和另一个机构之间的合作。虽然感觉有点复杂,但是这个合作通过两个人力资源部门之间的交流就可完成,尤其是在同一个国家。

团队指示

在实施第一台手术之前,整个团队必须与监督人一起广泛地听取报告,并确保可以获得所有需要的设备。此时重要的一点是,鼓励团队中所有的成员提出问题,以便提供进一步的机会强调相关问题,并促进团队成员参与。

前 20 台手术

建议至少前两台新开展的手术由高级顾问实施,初级顾问作为第一助手。在整个手术过程中监督人必须在手术室,准备之前就需要在手术室。这就使监督人在手术操作过程中能够随时讨论技术点和技巧。此后,另外 5~10 台手术应该由两名外科医生在没有监督人的情况下实施。最后 25~30 台手术由一名外科医生单独实施,另外一名外科医生在医院里作为替补。在起初的 20 台手术之后,审核应上交给 NIPAG 以获得最终批准。起初,与传统的二

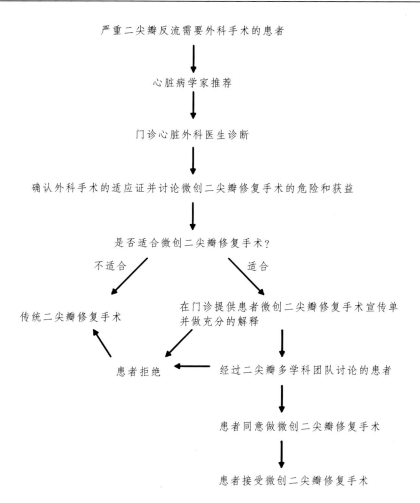

图 1.1　微创二尖瓣修复手术患者选择流程图。

尖瓣修复手术相比,主动脉阻断时间,心肺体外循环时间和总的手术时间较长。但是,一旦完成了学习曲线,上述时间会很快缩短。

技术难点举例

虽然技术难点不是本章的主题,但是下面仍列举了在实施手术的初期阶段有关技术难点的例子,并对如何克服这些难点做了简要解释:

- 入路困难:通过增加皮肤切口的长度和(或)直视下和成像系统的联合

应用。

- 静脉引流不足：应用吸引器、较大型号的插管或插入颈静脉插管。
- 周围血管疾病/股动脉导丝难以通过：腋动脉插管或直接升主动脉插管。
- 升主动脉阻断：开始时使用 Chitwood 阻断钳（简单且便宜），而不是应用腔内球囊（昂贵且需要进一步训练）。
- 放置心室起搏导线困难：在移去主动脉阻断钳之前，心脏停搏的情况下置入起搏导线。

关键经验学习

- 不要低估充分的准备。
- 与一名有经验的外科医生一起工作。
- 监督人是必要的。
- 总有后备医生。
- 不要害怕中转手术。
- 需要一套不同的技能；每个人都要注重细节。

结论

微创二尖瓣修复手术在当代心脏外科领域已得到广泛应用。将来，这种技术是心脏外科医生必须具有的技能。迄今为止，研究和注册数据表明它是一个安全和合理的选择。一个积极向上的团队将能促进这种"新服务"的应用。它的起始阶段可能会使新获准的外科医生气馁。然而，一种合理的方法将会提供安全和可持续性的结果。

（刘小舟　邢万红　译）

参考文献

[1] Modi, P., Hassan, A., Chitwood, W. R. Jr. Minimally invasive mitral valve surgery: a systematic review and meta-analysis. *Eur J Cardiothorac Surg*. 2008;34(5):943-952.

[2] Moscarelli, M., Fattouch, K., Casula, R., Speziale, G., Lancellotti, P., Athanasiou, T. What Is the Role of Minimally Invasive Mitral Valve Surgery in High-Risk Patients? A Meta-Analysis of Observational Studies. *Ann Thorac Surg*. 2016;101(3):981-989.

[3] Speziale, G., Nasso, G., Esposito, G., Conte, M., Greco, E., Fattouch, K., Fiore, F., Del Giglio, M., Coppola, R., Tavazzi, L. Results of mitral valve repair for Barlow disease (bileaflet prolapse) via right minithoracotomy versus conventional median sternotomy: a randomized trial. *J Thorac Cardiovasc Surg*. 2011;142(1):77-83.

[4] Downs, E. A., Johnston, L. E., LaPar, D. J., Ghanta, R. K., Kron, I. L., Speir, A. M., Fonner, C. E., Kern, J. A., Ailawadi, G. Minimally Invasive Mitral Valve Surgery Provides Excellent Outcomes Without Increased Cost: A Multi-Institutional Analysis. *Ann Thorac Surg*. 2016;102(1):14-21.

第 2 章

二尖瓣横断面成像：带心电门控的心脏计算机断层扫描和心脏磁共振成像的应用

Sarah Moharem−Elgamal, Will Loughborough,Noor Ali, Stephen Lyen, Tamas Erdei, Mark C. K. Hamilton, Nathan E. Manghat

引言

　　本章主要描述用于评估二尖瓣(MV)的最常用的影像学方法,重点介绍带心电门控的心脏计算机断层扫描(CT)以及磁共振成像(MRI)。将举例说明正常和病理状态下的二尖瓣。本章不对 CT 和 MRI 的基本物理知识进行阐述。尽管如此,无论读者是影像科人员,还是依赖于影像提供详细信息的外科医生,了解一些标准图像采集技术、指南以及优缺点是很重要的。经胸超声心动图(TTE)是评估瓣膜疾病的首选影像学方法,但在过去 20 年,心脏CT 和 MRI 逐渐成为能够提供极好软组织对比度以及高空间和时间分辨率的特殊工具。高质量图像的获得依赖于心电门控以及适当的屏气。这些先进的影像学方法不仅是超声心动图视窗差或解剖结构复杂患者的合理选择,而且还是能够提供良好心脏解剖细节和功能的补充工具,同时允许进一步多平面评估瓣膜形态和功能。

超声心动图

在本章中,告诉读者一些基本知识是很有用的(当然同时也包含在本书的其他地方),目的是将其他横断面成像引进文章内容中。经胸超声心动图是一种具有高时间分辨率(10~15ms)和良好空间分辨率的技术,其利用多普勒超声评估瓣膜血流[1]。然而,由于声影、不良声窗以及患者不标准的体位等因素,并不总是能够进行充分的评估。经食管超声心动图(TEE)能提高对心脏瓣膜疾病的诊断潜力。这两种方法都可以对瓣膜解剖、经瓣膜血流、狭窄和反流口面积以及流速相关变量(如最大流速)进行综合评估[2]。经食管和胃插入的 TEE 克服了 TTE 在探查视野上不足的缺点。探头的食管后定位直接在左房后面,从而可以很好地观察二尖瓣。尽管具有这些优点,但 TEE 是一种侵入性操作,伴有罕见的风险和并发症,如食管穿孔、黏膜损伤、误吸、缺氧、支气管痉挛、心律失常和菌血症[3]。

带心电门控的心脏计算机断层扫描(CT)

CT 可进行快速扫描,实际图像采集可在几秒内完成,时间分辨率为 50~83ms(第三代双源扫描仪),亚毫米级,具有近似各向同性体素分辨率(0.625mm×0.625mm×0.5mm)与三维容积成像、仿真、内镜和多平面重建能力[4,5]。这些提供了可视化的解剖学细节。尽管如此,瓣膜评估仅仅是非侵入性心脏 CT 大数据用于瓣膜介入术前冠状动脉疾病评估的一部分[4]。另外,接受经胸主动脉成像的主动脉疾病患者也可行瓣膜评估,因为这些患者合并二尖瓣疾病的概率相对较高。在自体瓣膜中,CT 能够量化瓣膜和瓣膜下的形态、钙化、面积测量和心内膜炎的影响,其中一些症状的发现可能早于超声心动图,如早期炎症改变。CT 正逐渐成为微创二尖瓣修复与置换术(MIMVr/MIMVR)在术前规划及其装置测量时不可或缺的手段[6]，在经导管主动脉瓣置换术(TAVI)的术前规划中起着同样的作用。当前技术的发展能够对具有最小的射束硬化和运动伪影的人工金属瓣膜进行术后评估[1]。较新的后处理算法被称为"金属伪影减小(MAR)"，已经被用于肌肉骨骼放射学，以完成假体和内固定成像，也可被用于心脏显像，但是金属心脏瓣膜或起搏器伪影需要最小化。

　　CT 成像仍存在电离辐射、碘化和潜在肾毒性造影剂的使用等传统缺点，但最新的技术使得亚毫西弗心脏成像成为可能，而且造影剂引起的肾病/肾毒性实际上非常罕见。此外，CT 不能直接评估血流，但可以通过一些间接观察指标来评估瓣膜功能障碍的严重程度。

心脏 MRI

　　心脏 MRI(CMR)是评估心室腔大小与功能的金标准[7]。我们机构的 CMR 成像在心率为 60 次/分钟的时间分辨率为 40ms，像素大小适当 (1.5mm× 2.0mm×层厚，单位 mm)。多脉冲序列可用于评估二尖瓣解剖、活动及疾病的严重程度。MRI 通常也能提供良好的组织学特性和瓣膜血流图测量，且没有电离辐射。然而，由于组织过薄，瓣膜组织表征一般。与 CT 不同，所有必要的 CMR 图像平面序列都需要患者处于扫描仪中，单个电影图像对应单次屏气。如果不能获得通过瓣膜所需的平面和序列，那么就无法在不重新成像的情况下回顾或重建这些平面。因此，CMR 时间延长 25~60 分钟，取决于检查的复杂性和细节要求。旧式起搏器和植入式除颤装置是 CMR 扫描的禁忌证。新型的起搏系统正在被越来越多地植入，但是由导线、起搏盒或任何可植入的环路记录装置产生的伪影仍然以各种方式降低所获得的心脏图像质量，这可能使图像不可分析。另外，CMR 对于机械瓣膜的评估也是有限的[3]，由于伴随金属磁化伪影，这也使得图像不可分析。

标准成像技术与协议

CT 成像

为了正确认识二尖瓣疾病的 CT 成像,对每例患者及其适应证进行正确的研究是至关重要的。

必须解决的几个问题:

- 心电门控的选择。
- 最优与最小辐射技术。
- 碘化造影剂类型、剂量、浓度和时间的正确使用。
- 后处理重建算法的正确使用。

心电门控

心脏 CT 的心电门控成像采集可重建无运动数据集。在二尖瓣评估中,这对于诊断的准确性和可重复性尤为重要(图 2.1)。在舒张中后期采集时心

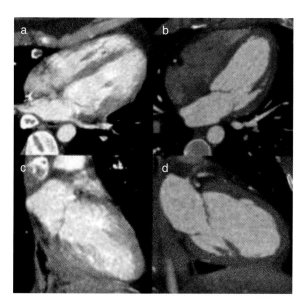

图 2.1 心电门控与非心电门控二尖瓣图像采集的对比。对比增强多平面重建 CT 图像的研究。(a)非门控四腔图。(b)门控四腔图。(c)非门控双腔图。(d)门控双腔图。

脏运动是最小的，但对于心率较快的患者来说收缩末期也是一个选择。心电门控可通过回顾性或前瞻性图像得以实施（图 2.2）。回顾性门控涉及整个心动周期中的图像采集，可以在连续 R 波峰之间的任意时间点重建一个体积数据集，或从收缩末期到舒张末期所需的 R–R 区间，就像电影的单独帧，这也容许 CT 影像循环成像的创建（图 2.2a）。这有助于瓣膜运动、尖端偏离以及附属物的评估，除了左室壁运动，容积和射血分数也被评估。如果暴露于心动周期全程，辐射暴露会很高。然而，有一些技术能允许运动捕捉，但在心动周期内辐射剂量能选择性地增高或减低，即所谓的心电门控剂量调节（图 2.2b）。较低的辐射暴露获得的图像是以增加图像噪声和降低解剖细节的清晰度为代价的。前瞻性门控在特定心动周期的聚焦阶段获取数据（图 2.2c 和 d），因此，全电影成像是不可能的。因为前瞻性门控的辐射只在特定聚焦阶段触发，所以辐射剂量很低（图 2.2c 和 d）。

　　然而，缺点是数据只能从预先选定的心动周期重建。心动过速或心律失

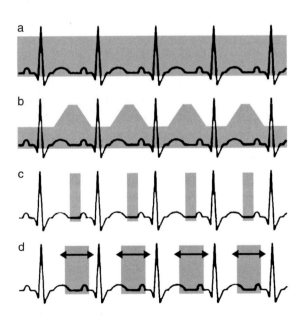

图 2.2　灰色条带代表诊断的辐射水平。(a)回顾性门控。(b)有剂量调节的回顾性门控。(c)前瞻性门控。(d)有填充的前瞻性门控。(Reproduced with permission from the Royal College of Radiologists.)

常在二尖瓣疾病中并不少见,其会降低图像质量。房颤是一个很难解决的问题,尽管节律控制得当或者使用更大体积的扫描仪可能采集到高质量的图像。通常情况下,CT 图像采集应在心律失常纠正后进行,尤其要评估冠状动脉时。在心动过速中或任何一种心律失常中,回顾性门控能通过多个心动周期持续采集图像来获得诊断图像,并允许多相图像回顾,以便进行准确的分析。通常通过口服和(或)静脉注射 β 受体阻滞剂来达到药理心率控制,通常需要使心率低于 65 次/分,以延长舒张中晚期,并为无运动图像采集提供最佳窗口。通常在心率不规律的情况下采集图像时,冠状动脉不可能得到可靠和准确的评估,除非使用最新一代扫描仪。

辐射剂量

在保证图像诊断质量的情况下,辐射剂量越低越好。因此,应在临床需要和患者风险之间取得平衡,可以根据临床医生必须考虑的扫描仪能力和患者参数进行优化。时间分辨率由扫描仪采集充分数据以重建一个独立切面所需的时间而设定。缩短 CT 机架旋转时间可以在不影响剂量的情况下提高时间分辨率。双源 CT 扫描仪可以获得更好的时间分辨率,因为只需要单源扫描仪一半的扫描时间,而不影响患者剂量。现在大多数心脏 CT 扫描仪通过患者体重指数(BMI)自动调控管电流(mAs)和管电压(kV)以减少剂量,即对于 BMI 较小的患者,较低的电流和电压能产生较好的图像质量,对于 BMI 较大的患者来说正相反。如前所述,心电门控管电流调节可用于降低心脏周期各阶段的电流,这对于细节诊断质量不是必需的(通常有最大心脏运动),但可用于更粗略地评估心室容积和功能。

碘化对比剂在低电压(33kV=碘基)时对光子的衰减效果最好,因为低电压会产生低剂量的碘,但会增加噪声。最终,BMI 更大的患者将需要更高的千伏(因此也需要更高的剂量)来获得足够的光子穿透,从而产生高质量的诊断图像。低 kV 扫描时通常剂量较低,但有潜在的噪声,除非管电流(mAs)提高。如果 mAs 增加,低 kV 扫描可有很高的剂量,因为高 mAs 伴随着更大的光子吸收。扫描范围应依据患者解剖结构量身定做,以避免感兴趣区域之外的成像区域，从而避免不必要的辐射。由于螺旋扫描的本质，在大多数现代 CT 扫描仪中，都不可避免对扫描范围的顶端和底部进行过度扫描。这可以通过另一种被称为自适应准直的剂量节省功能来减少，该功能可切断视场 z 轴上两侧的冗余尾边。

碘对比剂

　　CT 中的对比度分辨率是通过组织的不同物理特性来实现的，这些物理特性可以不同程度地衰减光子，也可衰减特定组织特性，包括组成成分、血管分布和灌注。然后将其数字化，产生不同影像强度的像素值。造影剂的使用人为增加了两个密度相近的相邻组织之间的对比度分辨率。血管内造影剂的使用通常通过外周静脉途径，最理想的方法是将 20 号导管插入右臂肘前窝。与普通 CT 相比，心脏 CT 成像中需要更大的造影剂流速，因此需要使用更大口径套管。使用右侧通路可避免未经稀释的造影剂通过左头臂静脉穿越中线造成的潜在条纹伪影。使用双头动力注射器和生理盐水团注有助于优化对比给药和动力学。

　　为了获得最佳增强对比，需要考虑一些因素，包括确保造影剂流速和体积与患者体位习惯充分匹配，以提供所需的对比度分辨率，但是不能浓度过高，以免引起射束硬化或条纹伪影。较大的受试者有较大的血池稀释造影剂，因此需要更大的体积来获得同样的增强。一般来说，碘造影剂流量在 $20mg/(kg \cdot s)$ 时，100kV CT 可获得充足的血管增强。另外，心排血量也应该考虑在内，低心排血量患者的血液循环缓慢，可以造成增强动脉峰值延迟。这可通过造影剂峰值测试技术来预测，首先注入少量的造影剂，形成增强曲线，这样成像器就可以相应地计划采集时间。或者，也可使用小剂量测试，在预定义区域上获取所需像素/对比度密度值时触发扫描。事实上，造影剂血流动力学还受瓣膜功能障碍的影响，特别是严重的反流，这会影响造影剂在心脏中的转运。使用造影剂的副作用也应被考虑，从较轻的局部反应，比如荨麻疹或者造影剂外渗，到更严重的系统反应，比如呕吐、低血压或者危及生命的过敏反应[8]。某些特定患者因造影剂导致肾病的风险更高，尤其是有慢性肾病、糖尿病、脱水以及使用肾毒性药物的患者,还有老年患者。这就要求临床医生衡量使用静脉造影剂的利弊。

二尖瓣 CT 重建数据集的解读

由于心脏在胸腔内位置的改变,利用标准超声心动图评价二尖瓣和心腔是很好的做法[9]。通过对心脏进行 CT 容积数据的多平面重建(见下文),二尖瓣形态、面积、厚度和运动都能得到评估。CT 轴位容积数据被上传到图像存档和通信系统(PACS)。通常情况下,与整个身体而不是特定感兴趣器官相关的标准矢状平面和冠状平面的重建信息也被上传,但是由于缺乏可重复性,这些标准平面对于瓣膜分析不是最理想的。因此,建议心脏成像采取手动方法,将容积数据重建成标准超声心动图视图,以便正确解读。这可以通过多平面重建工具的后处理来完成(图 2.3)。

双腔短轴

从轴位平面数据集看(图 2.3a),向下滚动到二尖瓣,将十字准线对齐二尖瓣小叶中心。将十字准线置此,旋转冠状线斜向穿过左室顶点,然后在矢状面上看到左房和左室(图 2.3b),确保斜轴平面线与中心二尖瓣和左室顶点相交,并垂直于房室沟。这为给出双腔短轴的左室提供了真正的中心轴(图 2.3c)。这种方法应该被用于规划标准长轴平面。

四腔长轴(图 2.3d)

从短轴角度,将轴旋转,使其与左室腔的中部、下部室间隔以及前外侧节段相交。

双腔长轴(回声等效:胸骨旁或心尖双腔长轴)

从双腔短轴切面看,斜面通过前、下段(图 2.3e)。这与图 2.3d 中看到的矢状窦旁切面不同。

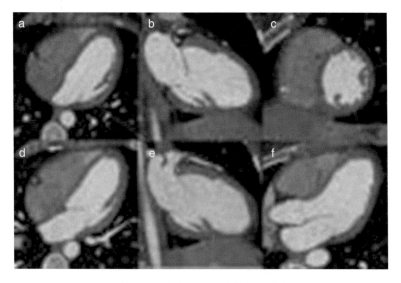

图 2.3　心电门控 CT 心脏各向同性分辨率重建步骤：参见文中。

三腔长轴(图 2.3f)(回声等效：胸骨旁长轴)

从双腔短轴视图看，旋转斜面使其与主动脉瓣或二尖瓣、心尖、前室间隔以及下外侧节相交(见图 2.3c)，并形成如图 2.3f 所示图像。

心脏磁共振图像和标准序列

心脏磁共振图像的获得依赖于心电门控、稳定的心率以及充分的屏气，高质量图像的获得要超过 10 个心动周期。需要矢状位、横轴位和冠状位(图 2.4a)，另外还需要多个横轴位和冠状位(图 2.4b)。我们选择可见的左室、心尖、二尖瓣、左房的横轴切面，并通过经心尖和二尖瓣中心的正交对准，实现垂直长轴定位(图 2.4c 左)。与此垂直的为四腔心切面(图 2.4c 右)。然后，根据两个长轴定位短轴，后者垂直于房室沟放置(图 2.4c)，生成图 2.4d。这些都被用于创建长轴图像(图 2.4e)，并从中设计短轴图像。通常，厚度为 6~10mm、层间距为 0~4mm 的切面对于准确评估左右室容积、功能及质量是足够的，但是对于二尖瓣、二尖瓣运动和瓣下结构的全形态学评估是不够的。

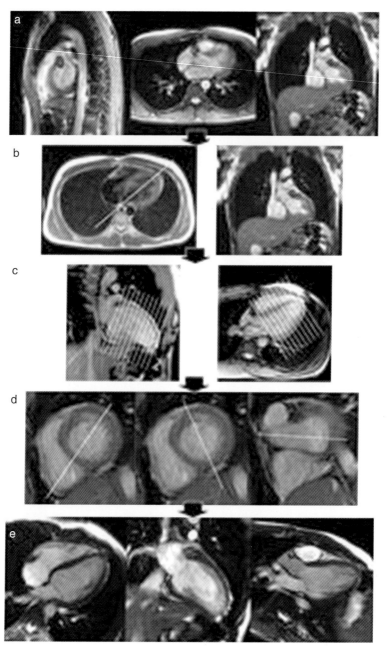

图 2.4   获取心脏磁共振心腔切面的步骤:参见文中。

二尖瓣瓣叶是薄的活动性结构，厚度通常为 1~2mm，使其容易受局部容积效应影响。建议以垂直并覆盖二尖瓣的角度，厚度 4~5mm，无层间距或轻微重叠，进行专门的采集。但即使应用这种技术，仍可能存在部分容积效应。如果试图测量二尖瓣孔径，要求正确识别瓣叶尖，以确保准确测量二尖瓣面积。通过三腔心，并以层厚 4~5mm 连续扫描，可以显示扇形结构和功能障碍（图 2.5）。电影图像可以观察到瓣叶增厚、瓣叶冗余、瓣叶脱垂、连合融合以及钙化、异常乳头肌和畸形附着的存在和程度。

稳态梯度回波图像的信号空洞/去相位的可视化可以识别回流或狭窄射流，但毁损性梯度回波序列可以更好地评估射流和瓣口区域的大小和长度。这些图像中信号丢失的识别、位置和方向能帮助计划采集流量测量的速度。然而，评估瓣膜功能障碍严重程度不应该依赖梯度回波序列，因为它们不评估容积。灌注、晚期增强、T1WI 和 T2WI 序列的黑血双反转恢复快速自旋回波序列可用于评估血栓、肿瘤和赘生物，使组织表征、肿块定位和对周围结构的浸润检测成为可能。通常可以对有人工瓣膜和 CMR 兼容起搏器的患者进行安全扫描（需要了解假体类型），但图像可能因伪影而造成质量下降（图 2.6）。

经二尖瓣和肺静脉血流评价

虽然在本书的其他部分有所涉及，但超声心动图在评估二尖瓣疾病的经二尖瓣和肺静脉血流中的应用还值得进一步思考。这是因为速度编码的相位对比 CMR 也可以用来获取二尖瓣和肺静脉血流。但测得的速度值在两种设备之间不可互换。然而，既往的研究已经证实，超声心动图和 CMR 存在一定的相关性。虽然经二尖瓣血流和肺静脉血流形态对二尖瓣疾病的严重程度诊断有支持价值，但绝对速度值在这种情况下并不重要。

二尖瓣血流

通过平面速度编码图像确定二尖瓣血流。在舒张期双腔和四腔心平面采集，位于开放的二尖瓣的顶端且垂直于左室。二尖瓣血流曲线通过在二尖

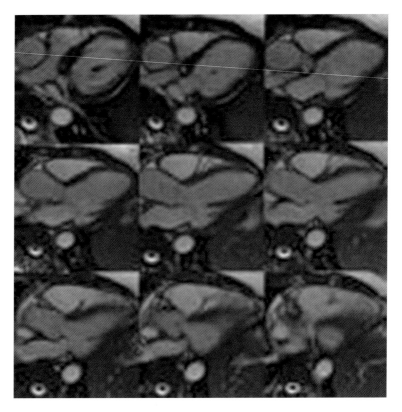

图 2.5　二尖瓣瓣叶的评估。(a)通过二尖瓣瓣叶的短轴切面。(b)从 A1/P1 到 A3/P3 边缘横跨二尖瓣的层厚 4~5mm 的连续三腔长轴图。

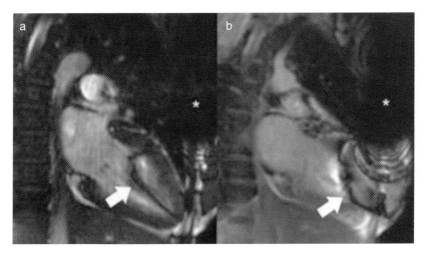

图 2.6　植入设备的伪影图像。(a) 双室电影 SSFP 成像显示胸前壁环形记录仪信号丢失 (星号)，可见从设备向外辐射的带状伪影(箭头)。(b)这在定位的双腔 FISP 序列中更加明显。

瓣处感兴趣区域放置获得。二尖瓣血流的测量包括峰值早期左室充盈速度/血流(E 波)和舒张末期左室充盈速度/血流(A 波),以及 E/A 比值。二尖瓣 E 波速度主要反映舒张早期左房-左室压力梯度,而且其受前负荷与左室松弛和顺应性变化的影响,速度更高表示舒张早期左房-左室压力梯度更高。二尖瓣 A 波速度与舒张晚期左房-左室压力梯度一致,其受左室顺应性与左房收缩功能的影响。

不同二尖瓣血流模式包括:

1)正常:血流的级数以及 E/A 比值在正常人群中随年龄而变化。在健康、年轻、没有疾病的个体中,E 波超过 A 波(E>A)。左房大小正常,因为左房压力正常。

2)左室舒张受损(轻度舒张功能障碍):左房压力升高但尚未超过左室,因此 E 波速度减慢,由于左室充盈减慢致 E 波延长,A 波大小增加,因此 E<A。左房大小正常或者轻度扩张。

3)假正常:在严重舒张功能障碍时,左房压力明显超过左室,因此 E>A,接近正常。鉴别正常与假正常是很有挑战的,肺静脉血流对于鉴别可能有帮助。左房通常是扩大的。

4)限制性充盈(严重舒张功能障碍):左室舒张功能和顺应性的损害导致左房压力进一步升高(E/A 比值进一步增高,E>>A),同时充盈率进一步升高,但左室舒张早期时间缩短及晚期舒张充盈减低。左房是扩大的。

肺静脉血流

肺静脉血流通过全平面速度编码图像评估。采集平面垂直于 1 个肺静脉(距离肺静脉口约 1cm)。通过在肺静脉管腔内定位一个圆形感兴趣区获取肺静脉流量曲线。肺静脉流量反映左房充盈状态,由三个波组成,分别为 S 波(收缩期)、D 波(舒张期)和"a"(心房)波。收缩期的 S 波反映由于左室变短,血流从静脉吸入左房。S 波速度受左房压力、左房顺应性和舒张功能以及左室收缩功能变化的影响。舒张期 D 波出现在舒张早期,反映由于左室良好的舒张,血流从静脉吸入左房。D 波速度受左室充盈和顺应性变化及同步的二尖瓣 E 波速度变化的影响。"a"波出现在舒张末期,反映心房收缩,将血反流入"无瓣膜"肺静脉。"a"波受心房前负荷、左室收缩和顺应性以及舒张末期左室压力的影响。正常情况和病理情况下肺静脉血流模式是不同的:在正常人中,S~D 和"a"波是小且倒置的;一些正常年轻人和儿童由于极好的左室顺应性,S 波略低于 D 波;随着舒张功能障碍的加重(通常伴有较差的左室收缩不良),S 波变小,左室充盈更多依赖于舒张期,因此 D 波相对变大。随着左室舒张压的升高(左室舒张功能恶化),心房收缩导致更多的血液反流入肺静脉,因此在严重舒张功能障碍中,S 波变小,D 波和"a"波变大。肺静脉血流可区分正常与假正常二尖瓣流入曲线:在假正常二尖瓣流入曲线病例中,S 波通常较小,D 波通常较大。

二尖瓣的放射解剖学

心脏 CT 和心脏磁共振(CMR)能够识别二尖瓣及其瓣下器官的结构异常。二尖瓣由瓣环、两个瓣膜小叶、腱索及乳头肌构成。瓣叶、乳头肌及腱索在 CT 上很容易被看到,CT 能分辨很薄的腱索,甚至能分辨 CMR 不易分辨的网状附属组织。有时,CMR 可能只能识别左室流出道(LVOT)的血流加速。附属的细的或膜性的瓣膜下组织可能只能用 CT 来证实。成人二尖瓣开放时正常横断面面积为 4~6cm²。二尖瓣环周长(MVA)约为 10cm。

总体评价

直接

评估瓣叶、瓣环、腱索及乳头肌的形态学、增厚和钙化。评估心室收缩期二尖瓣反流时瓣尖对位不良,评估心室舒张期二尖瓣狭窄时瓣尖偏移(见下文)。

间接

心腔大小和功能——在左房和左室最明显；寻找右心功能不全和继发性肺高压(动脉或静脉)的迹象。

二尖瓣反流

在全球，二尖瓣反流(MR)是心力衰竭发病与致死的常见原因[10,11]。其他与 MR 相关的后遗症包括心律失常、心内膜炎以及心源性猝死[12]。MR 对心功能的影响取决于其病因、发病、严重程度及持续时间。CMR 比 CT 更适合于评估反流的严重程度。心脏 CT 与 CMR 不适用于急性 MR 的患者。左房不能适应容量负荷突然增加而导致左房压力明显升高，表现为左心衰竭伴肺静脉高压和急性肺水肿。然而，在慢性 MR 中，反流容积逐渐增加，导致左房和左室容积负荷逐渐增大，并逐渐扩张。在左室收缩功能恶化之前，左房和左室可以容纳这种反流容量多年。这与左房舒张压和肺毛细血管压的升高，以及心力衰竭症状的形成相关。

二尖瓣反流的形态学评估

几何学评估

在左室功能障碍时，几何学评估有助于量化二尖瓣反流。倾斜高度(见下文)与超声心动图显示的二尖瓣反流程度呈不密切相关。在心室收缩时，使用三腔长轴和短轴图像评估二尖瓣交界面和对合程度。收缩期中期由前、后叶和二尖瓣环平面围合而成的面积计算倾斜面积(图 2.7)。其重要性可以通过以下事实说明：对二尖瓣反流实施二尖瓣修复术的患者，如果术中 TEE 显示术前倾斜面积>1.6cm^2，修复失败率为 50%[13]。D'Ancona 等[14]研究表明，CMR 可以得到相同的结论，但据我们所知，目前尚无大量研究推荐应用 CMR 或 CT 进行诊断。

二尖瓣反流严重程度的评估

CT

反流口面积：经食管超声心动图中，反流口面积与二尖瓣反流分级有良好的一致性。在三腔心平面评估效果最佳。通过瓣叶对合不良或脱垂推测二尖瓣反流。通过短轴平面垂直于三腔心平面的瓣叶尖滚动重建的图像发现最小的反流口面积，并进行平面几何学测量。

CMR

在 CMR 中，如前所述，不同平面中连续电影图像的使用，可以使瓣叶形态可视化，从而评估每一个瓣叶的形态，定位瓣叶对合缺陷的位置。因此，在严重二尖瓣反流的病例中，CMR 能对瓣膜形态学做出正确的评估，并有助于规划正确的干预措施。值得注意的是，由于空间分辨率的限制，通常不能很好地显示腱索。

CMR 采用了不同技术来评估二尖瓣反流的严重程度。

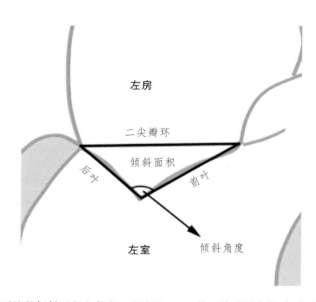

图 2.7　二尖瓣反流的倾斜面积和角度。通过经 A2/P2 的三腔平面获得，但是可以通过经 A1/P1 和 A3/P3 校正。

二尖瓣反流的定性评估

就成像的各方面而言，最初需要对疾病进行主观或定性评估。这些观察结果应随后得到定量方法的支持和(或)证实。如前面提到的，反流血通过电影图像中由于质子运动去相位引起的相关信号缺失而被识别。在电影图像中，反流血方向的可视化能帮助规划成像平面，直接定量反流容积和分数(图 2.8a~c)。但由于技术原因，这种方法容易出错。CMR 图像可以对缩流颈大小、射血强度、射血面积和长度进行可视化评估，与超声心动图相似但不等同。在适当规定的平面内，在每个收缩期帧的二尖瓣信号缺失底部识别缩流颈宽度，而缩流颈面积是在短轴方向速度编码图像中测量的最小面积(图 2.8d)。然而，MRI 相对 TEE 更低的空间分辨率限制了其在CMR 中的应用。左房和左室扩张的存在和程度能够提示二尖瓣反流的严重程度。应该注意的

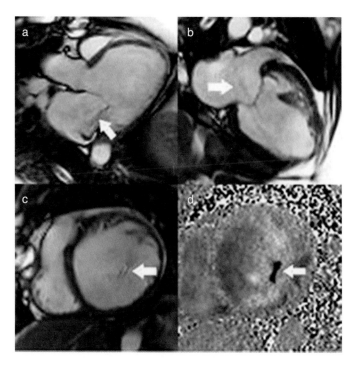

图 2.8 通过 CMR 显示二尖瓣反流功能信号缺失。(a)三腔长轴。(b)明显扩张的左室的双腔长轴平面，显示二尖瓣反流向后上方左房的偏心血流。(c)通过瓣叶尖端的短轴平面，显示中央对合缺失。(d)相应的速度编码图像显示通过瓣膜口的低信号血流。

是,与常用的 1.5T 相反,3.0T 等较高磁场强度的 CMR 更容易产生流动伪影,并可能对瓣膜功能不全的定性和定量过度评估。CMR 与超声心动图具有中等程度的一致性,与心导管检查有较好的一致性[15]。

二尖瓣反流的定量评估

i. 通过获取垂直于二尖瓣心房侧反流血的速度编码相位图像而直接定量二尖瓣反流(MR),从而获得反流容积和分数。然而,这项技术是有问题的,由于二尖瓣环平面在整个心动周期中持续运动,并存在异常的、高速的反流射血及心动过速,因此被认为是不可靠的。

ii. 二尖瓣反流的间接定量可以通过心室每搏量来评估。可以通过以下方式之一而获得:

二尖瓣反流容积通过减去左室每搏量中主动脉瓣(在冠状动脉口下)的收缩血流(垂直于主动脉根部的速度编码图像)而计算。二尖瓣反流分数=反流容积/左室每搏量×100。考虑到心室短轴电影图像是通过屏气成像获取,理想情况下应该使用屏气的主动脉血流来进行计算,而不是自由呼吸血流。在分析左室容积时,必须注意确定二尖瓣和主动脉瓣的位置。

二尖瓣反流容积还可通过左右每搏量的差异来估算,也需要精确的等高线。然后,除以左室每搏量以计算反流分数。如果伴发其他瓣膜病变,这种方法是不准确的,并将不可避免地打乱这种计算方式。而且,屏气动作也会改变体循环和肺循环的血流,从而产生误差。

iii. 二尖瓣和肺静脉血流。在中至重度二尖瓣反流中,二尖瓣 E 波升高(更多血液通过瓣膜)。如果 E 波小于 A 波(E<A),则严重二尖瓣反流的可能性较小。如果左室"充盈",其会变成限制性的,且 E 波>>A 波。由于收缩期大量的反流容积,在中度二尖瓣反流中,肺静脉 S 波减弱,而在重度二尖瓣反流中甚至逆转,D 波变大,大流量时,S/D<1。

二尖瓣反流的各种病因评估

缺血性二尖瓣反流

　　缺血性二尖瓣反流是一种并发症，其 20%~50% 与心肌梗死相关。其发生与二尖瓣心肌成分的累及有关：乳头肌及相邻的左室壁。这可能以乳头肌急性断裂的形式发生，更常见于下壁心肌梗死，需要立即进行手术干预。慢性缺血性二尖瓣反流可导致侧壁心肌梗死患者的心肌瘢痕形成。心肌成分的累及导致乳头肌的纤维化改变和(或)左室几何形态的反向重塑，伴乳头肌(PM)移位及二尖瓣的粘连和蜷缩(图 2.9)。心肌梗死后，二尖瓣心肌成分钆剂增强晚期 CMR 组织学特征与组织病理学研究相似[17-21]。应用 CMR 评价

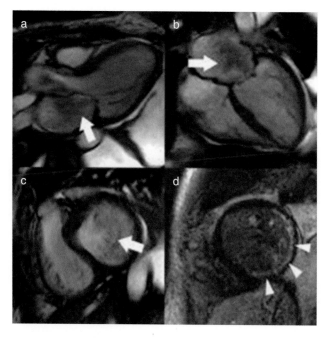

图 2.9 CMR 显示慢性缺血性二尖瓣反流。(a)收缩中期三腔。(b)四腔电影 SSFP 序列显示左室扩张及二尖瓣反流的严重程度(箭头)。(c)短轴图像 SSFP 序列显示在收缩中期的小的二尖瓣粘连(箭头)。(d)钆剂增强图像晚期，大的心内膜下梗死灶位于左室侧壁和中下壁，伴前外侧乳头肌梗死(三角箭头)。

左室心肌瘢痕负荷及缺血性二尖瓣反流的机械功能，可预测临床结果及治疗的效果[22]。

肥厚型心肌病(HOCM)

HOCM 的临床诊断是基于在没有其他心源性或系统性疾病所致心室肥厚的情况下，无明显原因解释的左室肥厚伴心室不扩张的影像表现。在 HOCM 中，因为收缩时二尖瓣前叶向左室流出道的前向运动，二尖瓣反流射血的特征为向后的。有学者认为 HOCM 左室流出道(LOVT)的动态变化和二尖瓣反流的机制主要是收缩期主动脉瓣开放后二尖瓣前叶向左室流出道内拖曳所致，而不是 LOVT 内速度增加使二尖瓣向隔部抬高(文丘里效应)[23](图2.10)。大量研究认为，二尖瓣形态学的异常可能代表了 HOCM[24]的主要表型表达，因为这些异常在 HOCM 个体及其肥大家族成员中[25]都被报道过。这些与家族筛检相关的发现可以引起怀疑，但不能用于诊断 HOCM[26]。最近一项针对 172 例 HOCM 患者的 CMR 研究，对二尖瓣(MV)器官进行了研究，并与同龄对照组进行对比。二尖瓣瓣叶的长度比对照组长两个标准差[二尖瓣前叶分别为(26±5)mm 及(19±5)mm，P>0.001，二尖瓣后叶分别为(14±4)mm 及(10±3)mm，P>0.001]。研究发现，瓣叶长度与左室壁厚度、肿块、纤维化无

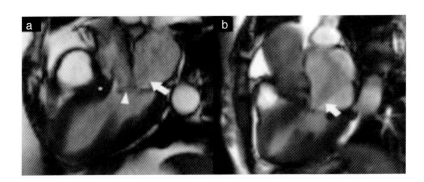

图2.10　继发于肥厚型心肌病的二尖瓣收缩期的前向运动。(a)三腔电影 SSFP 图像。星号表示左室前隔基底部肥厚。二尖瓣前叶收缩前向运动(三角箭头)，合并二尖瓣瓣叶对合不良和二尖瓣反流射血(箭头)。注意 LOVT 内部血流也加速。(b)不同患者的三腔电影 SSFP 图像显示收缩期 LOVT 狭窄和明显的二尖瓣反流。

相关性。然而,细长的瓣叶和狭窄的 LOVT 导致了梗阻。Desai 及其同事利用 CMR 进一步研究了无明显基底隔肥大 HOCM 患者的二尖瓣及其瓣下结构的异常。他们也证明,除了基底肥厚的程度外,二尖瓣前叶的延长也加重了 LOVT 梗阻的严重程度。其他因素,如异常腱索连接于二尖瓣前瓣叶和叉形乳头肌裂的异常运动也与更严重的 LOVT 梗阻相关。

CMR 是诊断 HOCM 的辅助工具。与超声心动图不同的是,CMR 不受侧面流失或不良成像的限制。这使得左室尖可清晰显示,使其不仅用于评估心尖部 HOCM,还可用于评估瓣膜下结构的任何异常,如乳头肌和附属腱索向心尖部的移位,以及从心尖延伸到 LOVT 的异常肌束。如果需要更多的二尖瓣及其结构的信息,而 CMR 不能获得或 CMR 是禁忌的,CT 也是一个很好的选择。这对于肥厚心肌切除术的手术计划是很重要的,因为在二尖瓣装置对梗阻机制起作用的情况下,可能需要额外的干预。许多 HOCM 患者虽然纵向收缩功能受损,但射血分数仍保持正常或病理上"超常",这是由于心室壁厚和心室腔小[27]。纵向收缩功能的评估方法之一是通过 CMR 四腔和三腔电影成像显示外侧和隔侧二尖瓣瓣环运动的幅度。HOCM 患者与健康志愿者相比,在舒张早期,外侧和隔侧二尖瓣瓣环运动的最大移位和最大速度显著降低。

二尖瓣脱垂(MVP)

MVP 是二尖瓣反流的常见原因[28]。二尖瓣瓣叶蜷缩由腱索断裂或延长引起。后瓣叶的中间瓣叶组织(例如 P2 节段)最常受到影响。马方综合征患者不仅表现为主动脉瓣反流和主动脉扩张,二尖瓣脱垂也是常见的(图 2.11)。CT 能准确地通过瓣叶与环的关系、瓣叶移位的程度对脱垂进行解剖定量[29]。在评估 MVP 时,收缩期 CT 三腔心图像是首选,MVP 的定义是二尖瓣瓣叶在收缩期脱入左房超过 2mm[30]。相关影像学表现包括瓣叶增厚(>5mm)和连枷状瓣叶。其他层面的可视可能导致对这种情况的过度诊断。在患者行 MVP 手术修复前,与导管血管造影相比,CT 已被证明是一种廉价、无创和准确地排除重大冠状动脉疾病的方法[31]。CMR 也能有效地识别 MVP 特

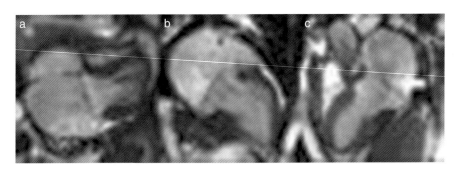

图 2.11　马方综合征患者的二尖瓣脱垂。(a)四腔长轴,(b)双腔短轴和(c)三腔长轴电影序列显示明显的二尖瓣脱垂。二尖瓣环平面用白线表示。(c)伴有小的二尖瓣瓣叶粘连的中至重度二尖瓣反流(箭头)。注意先前主动脉瓣置换术(三角箭头)和左室"心房化"。

征,在证明某些标准方面与 TTE(TTE 目前是这种疾病的金标准)相当。一项研究[32]表明,CMR 与 TTE 在显示瓣叶超过二尖瓣环 2mm 进入左房,而后叶较厚/较长的诊断标准上是相等的;该研究还显示在二尖瓣脱垂组中,乳头肌延迟强化(提示纤维化)的发生率更高(63% 对 0),这些患者还有更高的室性心律失常的发生率。相对于其他检查方法,MRI 的一个关键优势是其组织学特征,虽然目前二尖瓣脱垂延迟增强的临床意义尚不明确,但在将来,这些心肌改变可能被证明与二尖瓣脱垂并发症存在关联,比如猝死[29]。

感染性心内膜炎(IE)

感染性心内膜炎(IE)通常发生在病理上的易感瓣膜或人工瓣膜置换的情况下。IE 二尖瓣叶赘生物(图 2.12)通常通过瓣叶穿孔来阻止瓣叶合拢和收缩而引起二尖瓣反流。TEE 是目前诊断感染性心内膜炎的金标准,敏感性超过 90%[32,33]。

然而,CT 的较强各向同性分辨率和多平面重建能力不仅可以检测脓肿/假性动脉瘤,还可显示其解剖学形态,实际上它可能比 TEE 更适合评估瓣膜周围侵犯[34]。在 CT 上,瓣膜周围脓肿表现为被强化环包围的液体密度影,最常见于人工瓣膜[35],可能与周围脂肪炎性改变和(或)反应性淋巴结炎相关。假性动脉瘤表现为靠近瓣膜并与心腔相连的异常腔隙,这在其他影像检查

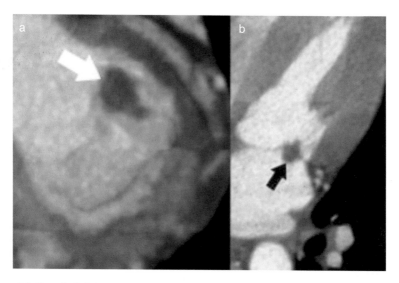

图 2.12　感染性心内膜炎的 CT 表现。(a)短轴。(b)通过二尖瓣重建的四腔长轴显示明显的低衰减、轻度不均质、与赘生物相符的轻微分叶的肿块。

中可能是无法察觉的[36]。这些研究将 CT 在鉴别和评估瓣膜旁病变中的作用纳入最近的《欧洲心脏病学会感染性心内膜炎管理指南》中，并将其作为欧洲心脏病学会指南中感染性心内膜炎(IE)[35]的主要诊断标准之一。CT 还具有识别人工瓣膜周围渗漏位置及人工瓣膜心内膜炎证据方面的优势。关于 CMR 诊断 IE 的有效性，目前的资料还比较有限。一项研究表明，虽然 CMR 在确定赘生物方面不如 TEE，但延迟强化能显示 IE[37]。应当注意的是，TEE 比 CMR 的空间分辨率高。

风湿性二尖瓣反流

在发展中国家和一些发达国家，风湿热仍然是二尖瓣反流的常见病因。世界心脏联盟报道二尖瓣反流是年轻人风湿性心脏病最常见的表现[38]。风湿性二尖瓣反流常伴有二尖瓣前叶的增厚和限制性运动，以及腱索增厚和缩短。

风湿性二尖瓣反流也可能伴有二尖瓣狭窄，具体讨论见下文。

二尖瓣反流干预:术前和术后评估

微创二尖瓣手术的术前 CT 成像

MIMVr 和 MIMVR 技术以及经导管介入治疗已逐渐成为心内直视手术的替代方法,尤其是对于不适用于手术或有围术期高风险的患者[5,39]。二尖瓣解剖及其 D 型环结构的复杂性,不仅使 MIMVr 或 MIMVR 设备的开发变得复杂,还使术前干预计划复杂化,为减少术后并发症,必须进行介入术前装置尺寸的预先规划[39]。D 型环的边界被定义为三角对三角的前面距离。在介入术前评估中,将前峰和主动脉–二尖瓣的连接从这些边界中排除,对防止所选择装置在插入非冠状动脉和左冠状动脉开口时阻塞 LOVT 非常重要,包括主动脉–二尖瓣的连接。后峰由二尖瓣后叶(PML)的插入形成,从外侧纤维三角到内侧纤维三角向后延伸,前峰被描述为与主动脉环的连接,而最低点位于纤维三角区水平。CT 似乎特别适用于介入术前计划和装置尺寸大小的选择[39]。术前三维(3D)成像也为手术/介入计划[40]提供了手术视野的详细理解。CT 越来越多地被用于患者选择,并提供解剖学路线图,识别可能使二尖瓣手术复杂化的因素[5]。术前病情评估中特别重要的心脏评估包括二尖瓣瓣叶形态学、瓣环的大小和附着区解剖。在微创二尖瓣手术的体外循环中,应用经髂股动脉系统进入升主动脉的逆行灌注方法。因此,评估这些血管的口径和曲度及动脉粥样硬化的存在和严重程度是很重要的。

二尖瓣介入治疗特异性分析

形态学评估如前所述,另外注意钙化和粘连的存在和分布及交接融合。对于锚定在瓣叶后面或三角形体的装置来说,乳头肌顶端和瓣叶之间充足的距离是很重要的,以确保有足够的空间让瓣叶通过[6,41-43]。而且,解剖学上应评估是否存在直接的乳头状肌插入瓣叶,这可能会干扰锚定[6,42,43]。二尖瓣瓣环的大小有助于确定瓣环成形环的最佳大小。传统上,其是应用双腔和四腔视图实现的。

现在，在二尖瓣瓣环水平重建一个短轴图像来测量前后径和连合径[5]。测量时应考虑到环径随收缩期和舒张期的变化。应用面积测量法测量二尖瓣环面积[44]。由于二尖瓣环具有复杂的三维"非平面"几何结构，为了更精确地测定瓣环，可应用连接外侧三角体和中间三角体的虚拟线，即"三角体到三角体(TT)的距离"。CT 有助于评估最佳角度，以确保生成的 D 型平面二尖瓣环不会投影到 LOVT 上[6,42,43]。二尖瓣环钙化(见上文)是一项重要的术前评估，因为机器人 MVr 不能用于有广泛二尖瓣环钙化的患者。在 MVR 之前建立放置区域解剖是重要的，在功能性 MR(fMR)和 MVP 之间，根据是否存在"心肌支架"，放置区域解剖是不同的[6,42,43]。fMR 发生在当左室扭曲或扩张，取代了支持瓣叶和牵拉瓣环的乳头肌时。二尖瓣瓣叶的插入可移位至左房，并且基底心肌可膨出至心腔内[6,42,43](见图 2.11)。同样，在考虑放置区域解剖时，考虑二尖瓣环钙化的体积和形态也很重要。

二尖瓣夹子介入患者的术后评估

CT 还可用来观察插入后的夹子。然而，如果二尖瓣流量能很好地定量残余二尖瓣反流，CMR 评估比 CT 更适合通过心房侧每搏量容量差和速度编码相位成像检测残余二尖瓣反流分数[45]。CMR 在二尖瓣夹子插入后残留二尖瓣反流定量方面的可重复性优于超声心动图(图 2.13)。而且，CMR 还能评估二尖瓣夹子插入后左室功能的短期变化[46]。结果显示，尽管左室舒张末期容积显著降低，但左室射血分数和左室周向和径向应变值也不会立即得到改善；这不足为奇，因为其是负荷依赖性的，如果负荷改变，收缩力就会改变。据我们所知，目前还没有关于应用 CMR 评价二尖瓣夹子插入后左室功能的长期研究。

二尖瓣狭窄

在发达国家，二尖瓣狭窄(MS)并不常见，在成人中，其几乎全是风湿性心脏病的后遗症[11]。风湿病累及 4 种形式的二尖瓣瓣叶融合：连合部、瓣尖部、腱索和混合型。瓣叶边缘尖部的融合及腱索的增粗和缩短导致瓣叶被束

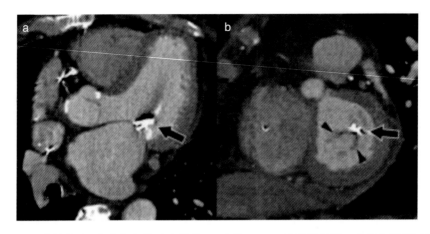

图2.13　二尖瓣夹子。舒张期门控对比增强CT成像。(a)三腔视图显示二尖瓣夹子(注意明显的条纹伪影)。(b)短轴图像显示紧贴前后瓣叶(箭头)的夹子(三角箭头)。

缚,瓣尖移动受限。狭窄的二尖瓣通常是漏斗形,二尖瓣口通常呈"鱼嘴"状(图2.14)。增厚的瓣叶可能表现为黏附和僵硬,以至于像"曲棍球棒"(图2.15b)。在某些病例中,瓣叶不能打开或关闭,从而导致二尖瓣狭窄伴二尖瓣反流[47]。另外,左房扩大、主肺动脉扩张和右室扩张的存在和程度反映了二尖瓣狭窄的严重程度(表2.1)。在二尖瓣狭窄患者中,左室通常不扩张。CT和CMR均可充分评估二尖瓣的形态和面积。然而,CT更适用于评估钙化的存在和程度,这对于决定患者是应该接受球囊瓣膜成形术,还是考虑外科手术是很重要的。在CMR中钙化为低信号影,因此其不能像CT那样准确评估(图2.15)。

二尖瓣面积

二尖瓣面积在心室舒张期短轴上测量。二尖瓣瓣叶交接的融合形成漏斗型瓣膜,并逐渐变窄形成一个狭窄的出口。在瓣叶尖部测量MV面积,以保证准确评估。正常二尖瓣面积>4cm^2。上文已经讨论过二尖瓣区域面积的CT和CMR量化以及CMR速度编码序列。在对患者实施经皮球囊二尖瓣切开术的术前和术后的评估中,CMR电影图像的二尖瓣面积测量法对于无创量化二尖瓣面积和评估瓣膜切开术后的二尖瓣面积差异是敏感且可靠的[48]。CMR评估二尖瓣面积与侵入性的心导管检查评估二尖瓣面积之间有很好的

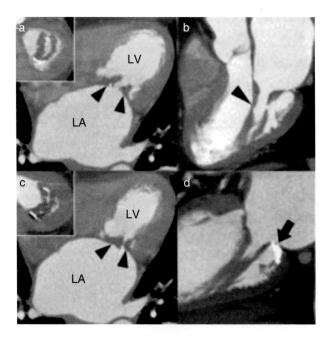

图2.14 风湿性二尖瓣疾病。多平面重建对比增强CT。(a)舒张期图像显示二尖瓣瓣叶明显增厚和钙化,并且开放受限(三角箭头)。对应的短轴图像在左上角。(b)增厚和束缚的二尖瓣前叶(三角箭头)。(c)收缩期三腔视图显示瓣叶增厚和中度至重度对合不良。对应的短轴图像在左上角。(d)双腔视图显示二尖瓣环钙化延伸至左室基底部的心内膜表面。

表2.1 二尖瓣狭窄的严重程度

压力阶差、瓣膜面积和二尖瓣狭窄程度之间的关系			
二尖瓣狭窄	二尖瓣面积(cm²)	静息肺毛细血管压(mmHg)	静息心排血量
轻度	>2.0	<10~12	正常
中度	1.1~2.0	10~17	正常
重度	<1.0	>18	减少

注:1mmHg=0.133kPa。

相关性。然而,我们发现CMR稍微高估了经皮球囊二尖瓣成形术后的二尖瓣面积。

二尖瓣狭窄的二尖瓣血流

跨二尖瓣压力阶差受二尖瓣狭窄严重程度的影响。当有显著的二尖瓣

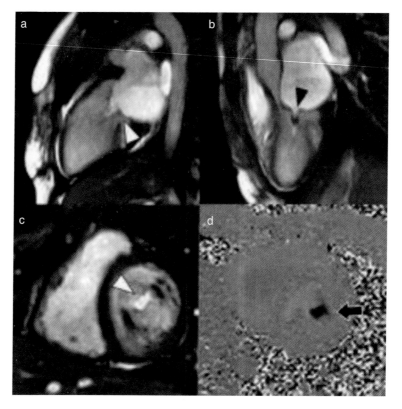

图 2.15 二尖瓣狭窄。(a)双腔长轴。(b)舒张期三腔长轴电影序列,注意二尖瓣前叶"曲棍球棒"外观(左侧黑色三角箭头)。三角箭头显示伴有弯曲瓣叶的狭窄的二尖瓣口。通过瓣膜有一个血流加速。左房扩张。(c)短轴电影 SSFP 显示狭窄的二尖瓣口(三角箭头)。(d)通过二尖瓣瓣叶顶端的短轴相位对比序列显示狭窄射血(黑色箭头)。

狭窄时,二尖瓣 E 波升高,左房压力与左室压力不平衡,因此 E 波减速被延长。如果 E 波<A 波,不太可能是严重的二尖瓣狭窄。血流容积应该是低的(瓣膜限制)(图 2.16)。

二尖瓣狭窄的结果

二尖瓣狭窄导致左房压力负荷增加, 因为左房压力增加对于将血液通过狭窄的瓣膜泵入左室是很必要的。慢性左房压力升高导致心房扩张和肺血管高压。当房颤发生时,左房扩张易导致房性心律失常和血栓,尤其是在左心耳。CT 能够准确地识别左心耳中的血栓,因此通常需要在首次扫描后的

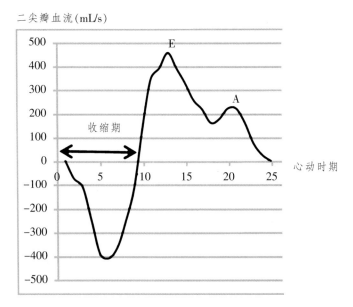

图 2.16 中度二尖瓣狭窄的二尖瓣血流的 VENC CMR 分析。当有显著的二尖瓣狭窄时,二尖瓣 E 波升高,左房压力与左室压力不平衡,因此 E 波减速被延长并合并成 A 波。

短暂延迟后进行第二次扫描。在早期的扫描中,混合的伪影和血栓均可表现为充盈缺损,但只有血栓在后期的扫描中表现为持续的充盈缺损。仰卧位患者也可出现相关的液体平面。如果 CT 仅用来排除血栓,则可以在俯卧位进行单次延迟相扫描。通过该方法,诊断的特异性明显提高(98%),同时敏感性和阴性预测值(NPV)保持良好。尽管双相 CT 具有良好的诊断性能,但存在额外辐射暴露,只是风险相对较低,更多考虑的是其优点。二尖瓣狭窄的病理生理学可由阻塞二尖瓣流入道的病变引起;导致出现这种表现的情况有瓣膜球形血栓、囊肿(图 2.17a)、左房黏液瘤(图 2.17b)、乳头状弹性纤维瘤或更恶性的情况,如未分化肉瘤、骨肉瘤、纤维肉瘤、脂肪肉瘤、平滑肌肉瘤和转移瘤。

CT 和 CMR 均能准确评估病变的大小、定位、边界、对比增强、钙化和有无渗出或心包积液。这些发现对于外科决策是重要的决定性因素。CMR 的特征总结见表 2.2。

二尖瓣环钙化(MAC)

　　MAC 是纤维瓣环常见的退行性病变,约占人口总数的 6%,与高龄和终末期肾病相关[6,42,43,49]。随着时间推移,钙化病变可导致运动功能损害和几何变形,从而加速二尖瓣反流和二尖瓣狭窄[50]。CT 能更准确判定二尖瓣环钙化

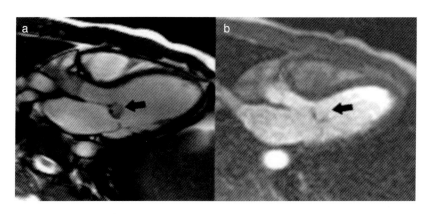

图 2.17a　二尖瓣囊肿。(a)三腔电影 SSPF 图像显示小而圆、有分叶的结构附着在二尖瓣前叶(箭头)。(b)三腔灌注成像序列显示病灶与血池同步同强度强化,提示与血池存在残余交通。

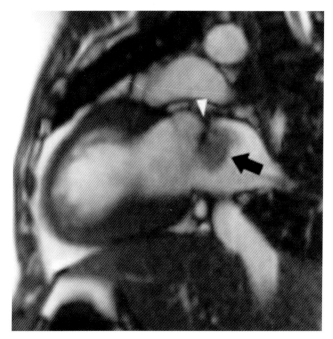

图 2.17b　二尖瓣黏液瘤。双腔电影 SSFP 视图显示附着在二尖瓣瓣叶后侧面的一叶状肿块(箭头)。白色三角箭头所指为二尖瓣瓣叶。

的位置和程度,而且在二尖瓣环短轴视图上能最好地显示弓形钙化[51]。CT 还可用于判断是否存在二尖瓣瓣叶钙化、瓣下结构钙化和(或)钙化向心肌内延伸(图 2.18)[50-52]。在 CMR 成像的所有序列中,钙化均呈低信号,从而使 CT 在识别钙化的存在、范围和分布方面更具有优势。在 MVr 或 MVR 术前,对于心胸外科医生来说这是很有用的信息,因为在操作过程中经常需要对瓣环进行广泛的脱钙处理。这些附加信息可能对任何有计划的心胸外科手术的性质和时间都有重要影响。二尖瓣环钙化的干酪样病变是一种与周边环状致密钙化和中央退行性变软化相关的过程,产生干酪样物质[53]。干酪样病变通常位于二尖瓣后叶对面的二尖瓣环,并且在超声心动图上常被误认为感染性心内膜炎形成的脓肿、肉芽肿或肿瘤(图 2.19)。CT 能充分显示周围致密性钙化灶,并可减少更多不均质的中心衰减[30]。

结论

本章探讨了心电门控心脏 CT 和 MRI 横断面成像在正常和病变状态下二尖瓣中的应用。同时阐述了每种方式的优缺点,并说明了图像采集和分析

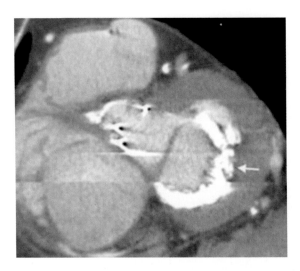

图 2.18　严重二尖瓣环钙化。短轴平面对比增强 CT 重建。小的白色箭头显示严重钙化。在主动脉瓣机械瓣膜置换术后的患者中,也可以识别出光束硬化伪影。

表2.2　二尖瓣病变的 CMR 特征（adapted from O'Donnell et al. Cardiac Tumors: Optimal Cardiac Mr Sequences and Spectrum of Imaging Appearances. *Am J Roentgenol* 2009;193(2):377–87. ）

病变	形态学	定位	显像	T2WI	脂肪饱和	造影剂使用前后 T1WI	延迟增强
血栓	边界清晰,多样性	左房	可移动的		无变化	低信号	低信号
黏液瘤	分叶,带蒂	左房,腔内,房间隔	可移动的	高信号	无变化	等信号/中等信号（不均一）	高信号（不均一）
乳头状弹性纤维瘤	光滑,带蒂	瓣膜	可移动的	高信号	无变化	等信号/高信号	高信号
未分化肉瘤	分叶,宽基	左房	心肌内,包括瓣膜	等信号	无变化	低信号/-	-
平滑肌肉瘤	分叶,宽基	左房	心肌内	高信号	无变化	等信号/高信号	-
纤维肉瘤	分叶,宽基	左房	心肌内	-	无变化	等信号/-	-
脂肪肉瘤	分叶,宽基	左房	心肌内	-	信号丢失	等信号/-	-
骨肉瘤	分叶,宽基	左房	心肌内	高信号	无变化	等信号/-	-

的复杂性。无论是心脏影像诊断人员，还是心脏成像技术的使用者，都应充分了解疾病状态、所有可用辅助成像方式的使用方法以及针对二尖瓣疾病可能实施的治疗策略。可以确定的是，现代心脏成像方法已经成为心脏疾病研究中不可缺少的工具。

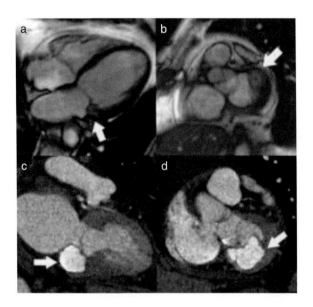

图 2.19　二尖瓣环的干酪样病变。(a)四腔图像。(b)短轴电影 SSFP 图像显示低至中度信号的二尖瓣环中的肿块样病变(箭头)，与二尖瓣环的干酪样病变保持一致。(c)和(d)来自不同的患者。CT 显示二尖瓣环的下方有肿块样高密度影，与干酪样病变相一致(箭头)。

（康敏　牛金亮　译）

参考文献

[1]　Vogel-Claussen J, Pannu H, Spevak PJ, Fishman EK, Bluemke D. Cardiac valve assessment with MR imaging and 64-section multi-detector row CT. *Radiographics* 2006;26(6):1769-1784.

[2]　Siegel RJ, Luo H, Makar M, Beigel R. Optimal use of echocardiography in valvular heart disease evaluation. *Heart* 2015;101(12):977-986.

[3] Ghersin E, Martinez CA, Singh V, Fishman JE, Macon CJ, Runco Therrien JE, Litmanovich DE. ECG-gated MDCT after aortic and mitral valve surgery. *AJR Am J Roentgenol* 2014;203(6):W596-604.

[4] Manghat NE, Rachapalli V, Van Lingen R, Veitch AM, Roobottom CA, Morgan-Hughes GJ. Imaging the heart valves using ECG-gated 64-detector row cardiac CT. *British Journal of Radiology* 2008:doi:10.1259/bjr/16301537.

[5] Rajiah P, & Schoenhagen P. The role of computed tomography in pre-procedural planning of cardiovascular surgery and intervention. *Insights into Imaging* 2013;4(5):671-689.

[6] Blanke P, Dvir D, Cheung A, Levine RA, Thompson C, Webb JG, Leipsic J. Mitral annular evaluation with CT in the context of transcatheter mitral valve replacement. *JACC: Cardiovascular Imaging* 2015:doi:10.1016/j.jcmg.

[7] Grothues F, Moon JC, Bellenger N, Smith G, Klein HU, Pennell DJ. Interstudy reproducibility of right ventricular volumes, function, and mass with cardiovascular magnetic resonance. *Am Heart J* 2004;147(2):218-223.

[8] Royal College of Radiologists 2016 – Standards for intravascular contrast administration to adult patients (3rd edition). https://www.rcr.ac.uk/sites/default/files/Intravasc_contrast_web.pdf.

[9] O'Brien JP, Srichai MB, Hecht EM, Kim DC, Jacobs JE. Anatomy of the heart at multidetector CT: what the radiologist needs to know. Radiographics: A Review Publication of the Radiological Society of North America 2007;27(6):1569-1582.

[10] Jones EC, Devereux RB, Roman MJ, Liu JE, Fishman D, Lee ET, Welty TK, Fabsitz RR, Howard BV. Prevalence and correlates of mitral regurgitation in a population-based sample (the Strong Heart study). *Am J Cardiol* 2001;87:298-304.

[11] Nkomo VT, Gardin JM, Skelton TN, Gottdiener JS, Scott CG, Enriquez-Sarano M. Burden of valvular heart diseases: a population-based study. *Lancet* 2006;368(9540):1005-1011.

[12] Enriquez-Sarano M, Avierinos JF, Messika-Zeitoun D, Detaint D, Capps, M, Nkomo V, Scott C, Schaff HV, Tajik AJ. Quantitative Determinants of the Outcome of Asymptomatic Mitral Regurgitation. *N Engl J Med* 2005;352:875-883.

[13] KongsaerepongV, Shiota M, Gillinov AM, Song JM, Fukuda S,

McCarthy PM. Echocardiographic predictors of successful versus unsuccessful mitral valve repair in ischemic mitral regurgitation. *Am J Cardiol* 2006;98(4):504-508.

[14] D'Ancona G, Mamone G, Marrone G, Pirone F, Santise G, Sciacca S, Pilato M. Ischemic mitral valve regurgitation: the new challenge for magnetic resonance imaging. *European Journal of Cardio-Thoracic Surgery* 2007;32(3):475-480.

[15] Heitner J, Bhumireddy GP, Crowley AL, Weinsaft J, Haq SA, Klem I, Kim RJ, Jollis JG. Clinical application of cine-MRI in the visual assessment of mitral regurgitation compared to echocardiography and cardiac catheterization. *PLoS One* 2012;7(7):e40491.

[16] Bursi F, Enriquez-Sarano M, Nkomo VT, Jacobsen SJ, Weston SA, Meverden RA, Roger VL. Heart Failure and Death After Myocardial Infarction in the Community: The Emerging Role of Mitral Regurgitation. *Circulation* 2005;111:295-301.

[17] Kim RJ, Fieno DS, Parrish TB, Harris K, Chen EL, Simonetti O, Bundy J, Finn JP, Klocke FJ, Judd RM. Relationship of MRI delayed contrast enhancement to irreversible injury, infarct age, contractile function. *Circulation* 1999;100(19):1992-2002.

[18] Fieno DS, Kim RJ, Chen EL, Lomasney JW, Klocke FJ, Judd RM. Contrast-enhanced magnetic resonance imaging of myocardium at risk: distinction between reversible and irreversible injury throughout infarct healing. *J Am Coll Cardiol,* 2000;36(6):1985-1991 .

[19] Amado LC, Gerber BL, Gupta SN, Rettmann DW, Szarf G, Schock R, Nasir K, Kraitchman DL, Lima JA. Accurate and objective infarct sizing by contrast-enhanced magnetic resonance imaging in a canine myocardial infarction model. *J Am Coll Cardiol* 2004;44(12):2383-2389.

[20] Chinitz JS, Chen D, Goyal P, Weinsaft JW. Mitral apparatus assessment by delayed enhancement CMR: relative impact of infarct distribution on mitral regurgitation. *JACC Cardiovasc Imaging* 2013;6(2):220-234.

[21] Bouma W, Willemsen HM, Lexis CPH, van der Horst IC.Chronic ischemic mitral regurgitation and papillary muscle infarction detected by late gadolinium-enhanced cardiac magnetic resonance imaging in patients with ST-segment elevation myocardial infarction. *Clin Res Cardiol* 2016;105(12):981-991.

[22] Lancellotti P, Zamorano J, Vannan MA. Imaging Challenges in Secondary Mitral Regurgitation: Unsolved Issues and Perspectives. *Circulation: Cardiovascular Imaging* 2014;7:735-746.

[23] Sherrid MV, Gunsburg DZ, Moldenhauer S, Pearle G. Systolic anterior motion begins at low left ventricular outflow tract velocity in obstructive hypertrophic cardiomyopathy. *J Am Coll Cardiol* 2000;36(4):1344-1354.

[24] Klues HG, Maron BJ, Dollar AL, Roberts WC. Diversity of structural mitral valve alterations in hypertrophic cardiomyopathy. *Circulation* 1992;85(5):1651-1660.

[25] Maron MS, Olivotto I, Harrigan C, Appelbaum E, Gibson CM, Lesser JR, Haas TS, Udelson JE, Manning WJ, Maron BJ. Mitral valve abnormalities identified by cardiovascular magnetic resonance represent a primary phenotypic expression of hypertrophic cardiomyopathy. *Circulation* 2001;124(1):40-47.

[26] Elliott PM, Anastasakis A, Borger MA, Borggrefe M, Cecchi F, Charron P, Hagege AA, Lafont A, Limongelli G, Mahrholdt H, McKenna WJ, Mogensen J, Nihoyannopoulos P, Nistri S, Pieper PG, Pieske B, Rapezzi C, Rutten FH, Tillmanns C, Watkins H2. 2014 ESC Guidelines on diagnosis and management of hypertrophic cardiomyopathy: the Task Force for the Diagnosis and Management of Hypertrophic Cardiomyopathy of the European Society of Cardiology (ESC). *Eur Heart J* 2014;35(39):2733-2779.

[27] Rodrigues JC, Rohan S, Ghosh Dastidar A, Harries I, Lawton CB, Ratcliffe LE, Burchell AE, Hart EC, Hamilton MC, Paton JF, Nightingale AK, Manghat NE4. Hypertensive heart disease versus hypertrophic cardiomyopathy: multi-parametric cardiovascular magnetic resonance discriminators when end-diastolic wall thickness ≥ 15 mm. *Eur Radiol* 2017;27(3):1125-1135.

[28] Hayek E, Gring CN, Griffin BP. Mitral valve prolapse. *Lancet* 2005;365(9458): 507-518.

[29] 29.Durst R & Gilon D. Imaging of Mitral Valve Prolapse: What Can We Learn from Imaging about the Mechanism of the Disease?. *Journal of Cardiovascular Development and Disease* 2015;2(3):165-175.

[30] Morris MF, Maleszewski JJ, Suri RM, Burkhart HM, Foley TA, Bonnichsen CR, Araoz PA. CT and MR imaging of the mitral valve:

radiologic-pathologic correlation. *Radiographics* 2010;30(6):1603-1620.

[31] Pontone G, Andreini D, Bertella E, Cortinovis S, Mushtaq S, Foti C, Pepi M. Pre-operative CT coronary angiography in patients with mitral valve prolapse referred for surgical repair: Comparison of accuracy, radiation dose and cost versus invasive coronary angiography. *International Journal of Cardiology* 2013;167(6):2889-2894.

[32] Mugge A, Daniel WG, Frank G, Lichtlen PR. Echocardiography in infective endocarditis: reassessment of prognostic implications of vegetation size determined by the transthoracic and the transesophageal approach. *J Am Coll Cardiol* 1989;14: 631-638.

[33] Evangelista A & Gonzalez-Alujas MT. Echocardiography in infective endocarditis. *Heart* 2004;90(6):614-617.

[34] Feuchtner GM, Stolzmann P, Dichtl W, Schertler T, Bonatti J, Scheffel H, Alkadhi H. Multislice Computed Tomography in Infective Endocarditis. Comparison With Transesophageal Echocardiography and Intraoperative Findings. *Journal of the American College of Cardiology* 2009;53(5):436-444.

[35] Habib G, Badano L, Tribouilloy C, Vilacosta I, Zamorano JL, Galderisi M, Aakhus S. Recommendations for the practice of echocardiography in infective endocarditis. *European Journal of Echocardiography.* 2010:doi:10.1093/ejechocard/jeq004.

[36] Grob A, Thuny F, Villacampa C, Flavian A, Gaubert JY, Raoult, D, Jacquier A. Cardiac multidetector computed tomography in infective endocarditis: a pictorial essay. *Insights into Imaging* 2014:doi:10.1007/s13244-014-0353-1.

[37] Dursun M, Yılmaz S, Yılmaz E, Yılmaz R, Onur İ, Oflaz H, Dindar A. The utility of cardiac MRI in diagnosis of infective endocarditis: Preliminary results. *Diagnostic and Interventional Radiology* 2015;21(1):28-33.

[38] Reményi B, Wilson N, Steer A, Carapetis J. World Heart Federation criteria for echocardiographic diagnosis of rheumatic heart disease—an evidence-based guideline. *Nat Rev Cardiol* 2012;9: 297-309.

[39] Mangold S, Castillo-Sang M, Schoepf UJ, Leipsic JA, Fuller SR, Wichmann JL, Muscogiuri G, De Cecco CN. Imaging in Minimally Invasive Mitral Valve Repair. *J Thorac Imaging* 2015;30(6):378-85.

[40] Schoenhagen P, Numburi U, Halliburton SS, Aulbach P, Von Roden M, Desai MY, Lytle BW. Three-dimensional imaging in the context of minimally invasive and transcatheter cardiovascular interventions using multi-detector computed tomography: From pre-operative planning to intra-operative guidance. *Eur Heart J* 2010; 31(22):2727-2740.

[41] Cheung A, Webb J, Verheye S, Moss R, Boone R, Leipsic J, Banai S. Short-term results of transapical transcatheter mitral valve implantation for mitral regurgitation. *Journal of the American College of Cardiology* 2014;64(17):1814-1819.

[42] Blanke P, Dvir D, Cheung A, Ye J, Levine RA, Precious B, Leipsic J. A simplified D-shaped model of the mitral annulus to facilitate CT-based sizing before transcatheter mitral valve implantation. *Journal of Cardiovascular Computed Tomography* 2014;8(6):459-467.

[43] Blanke P, Naoum C, Webb J, Dvir D, Hahn RT, Grayburn P, Leipsic J. Multimodality imaging in the context of transcatheter mitral valve replacement establishing consensus among modalities and disciplines. *JACC:Cardiovascular Imaging* 2015;8(10):1192-1208.

[44] Delgado V, Tops LF, Schuijf JD, de Roos A, Brugada J, Schalij MJ, Bax JJ. Assessment of Mitral Valve Anatomy and Geometry With Multislice Computed Tomography. *JACC: Cardiovascular Imaging* 2009;2(5):556-565.

[45] Hamilton-Craig C, Strugnell W, Gaikwad N, Ischenko M, Speranza V, Chan J, Neill J, Platts D, Scalia GM, Burstow DJ, Walters DL. Quantitation of mitral regurgitation after percutaneous MitraClip repair: comparison of Doppler echocardiography and cardiac magnetic resonance imaging. *Ann Cardiothorac Surg.* 2015;4(4):341-351.

[46] Assessment of acute changes in ventricular volumes, function, and strain after interventional edge-to-edge repair of mitral regurgitation using cardiac magnetic resonance imaging. Lurz P, Serpytis R, Blazek S, Seeburger J, Mangner N, Noack T, Ender J, Mohr FW, Linke A, Schuler G, Gutberlet M, Thiele H. *Eur Heart J Cardiovasc Imaging* 2015;16(12):1399-1404.

[47] Bonow RO, Cheitlin MD, Crawford MH, Douglas PS.cTask Force 3: valvular heart disease. *J Am Coll Cardiol* 2005;45(8):1334-1340.

[48] Djavidani B, Debl K, Buchner S, Lipke C, Nitz W, Feuerbach S,

Riegger G, Luchner A. MRI planimetry for diagnosis and follow-up of valve area in mitral stenosis treated with valvuloplasty. *Rofo* 2006;178(8):781-786.

[49] Maher ER, Young G, Smyth-Walsh B, Pugh S, Curtis JR. Aortic and mitral valve calcification in patients with end-stage renal disease. *Lancet* 1987;2(8564):875-877.

[50] Eleid MF, Foley TA, Said SM, Pislaru SV, Rihal CS. Severe Mitral Annular Calcification: Multimodality Imaging for Therapeutic Strategies and Interventions. *JACC: Cardiovascular Imaging* 2016: doi:10.1016/j.jcmg.2016.09.001.

[51] Mahnken AH, Mühlenbruch G, Das M, Wildberger JE, Kühl HP, Günther RW, Koos R. MDCT detection of mitral valve calcification: Prevalence and clinical relevance compared with echocardiography. *American Journal of Roentgenology* 2007;188(5):1264-1269.

[52] Willmann JK, Kobza R, Roos JE, Lachat M, Jenni R, Hilfiker PR, Weishaupt D. ECG-gated multi-detector row CT for assessment of mitral valve disease: Initial experience. *European Radiology* 2002;12(11):2662-2669.

[53] Kronzon I, Winer HE, Cohen ML. Sterile, caseous mitral anular abscess. *J Am Coll Cardiol* 1983;2(1):186-190.

第 **3** 章

微创二尖瓣手术的麻醉

Ben Gibbison, Amit Ranjan

引言

1996 年,Carpentier 完成了第一例视频辅助下的通过小切口开胸术的微创二尖瓣修复术(MIMVS)。从此,MIMVS 取得了长足的发展,并且随着人们对二尖瓣病理生理和手术器械操作的了解,微创二尖瓣手术已成为公认的单纯二尖瓣手术方式。

微创二尖瓣手术的主要优点是减少组织损伤。还能降低炎症反应,促进快速康复。主要目的是改善患者感受,即减轻疼痛,提高舒适度,并使患者更快地恢复正常生活。另外,MIMVS 的实施也与要求医务人员减少患者住院天数和提高效率有关。虽然许多关于微创二尖瓣手术的文献都集中在手术技术上,但在微创外科手术过程中,应该通过减少重症监护室停留时间和住院天数来提高患者的术后康复[1]。微创手术必须有一整套全程专项护理。这是一个包括术前、术中和术后干预的多学科合作过程。

快速通道微创二尖瓣手术

组织损伤、呼吸动力学改变和炎症反应越少,术后问题也就越少。经股动脉导管主动脉瓣置换术(TAVI)和二尖瓣夹子手术(Mitraclips©)证实了这一点,在这些手术中没有体外循环(CPB)和胸骨切开引起的炎症反应,患者于术后第二天或第三天可常规出院。传统上,高剂量的阿片类药物被用于心脏外科手术患者以消除手术创伤引发的神经-内分泌反应。这种方法的不足之处是,患者常常需要在重症监护室(ICU)实施一夜的机械通气。在20世纪90年代,快速通道心脏外科手术成为一种应对日益增长的资源需求的方法。快速拔管意味着在一些心脏外科病房,患者可以于手术结束后在手术台上拔管,在重症监护室外专用的术后麻醉监护病房提供术后护理[2]。

与标准治疗方案相比,快速通道治疗方案一样安全有效,在发病率和死亡率方面没有差异,但所需的拔管时间更短,ICU停留时间更短[3]。ICU停留时间缩短并未导致住院时间缩短[4],表明拔管本身并不是转出ICU的限定条件。事实上,那些快速通道方案失败的患者可能会比采用标准治疗方案的患者停留时间更长[4]。

目前还没有关于快速通道微创二尖瓣手术的一级证据。但是,当因为特殊干预而需要设计快速通道方案时,经验及原则是一样的。关于快速通道心脏手术的标准定义[3],其在文献报道中有变化,在各中心之间也不相同,但作者认为快速通道心脏手术应该致力于改善患者的护理和体验,而医疗系统的效率是提供高质量护理的副产品。从患者的选择、入院前到出院、随访,快速通道系统应该贯穿整个围术期路径。这是一个临床和行政人员协同努力的多学科合作的过程。

快速康复

快速通道心脏外科手术的后期主要任务是实现快速康复(ER)。快速康复是一项高质量的外科医疗计划,使患者早日恢复正常的生理功能。快速康复的实现和微创外科手术的实施是相辅相成的:微创手术使组织损伤更小,炎症反应更轻,从而达到快速康复的目的。同样,只有将快速康复理念顺利开展,微创外科手术的优势才能得以体现。快速康复理念是基于"边际收益总和"这一原则的[5]。这就意味着我们应该为尽可能多的患者尽最大努力优化围术期的每一个环节。这一原则实施得越完善,患者按时出院的概率就越大。值得注意的是,尽管这些措施的优势对个人来说微不足道,但对整个群体来说却是一个很大的改善。

快速康复方案主要包括以下 4 个方面的内容:

1.术前评估、计划与准备

患者、家属和护理人员以及全科医生的参与对手术是至关重要的。也就是说,每一个相关人员都要了解患者的入院、手术及预期出院日期。还应该计划并确定一个具体的手术时间与出院时间,确保所有工作人员充分利用所有资源,合理优化。另外,相比于入院,出院计划更为重要。如果患者延迟出院,不仅是对医疗资源的浪费,还会影响患者的生活。因此,一旦决定手术,应尽可能快地完成术前评估。这样就可以使所有相关的检查和会诊在术前及时完成。

2.减少手术应激反应

这一部分主要包括微创手术操作、围术期保持适宜的体温以及液体优化管理。

3.系统地优化对围术期的管理(包括有效镇痛)

系统性的管理方案对术后治疗是至关重要的, 不仅可以确保患者得到正确治疗,还有助于早期识别出实施快速康复可能会失败的患者。这样可以促进早期干预,并使患者重新进入快速康复的治疗中。

4.术后早期活动

在充分镇痛和系统性物理治疗的前提下, 应鼓励患者术后尽早下床活动。

实施快速康复方案的关键因素包括:

● 相关人员培训

对团队中的医护人员进行培训,以便更好地了解术后快速康复外科治疗的相关知识,形成快速康复治疗的理念。手术治疗相关人员需要接受正规的微创技术培训,确保手术过程顺利进行,尽量将手术和主动脉阻断时间控制到最短。

- 完善的方案

应提前计划和安排各方面工作流程，使每个人员都知道自己应该做什么，什么时候做。

- 特定的医疗计划

普通心脏外科手术的医疗计划已不再适用。微创二尖瓣手术的医疗计划不同于主动脉瓣和冠状动脉手术的医疗计划。因为这些手术的术前、术中和术后的治疗目标不同，所以应区别对待。不仅要求术前早期排除不符合适应证的患者，而且还需要制订一些完善的方案(比如出院前超声、最佳的抗凝治疗)以确保患者术后按时出院。

一旦微创二尖瓣手术按计划实施，就要进行连续监护，包括重症监护室和普通病房的监护。

患者选择

为了使患者快速、安全地度过围术期，严格掌握患者的手术适应证是至关重要的。理论上，择期手术的患者均可以实施快速康复外科手术治疗——高风险的患者可以从优化术前准备、减少在ICU的住院时间以及术后早期活动中受益，尽管也会由于预后不良重新进入ICU。不适宜实施快速康复外科手术治疗的因素如下所示。应该严格执行这些标准，如果患者在任何一个阶段符合以下条件，必须被排除：

- 左室功能严重减退(如射血分数<30%)[6]。
- 长时间手术(>4.5小时)[7]。
- 体外循环时间过长(>2小时)[7]。
- 肾功能受损(肾小球滤过率<65mL/min)[8]。
- 非择期手术[6]。
- 术前实施了主动脉球囊反搏术[6]。
- 二次手术。

应该注意的是，在考虑肾功能受损时，不仅是肌酐水平，肾小球滤过率(GFR)也是一项重要指标。由于性别、种族、肌肉含量的不同，以及其他遗传和获得性的差异,同一血清肌酐水平的个体,其肾小球滤过率也存在广泛差异。

是否行微创二尖瓣手术主要取决于外科医生,然而,麻醉医生应当注意相关问题。以下患者不适合做微创二尖瓣手术:

- 二尖瓣手术联合主动脉瓣手术。
- 二尖瓣手术合并冠状动脉血运重建术。
- 曾经做过升主动脉手术。
- 合并有严重的外周血管疾病。
- 相对禁忌证,既往做过右胸腔手术。

微创二尖瓣手术的术前评估

微创二尖瓣手术的术前评估应该与其他心脏外科手术的术前评估一样。也就是说,必须了解病变的严重程度和症状以及对心脏其他部位的影响。并发症的情况和严重程度也必须了解。在评估需要行微创二尖瓣手术的患者时,对既往健康问题需要进行更细致地了解。

- 脑血管和周围血管疾病

周围血管疾病与卒中和动脉逆行灌注导致的全身栓塞风险增加相关。胸腹部 CT 能显示血管树的解剖,对比增强血管造影能显示血管腔内潜在的危险斑块。了解髂动脉血管的大小和弯曲度有助于正确选择插管。

- 心脏手术病史、肺功能、胸壁畸形与放疗史

胸壁畸形、放疗和心脏既往手术史会引起粘连,既往冠状动脉手术可能意味着移植物横跨手术野。这些问题可以通过胸部 CT 进行判断和评估。实施开胸手术路径的患者应该进行气管评估和肺功能试验,以评估患者是否耐受单肺通气。

- 合并的冠状动脉疾病

如果可以的话,应该在对动脉血管树行 CT 血管造影之前,评估合并冠状动脉疾病的情况,因为在心导管置入过程中,可能会发生医源性的髂动脉

夹层。如果在微创二尖瓣手术中髂血管插管时没有意识到这一情况,后果将非常严重。

• 经食管超声心动图

对于行微创手术的安全性而言,经食管超声心动图是非常重要的。因此,应该评估经食管超声心动图的禁忌证。这些禁忌证包括食管癌、食管狭窄、食管静脉曲张或者食管切除术前。下面将对此进行详细讨论。

术前准备

已经尝试多种方法来帮助患者做好心脏手术前的充分准备,以确保患者在术前处于最佳状态。然而,大多数方法都没有真正的证据支持。术前物理治疗[9]和呼吸锻炼[10]已被证实会改善择期心脏手术后肺部并发症(肺不张和肺炎)的发生。临近手术前补充碳水化合物饮料也表明会减少住院时间,但是 Cochrane 荟萃分析提示,虽然危害不大,但这些研究确实存在偏移的风险[11]。

围术期麻醉的注意事项

微创二尖瓣手术需要行全身麻醉。麻醉药物的选择与个人和麻醉科室的习惯有关。尽可能避免术前使用镇静剂,并尽量减少麻醉药物的副作用。微创二尖瓣手术的麻醉原则与传统的二尖瓣手术相似。然而,也有一些不同之处。

1.体位:患者通常呈仰卧位,右侧胸部抬高(图 3.1)。右臂稍远离身体以便于手术入路。由于进入心脏的手术路径的限制,心内除颤器贴板太大而不适用,因此应该使用心外除颤器贴板。需要注意的是,如果除颤器贴板通过塌陷的肺,将不会产生有效的电传导。因此,除颤器贴板应该应用于左侧胸壁的前后方向。

2.气管管理:单肺通气(OLV)对于微创二尖瓣手术并不是必要的。但是,不通气的右肺会给外科医生更好的手术视野。肺隔离技术在不同机构与个体之间有所不同,并且各有优缺点。作者认为,左侧双腔气管插管有助于双

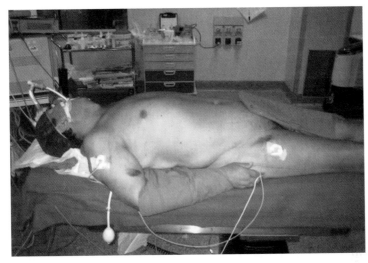

图 3.1　微创二尖瓣手术患者的体位。(With permission of Dr Solinas.)

肺的隔离和独立引流。在可能的情况下,应使用应用限制性潮气量和呼气末正压通气的肺保护性通气策略。应注意避免低氧血症和(或)高碳酸血症,因为两者可导致肺血管阻力增加,从而提高二尖瓣反流时的肺循环压力。由此导致右心衰竭,并可用经食管超声心动图来诊断。

3.体外循环(CPB)插管:体外循环的动脉和静脉插管通过外周血管,通常经股动脉和股静脉来完成。然而,也可以使用腋动脉、升主动脉、颈静脉插管。静脉插管顶端位于上腔静脉,多个侧孔位于右房,可以获得充足的静脉回流(详见经食管超声心动图章节)。有可能需要辅助性的静脉回流。插管的失败和体外循环的维护在第 20 章中具体讨论。

4.主动脉阻断:可以通过传统的长外钳的方式(经手术切口或者单独切口)或者通过主动脉内球囊阻断(经股动脉或者锁骨下动脉插入)完成。在经食管超声心动图的引导下,在升主动脉近端行主动脉内球囊阻断。顺行灌注心脏停搏药可以通过球囊的远端端口或者主动脉根部插管进行。

5.体外循环脱机与传统的二尖瓣修复术相同。然而,微创二尖瓣手术的体外循环时间要比传统手术的体外循环时间稍长,在做出关于体外循环术后心血管支持的决定时,需要考虑这个因素。

经食管超声心动图在微创二尖瓣手术中的应用

所有的二尖瓣修复手术都推荐围术期使用经食管超声心动图。在微创二尖瓣手术中,经食管超声心动图更加重要,心脏手术的切口越小,外科医生越依赖于经食管超声心动图。经食管超声心动图在微创二尖瓣手术中的应用体现在以下两个阶段:

- 术前
  - 二尖瓣反流的严重程度。
  - 二尖瓣瓣叶的功能和病理切片的评估。
  - 手术修复的危险因素。
  - 体外循环插管和器械的正确放置。
- 术后
  - 确保左室的充分排气。
  - 明确残余二尖瓣反流或狭窄及其机制。
  - 确定二尖瓣修复的潜在并发症。
    - 冠脉回旋支的结扎或者扭曲。
    - 二尖瓣收缩期前向运动(SAM)。
    - 主动脉夹层。

术前经食管超声心动图

二尖瓣反流的严重程度

全身麻醉下进行的二尖瓣反流严重程度的评估是不准确的,因为全麻下患者的心脏负荷与清醒、直立状态下是不同的。由于这个原因,有三种方法可以判断二尖瓣反流的严重程度,并且临床证据也表明这些方法可用于二尖瓣反流严重程度的分类。这些方法为:

- 近端等速线表面积(PISA)评估有效反流瓣口面积(EROA),可以用奈奎斯特极限的 40cm/s(NL40)进行(表 3.1)。

表 3.1　二尖瓣反流严重程度分类[13]

二尖瓣反流	轻度	中度	重度
EROA	<0.20cm²	0.21~0.39cm²	≥0.40cm²
缩脉	<0.30cm	0.31~0.69cm	≥0.70cm
PISA 半径(NL40cm/s)	<0.40cm	0.41~1.00cm	>1.00cm

● 缩脉的测量

缩脉即彩色多普勒超声测量的最狭窄处(因此流速最快),位于二尖瓣瓣叶顶端的心房侧。<3mm 为轻微病变,>7mm 为严重病变。用奈奎斯特极限的 50~60cm/s 测量。这对单孔反流非常有意义,而对多孔反流没有意义。

● 肺静脉血流的评估

正常肺静脉血流(图 3.2)有收缩波和舒张波,其波型方向在基线相同,收缩波大于舒张波。当二尖瓣反流的严重程度增加时,收缩波降低,严重反流时会变成反向(此时与舒张波是相反的方向)。当二尖瓣反流出现这种异常射血时,应该关注左右侧的肺静脉血流。

二尖瓣瓣叶的功能和病理切片的评估

左室和二尖瓣是相互关联的,因此评估其中一个也包含着对另一个的评估。需要评估左室的大小和功能以及评估乳头肌、腱索和二尖瓣瓣叶。在中段乳头肌和基底水平的经胃短轴视图补充了对食管中段视图的节段分析。实时的三维经食管超声心动图有助于外科医生对病变部位的诊断和了解,并且有利于对病理情况的检测[14,15],特别是围绕瓣膜交接的部分。

手术修复的危险因素

围术期经食管超声心动图检查能够影响二尖瓣手术的两个并发症是二尖瓣前叶收缩期前向运动(SAM)和回旋支冠状动脉的扭曲或损害。SAM 通常发生在约 10% 的二尖瓣手术中,其症状最轻的表现为二尖瓣腱索突出,最严重的表现为左室流出道梗阻(LVOTO)。一些术前因素被认为是修复后出现 SAM 的风险标记[16]。这些因素为:

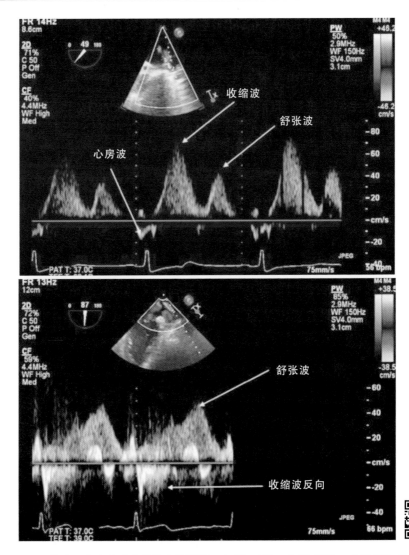

图 3.2　左上肺静脉血流在脉冲多普勒中的图像。左侧–正常。右侧–严重二尖瓣反流患者的收缩血流逆转。注意 S 波和 D 波是从心电图计时的。

- 二尖瓣后叶高度>15mm。
- 二尖瓣前后叶高度之比<1.4。
  - 这些高度值应在食管中段房室五腔视图中测量。
- 对合点到间隔的距离（C-sept）<25mm。

回旋支冠状动脉的扭曲或损害发生在约 1%的二尖瓣手术中，并且更有可能发生在左冠状动脉优势型的二尖瓣手术中，这是因为在这种情况下回旋支冠状动脉更接近二尖瓣环。通常在彩色多普勒中可以直观看到回旋支冠状动脉，它来自左主干分支，并沿着二尖瓣环的外侧向后延伸[17]。保留术前的图像，可以与术后变化做比较。

体外循环 (CPB) 插管和设备的正确放置

正确放置体外循环的动静脉插管对于避免术后并发症是至关重要的。在降主动脉的长轴和短轴切面中，都可以清晰地看到从股动脉置入动脉插管的导丝。在放置套管之前必须在主动脉管腔内看到导丝。从股静脉插入静脉插管的导丝应该在右房 (RA) 内看到，最好能在双腔视图中看到。从股静脉插入的双极静脉插管在上腔静脉的最佳长度为 2~3cm (图 3.3)。如果上腔静脉插管是从右颈内静脉置入，那么从股静脉置入的单极静脉插管就应该完全在下腔静脉内。为了确定静脉插管在血管腔内的位置，也可以注射能在右房看到的生理盐水。对于孔径路二尖瓣手术，主动脉内气囊取代了主动脉阻断钳。要求主动脉气囊必须在升主动脉内，并且在食管中段房室长轴切面中可以被清晰看到。

术后经食管超声心动图

体外循环脱机前

在移除主动脉阻断钳 (或者主动脉内球囊收缩) 之后，应检查回旋支冠状动脉，以确定血管没有被扭曲或损伤。在移除主动脉阻断钳 (或主动脉内球囊收缩) 之前，应检查心腔内是否有残余的气体。

体外循环脱机后

体外循环脱机后应充分评估二尖瓣的修复效果和心脏功能。

二尖瓣反流——对于残余二尖瓣反流，也应以与体外循环之前相同的方式进行评估，并且仅在完全脱机后开始。尽可能在接近生理条件下评估二尖瓣修复的效果。这通常需要小剂量的血管收缩剂。

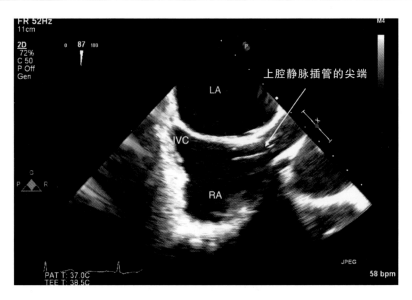

图 3.3　食管中段双腔视图下股静脉体外循环插管的尖端正确地位于上腔静脉。RA：右房；LA：左房；IVC：下腔静脉；SVC：上腔静脉。

　　二尖瓣狭窄——二尖瓣修复术后二尖瓣狭窄的发生率约为 2%。二尖瓣修复后跨瓣压的下降产生二尖瓣狭窄，对二尖瓣狭窄的分级如表 3.2 所示。二尖瓣修复后的平面测量可以用经胃基底部短轴切面，或者使用实时三维经食管超声心动图显像。

　　二尖瓣收缩期前向运动导致的动态 LVOTO 在食管中段五腔心长轴切面和食管中段长轴切面中显示最好，并能观察到二尖瓣反流的特征性改变及测量左室流出道压力阶差。在多普勒连续波上，由于在左室收缩晚期血流速度达峰值，因此左室流出道梗阻呈"匕首"征。其他二尖瓣手术的术后并发症也可以通过经食管超声心动图检查出来，如主动脉夹层和主动脉无冠瓣

表 3.2　二尖瓣狭窄的严重程度按平均跨瓣压的压力阶差分级

二尖瓣狭窄	轻度	中度	重度
平均压力下降值	<5mmHg	6~10mmHg	>10mmHg
压力下降一半的时间	<139ms	140~219ms	≥220ms

的牵拉导致的主动脉反流。

微创二尖瓣手术后的疼痛管理

微创二尖瓣手术的优点之一是手术后的疼痛减轻。然而，与胸骨切开术相比，开胸手术后的第一个 24~36 小时疼痛可能增加。在此期间充分缓解疼痛是必要的[19]。除了常规的对乙酰氨基酚和阿片类药物外，局部镇痛在开胸术后起着重要作用。以下神经阻滞是有效的辅助镇痛手段：

- 胸段硬膜外麻醉。
- 手术放置导管行椎旁连续灌注。
- 肋间神经阻滞。
- 持续肋间神经阻滞。
- 留置硬膜外导管并持续泵入局部麻醉药。

结论

微创二尖瓣手术要求麻醉医生在麻醉方法上有所改变。除了不同的手术设备和技术，麻醉医生所应用的设备和方法也需要做相应改变。主要有两个变化，首先是提倡体外循环前后单肺通气，再一个是对二尖瓣功能的评估和体外循环设备的放置更依赖经食管超声心动图。为了使患者从微创二尖瓣手术中获益最大，麻醉和手术本身必须成为围术期治疗的一部分，从而在整个医疗过程中为患者提供高标准的医疗。

（张海萍　杨建新　译）

参考文献

[1] Downs EA, Johnston LE, LaPar DJ, Ghanta RK, Kron IL, Speir AM, Fonner CE, Kern JA, Ailawadi G. Minimally Invasive Mitral Valve Surgery Provides Excellent Outcomes Without Increased Cost: A Multi-Institutional Analysis. *Ann Thorac Surg* 2016; 102(1):14-21.

[2] Probst S, Cech C, Haentschel D, Scholz M, Ender J. A specialized post anaesthetic care unit improves fast-track management in cardiac surgery: a prospective randomized trial. *Crit Care* 2014; 18:468.

[3] Zhu F, Lee A, Chee YE. Fast-track cardiac care for adult cardiac surgical patients. *Cochrane Database Syst Rev* 2012; 10:Cd003587.

[4] Svircevic V, Nierich AP, Moons KG, Brandon Bravo Bruinsma GJ, Kalkman CJ, van Dijk D. Fast-track anesthesia and cardiac surgery: a retrospective cohort study of 7989 patients. *Anesth Analg* 2009; 108:727-733.

[5] Olympics cycling: Marginal gains underpin Team GB dominance. Available from: http://www.bbc.co.uk/sport/olympics/19174302.

[6] Constantinides VA1, Tekkis PP, Fazil A, Kaur K, Leonard R, Platt M, Casula R, Stanbridge R, Darzi A, Athanasiou T. Fast-track failure after cardiac surgery: development of a prediction model. *Crit Care Med* 2006; 34:2875-2882.

[7] Kiessling AH, Huneke P, Reyher C, Bingold T, Zierer A, Moritz A. Risk factor analysis for fast track protocol failure. *J Cardiothorac Surg* 2013; 8:47.

[8] Youssefi P, Timbrell D, Valencia O, Gregory P, Vlachou C, Jahangiri M, Edsell M. Predictors of Failure in Fast-Track Cardiac Surgery. *J Cardiothorac Vasc Anesth* 2015; 29(6):1466-1471.

[9] Hulzebos EH, Smit Y, Helders PP, van Meeteren NL. Preoperative physical therapy for elective cardiac surgery patients. *Cochrane Database Syst Rev* 2012; 11:Cd010118.

[10] Katsura M, Kuriyama A, Takeshima T, Fukuhara S, Furukawa TA. Preoperative inspiratory muscle training for postoperative pulmonary complications in adults undergoing cardiac and major abdominal surgery. *Cochrane Database Syst Rev* 2015; 10:Cd010356.

[11] Smith MD, McCall J, Plank L, Herbison GP, Soop M, Nygren J. Preoperative carbohydrate treatment for enhancing recovery after

elective surgery. *Cochrane Database Syst Rev* 2014; 8:Cd009161.

[12] Joint Task Force on the Management of Valvular Heart Disease of the European Society of Cardiology (ESC).; European Association for Cardio-Thoracic Surgery (EACTS). Vahanian A, Alfieri O, Andreotti F, Antunes MJ, Barón-Esquivias G, Baumgartner H, Borger MA, Carrel TP, De Bonis M, Evangelista A, Falk V, Iung B, Lancellotti P, Pierard L, Price S, Schäfers HJ, Schuler G, Stepinska J, Swedberg K, Takkenberg J, Von Oppell UO, Windecker S, Zamorano JL, Zembala M. Guidelines on the management of valvular heart disease (version 2012). *Eur Heart J* 2012; 33(19):2451-2496.

[13] Lancellotti P, Moura L, Pierard LA, Agricola E, Popescu BA, Tribouilloy C, Hagendorff A, Monin JL, Badano L, Zamorano JL; European Association of Echocardiography. European Association of Echocardiography recommendations for the assessment of valvular regurgitation. Part 2: mitral and tricuspid regurgitation (native valve disease). *Eur J Echocardiogr* 2010; 11:307-332.

[14] Manda J, Kesanolla SK, Hsuing MC, Nanda NC, Abo-Salem E, Dutta R, Laney CA, Wei J, Chang CY, Tsai SK, Hansalia S, Yin WH, Young MS. Comparison of real time two-dimensional with live/real time three-dimensional transesophageal echocardiography in the evaluation of mitral valve prolapse and chordae rupture. *Echocardiography* 2008; 25:1131-1137.

[15] Grewal J, Mankad S, Freeman WK, Click RL, Suri RM, Abel MD, Oh JK, Pellikka PA, Nesbitt GC, Syed I, Mulvagh SL, Miller FA. Real-time three-dimensional transesophageal echocardiography in the intraoperative assessment of mitral valve disease. *J Am Soc Echocardiogr* 2009; 22:34-41.

[16] Maslow AD, Regan MM, Haering JM, Johnson RG, Levine RA. Echocardiographic predictors of left ventricular outflow tract obstruction and systolic anterior motion of the mitral valve after mitral valve reconstruction for myxomatous valve disease. *J Am Coll Cardiol* 1999; 34:2096-2104.

[17] Ender J, Singh R, Nakahira J, Subramanian S, Thiele H, Mukherjee C. Echo didactic: visualization of the circumflex artery in the perioperative setting with transesophageal echocardiography. *Anesth Analg* 2012; 115:22-26.

[18] Zoghbi WA, Enriquez-Sarano M, Foster E. Recommendations for evaluation of the severity of native valvular regurgitation with two-dimensional and Doppler echocardiography. *Journal of the American Society of Echocardiography* Journal of the American Society of Echocardiography 2003; 16:777-802.

[19] Sostaric M, Gersak B, Novak-Jankovic V. Early extubation and fast-track anesthetic technique for endoscopic cardiac surgery. *Heart Surg Forum* 2010; 13:E190-194.

第 **4** 章
二尖瓣手术的微创方法

Kasra Shaikhrezai, Steven Hunter

引言

　　30 年前,德国的 Eric Muhe 及其同事实施了首例腹腔镜胆囊切除术[1]。所描述的手术方法革新了胆囊切除术,然而这种手术方法作为手术的金标准经历了相当长的时间。技术的进步缩短了这个时间,并且外科医生的新手术器械把这种手术方法带给了外科医生。之前难以实现的腹腔镜胆囊切除术,现在已经作为一个可以安全实施的日间手术。10 多年后,Alain Carpentier 在人体成功地实施了首例微创二尖瓣手术[2],外科医生和麻醉师更需要这种手术方式[3]。20 年来,在许多中心,微创方法已经成为二尖瓣手术的金标准。自 2009 年以来, 在英国单纯二尖瓣手术的数量已明显增加,2013 年超过 2300 例[4]。在过去的 10 年,虽然全国范围内的二尖瓣手术的结果已得到改善,但是微创二尖瓣手术方法只在英国范围内的少数中心实施。事实上,这种做法在欧洲相当不均衡,仅德国约 1/2 单纯二尖瓣手术首选微创方法[5]。这种差异是多因素的,包括从思维和技术障碍到复杂学习曲线和应用问题等因素。在许多医生的经历中,一个长而曲折的学习曲线已经被认为是发展新手术方法的不利因素。微创手术的集中化,建立大的中心,被证明是解决这个问题的方法[6]。MIMVS 中应用长杆状器械较困难, 而在正中开胸手术中经常使用这些器械可克服这一困难[7]。手术的失败大多归于"团队协作–交流–实施"轴的不成功。如果没有设置和谨慎管理整个手术程序,新的手术方法在早期阶段容易被终止。外科医生团队化、与麻醉医生团队密切合作和定期设备检测可以促进整个手术过程的平稳进展。更重要的是,在手术过程的所有阶段,外科团队应意识到自己的局限性和克服自我意识。在起始阶段,外科医生可以做10~12cm 的切口,随着程序进展和获得满意结果,可考虑阶段性地减小切口的大小。开始阶段行简单的二尖瓣修复手术是绝对必要的,并允许团队自己熟悉建立的流程。另外,简单的病例可以为处于学习曲线开始阶段的外科医生提供便利。微创手术中"入路"这一术语有着广义的定义,它最终使医学和手术策略从床旁走向手术台。处于不同水平的 MIMVS 有多种入路,不同患者的二尖瓣疾病需要采用不同入路。选择合适的方法将缩短学习曲线,这对能为患者提供最好治疗的手术方法的保留是关键的。

方法

一种综合方法涵盖了微创二尖瓣手术的几个重要领域。其可被分类为:暴露、体外循环插管、心肌保护和二尖瓣操作。

暴露

体位

外科医生不能低估麻醉间患者体位的重要性,这在前文已阐述,团队中的所有成员都应当熟悉患者的体位。患者的右侧胸腔需要向上倾斜,与桌面成 30°夹角。右上肢应当 45°外展,肘部屈曲 90°依靠在臂固定板上。这种策略是理想的外科暴露的重要第一步。在这一阶段,需要超声扫描腹股沟区域(通常位于右侧)以确认良好的股血管质量,血管口径可接受体外循环插管,以及术前的 CT 扫描。我们认为股动脉直径的最小界限是 8mm。明显地,任何股血管的畸形,如局限性的夹层或钙化斑块将是股血管插管的禁忌证。

胸部外科暴露

二尖瓣手术有两种主要的外科微创方法：胸骨小切口和称作孔径路手术的右侧胸壁小切口。关于如何应用尽可能小的微创方法来建立暴露有多种观点。胸骨切开方法包括胸骨上段小切口(通常需要经房间隔入路到达左房[8])和胸骨下段小切口[经 Sondergaard 沟(房间沟)切口实施心内操作[9]]。虽然这两种方法都能成功地提供一个良好的暴露和患者可接受的美观度，但是孔径路的方法作为 MIMVS 领域的标准方法已开始流行[10]。因此，这一章我们更多地关注孔径路。按照我们的定义，孔径路的方法包括一个长 4~5cm 的乳缘下切口，仅用软组织撑开器。肋骨撑开和一个肋骨撑开器的使用自动取消了将该操作注册为孔径路二尖瓣外科手术的资格，然而，我们建议开始这种手术时使用>5cm 的切口和偶尔使用一个机械肋骨撑开器[7]。当外科医生完全习惯于这种暴露时，切口的大小和对肋骨撑开技术的放弃可以达到最佳状态。一般而言，胸部暴露可以分为外暴露和内暴露。就外暴露而言，切口通常位于第 4 肋间(ICS)，然而，它也可以依据不同患者间的胸部解剖而变化。在切口完成和应用软组织撑开器之后，外科医生需要使用其示指检查到膈肌的距离，这或许需要向侧方或正中方向延长初始切口 1~2cm。我们通常使用一个 10mm、30 度、3D 照相机，在作为主切口的同一个肋间，经向侧方偏移 2~3cm 的孔插入，同时插入 CO_2 输注管。扶镜者位于手术台的右手侧上方，整个手术过程中保持镜身平稳。吸引器通过切口下的 2~3 个肋间，经一个 4mm 的刺入切口插入。在手术完成时，它将作为放置引流管的一个位置。左房牵开器与主切口在同一肋间，偏离胸骨 4~5cm，经一个 3mm 的刺入切口插入。外科医生在插入左房牵开器时要十分小心，因为这个操作可能损伤胸廓内动脉。通过应用胸腔镜，在可视胸壁内侧，直视胸廓内动脉血管的走行来完成操作。一个胸骨金属丝穿过一个位于主切口之上的大孔针，并经过主切口，然后钳夹。这是关键的一步，因为在 A_1 和 P_1 位置的二尖瓣的瓣环缝合线将在照相机前面，会阻挡视野。如果主动脉阻断是通过经胸主动脉阻断钳(AoX)来完成，这就需要在照相机孔上方的第 4 肋间插入。在这一阶段，必须检测主动脉阻断钳以确保夹紧和阻断是满意的。所有上述步骤均如图 4.1 所示。

　　为了内暴露，起初在上腔静脉和下腔静脉之间横行切开心包。在良好的暴露方面，心包具有重要作用。有时通过切口而不是使用照相机查看是不可避免的，例如心包切开术和牵引缝合线的应用；然而，建议尽可能地使用照相机和前方的电视屏幕。心包牵引缝合线通常是 3 根，通过下述的孔引出缝合线并固定在胸壁：1-吸引器孔(切口下方)，在下方牵引心包的后边缘；2-镜孔(切口下方)，在上方牵引心包的后边缘；第三个牵引缝合线位于心包的前边缘，不切断针并从主切口引出。在左房切开后将使用后面的牵引缝合线，以牵引并切开心包的前边缘。在人工体外循环建立和心肌麻痹液灌注之后，内暴露的最后阶段是经 Sondergaard 沟切开左房(图 4.2 和图 4.3)和牵引左房(图 4.4)。

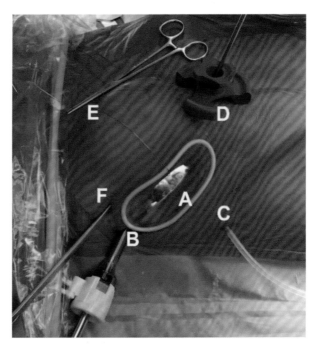

图 4.1 胸外暴露。A=切口和软组织牵开器；B=照相机和 CO_2 输注孔；C=吸引器(将来引流管的位置)；D=左房牵开器；E=胸骨金属丝作为瓣环缝合牵开器；F=被称为 Chitwood 阻断钳的经胸主动脉阻断钳。

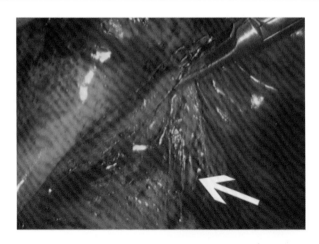

图 4.2　Sondergaard 沟（箭头）。

腹股沟外科暴露

我们相信，如果二尖瓣手术是易操作的，并且没有伴随其他手术而延长手术时间，那么股动脉插管创伤小，在 CPB 期间的流量也是可以接受的。在手术之前扫描腹股沟区域，并标记切口的位置是必要的。

股血管的插管有两种方法：经皮和切开。股动静脉插管的经皮方法是经对侧实施。股动脉插管的关键器械是 Prostar（Abbott Vascular，Abbott Park，IL，USA），其是一个封闭装置。在拔除股静脉插管和给予鱼精蛋白之后，暂时的人工压迫将能满足止血的需要。股动脉插管拔除后，应用 Prostar 时至少需要 24 小时应用气动压迫装置压迫穿刺点。已证明经皮插管是安全的，并且腹股沟切口并发症较小[12]。在应用切口方法过程中，暴露股血管鞘是必要的。因此，3cm 的切口不应位于腹股沟皱褶，它限制了暴露，而且也不易看到股血管鞘。切口应当在腹股沟韧带，并且总是在皱褶的上方。脂肪组织分离之后，放置牵开器，然后应用示指向上明显暴露腹股沟韧带，向下明显暴露股血管鞘。股血管鞘上的"T"型切口能足够暴露下面的血管。建议不要裸露股静脉，因为围绕静脉的组织在股静脉插管拔除后的止血方面发挥重要作用（图 4.5）。正如之前提及的，我们认为不是所有的直径都适合股动脉插管，因此我们的内径临界值是 8mm。有时处于收缩状态的动脉，隐蔽了管腔的真实大

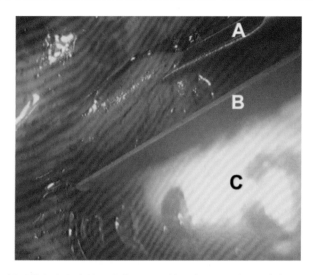

图4.3 A=镊子钳夹房室沟的上边缘;B=11号刀片;C=吸引器准备插入切开的心房。

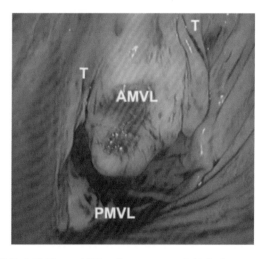

图4.4 最后的胸内暴露。T=纤维三角;AMVL=二尖瓣前叶;PMVL=二尖瓣后叶。

小,对于这些病例,我们将一个浸有硝酸甘油的纱布塞进腹股沟切口几分钟,同时可以进行胸部的操作。我们应用两个带垫片的CV5 GORETEX(W.L. Gore,AZ,USA)缝合线实施股动脉的荷包缝合。带4个垫片的缝合线纵向放置,明确了插管的区域(图4.5)。股血管最低程度的分离降低了术后淋巴囊肿形成的概率。

体外循环插管

虽然在许多微创方法中,腹股沟股动、静脉插管的方法已被采用并作为一种常规实践,但是插管和建立体外循环有几种不同的方法。动脉插管可以直接插入升主动脉前行血流,或股动脉逆行血流。股动脉插管被认为是一种微创方法,并且拔管后能较好控制插管位置。升主动脉直接插管需要在胸壁的一个额外孔,这或许妨碍术野暴露。在硬化的主动脉上形成一个大的血肿是升主动脉直接插管的缺点,它可以给拔管和修复插管位置造成困难。另一方面,如果手术时间延长,股动脉插管和逆行血流可能导致下肢缺血,并对动脉壁产生有害的剪切力和喷沙效应。虽然没有随机试验研究比较这两种插管技术,但是大的队列研究结果已表明这两种方法都是可接受的,并具有良好的结果[11,12]。应谨慎实施升主动脉插管,并应用带垫片缝合的方法。在拔管期间,内荷包缝合用 Cor-Knot(LSI Solutions,NY,USA)封闭,外荷包缝合用推结器打结。为了减少夹层的风险,推荐应用常规逐针缝合插管

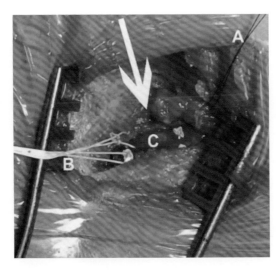

图 4.5　外科医生的腹股沟切口的视野。A=股静脉荷包缝合;B=股动脉荷包缝合;C=股动脉和围绕插管位置的 4 个垫片。股静脉不应当被裸露,一个深蓝色的小区域将满足穿刺、导丝和插管(箭头)。

位置。

　　一般情况下,应用腹股沟插管的方法时,先插股静脉,再插股动脉。静脉插管应用的是一个标准的二极插管,插管的孔必须位于下腔静脉、右房和上腔静脉。股静脉插管可以引起灾难性的后果,外科医生团队应在手术助理护士的帮助下有一个明确的插管常规,这就需要术前训练和设备器材的检查。如果针头插入深蓝色区域后(图4.5)没有足够的血液回流,属于正常现象,因为或许患者处于低容量状态。对手术而言,经食管超声心动图是一项重要的辅助检查,其可以明确插管在下腔静脉–上腔静脉图像的正确位置。插管不是总需要预先扩张,因此如果外科医生插管遇到阻力应该谨慎,不要沿着导丝继续推送插管。应该应用一块纱布擦湿插管,因为这样可以调节经由管壁的插入。根据经食管超声心动图的下腔静脉–上腔静脉图像,能够明确插管的位置。在这个阶段,外科医生应该撤回套管针和导丝;在上腔静脉和右房能够清楚地看到插管孔。为了明确理想的插管位置,这个操作是我们的金标准(图4.6)。

　　外科医生需要明确,当心房切开后牵拉左房时,如果静脉插管的尖端不

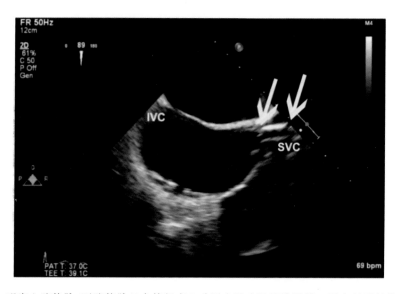

图4.6　观察上腔静脉–下腔静脉经食管超声心动图来明确股静脉插管。图中显示插管远端孔(箭头)。

在正确的位置或者位置不是很好,静脉插管可以从上腔静脉拔出一些。二尖瓣牵开器挡住了上腔静脉,并阻碍了静脉的回流。这种情况可以通过上腔静脉压的突然升高来证明。股动脉插管需要 3~4 倍增量的扩张器。建议插入具有腕部旋转功能的插管,类似于拧螺丝刀。在应用内侧球囊时,顺行心脏停搏液插管插入升主动脉将不是必要的,在这种情况下,股动脉插管有一个侧臂,它允许内侧球囊顺着股动脉插管插入(图 4.7)。外科医生应当明确,这个侧臂应当位于朝向外科医生的一侧(动脉的右侧)。

如果需要经右房径路的相关操作(三尖瓣手术、房间隔缺损、心脏肿瘤和 Cox Maze Ⅳ手术),体外循环插管策略需要以上、下腔静脉单独插管为基础。为了这些手术操作,麻醉医生需要在患者铺单之前实施上腔静脉插管(图 4.8)。

如果股动静脉插管体外循环应用经胸主动脉阻断钳,需要长杆状顺行心脏停搏液插管插入升主动脉,以便心脏停搏液的灌注(图 4.9)。

因为心脏停搏液灌注插管细小,所以其有可能通过主操作孔,而不需要在胸壁上建立一个新孔。它不影响手术野暴露。正如上文对直接升主动脉插管的解释,应用带垫片缝合线,在拔除顺行心脏停搏液插管后应用 Cor-Knot 技术确保起初的荷包缝合安全。这个插管拔除需要在体外循环下,股动脉插管拔除之前操作。股动脉插管必须在体外循环灌注师和麻醉师进行了所有

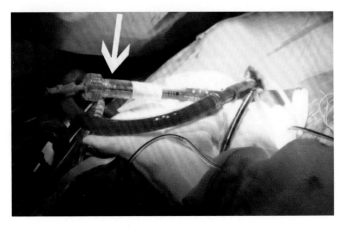

图 4.7 股动脉插管的侧臂(箭头)包含内侧球囊,侧壁的尖端可见蓝色锁帽。

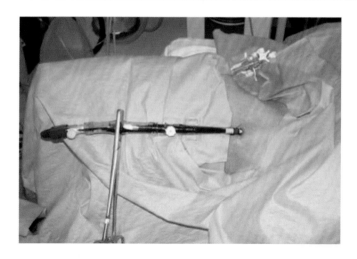

图 4.8   上腔静脉插管。

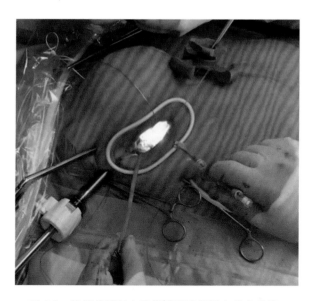

图 4.9   长杆状顺行心脏停搏液插管插入升主动脉。

的检查后拔除,包括经食管超声心动图确认一个良好的二尖瓣修复。体外循环插管的拔除程序总是在给予鱼精蛋白之后,先拔除股静脉插管,再拔除股动脉插管。股静脉插管的位置通常不需要在上面再缝合,特别是,如果静脉表面没有剥脱。股动脉插管拔除后,应用 CV5 缝合线缝合,插管位置的隆起应用常规缝合加固。在这个操作之后腹股沟压迫是不需要的。

心肌保护

与经正中胸骨切开的传统外科手术相比,微创二尖瓣手术,尤其是孔径路的方法已经被认为是一个具有较长体外循环时间和主动脉阻断时间的手术[13]。尽管较长的缺血时间,但有几项研究证明孔径路的方法与良好的结果和满意的术后过程相关[14-20]。作为一般原则,在胸骨切开病例中应用的所有心肌保护策略,例如跳动心脏和室颤都能在孔径路手术中应用。已有研究表明,低温室颤和不停跳心脏手术在复杂微创二尖瓣外科再次手术病例中可以提供满意的心肌保护。对于这种病例,传统心肌保护方法太难或者不可能达到[21]。目前,将应用心麻痹液达到心脏舒张期心肌停跳的方法作为一个金标准已达成共识[22]。在当今心脏外科时代,心麻痹液的方法已明显地随着时间逐渐发展,并提供一个较好的心肌保护策略[23]。关于应用于孔径路方法的心麻痹液的类型,目前还没有达成共识。因为在英国一些溶液还没有得到许可,我们使用的是高钾冷血心麻痹液,负荷剂量起始,之后每 20 分钟给予一个维持剂量。在德国,晶体康斯特心脏停搏液的应用较为流行,并应用于微创二尖瓣手术,在负荷剂量和下次维持剂量之间,它能为外科医生提供 120 分钟的时间窗[17,24]。当今低温实践也有较大变化,低温保护从一个正常的温度,转换到 30~32℃下运行体外循环[17,22]。经孔径路二尖瓣手术心麻痹液的灌注是顺行性灌注,有两种主要灌注线路,即升主动脉心麻痹液插管或者心麻痹液通过带有内囊的管腔灌注。上述任何一种灌注方式都能联合冠状静脉窦麻痹液逆行灌注。后者在经食管超声心动图引导下,经右侧颈内静脉放置冠状静脉窦插管实施。内囊的使用需要一些特殊考虑。内囊是一个具有多用途的装置,它能提供主动脉阻断、心麻痹液灌注和主动脉根部排气。内囊的设计始于人类第一例微创二尖瓣手术之前[25],但不久就变成了一种微创、安全的方法,以实施主动脉阻断和心麻痹液灌注[26-28]。如果应用内囊,特别建议术前做一个胸腹部 CT 增强扫描。当升主动脉的最大直径>38mm 时,建议经胸阻断而不使用内囊。如果患者表现为在主动脉有大的钙化斑块、肺动脉高压、右心衰竭或者低的射血分数,不使用内囊也是比较安全的。当患者在麻醉间时,这个装置需要排气和准备。所有人员应当接受如何准备内囊的训练。这个装置含有多个通道,需要体外循环灌注师、麻醉师和外科医生的监测(图4.10)。灌注师的那一端用来监测气囊压力(大约400mmHg,1mmHg=0.133kPa)、灌注心麻痹液和主动脉根部排气。麻醉师监测主动脉根部压力和右、左桡动脉压力。外科医生在手术助理护士的帮助下控制和处理嵌入导丝,从而定位气囊,并且为了主动脉阻断而使气囊膨胀。

内囊是经股动脉插管的侧壁插入。当气囊位于股动脉插管时,导丝向前运行,并通过经食管超声心动图升主动脉视图明确气囊的位置。在经食管超声心动图视窗引导下,使导丝位于升主动脉。然后该装置沿着导丝前行,直到达到升主动脉,并通过经食管超声心动图明确。回撤导丝。在经食管超声心动图引导下扩张气囊并使气囊达最佳位置(距窦管交界1cm)。当达到理想位置后锁定装置。经食管超声心动图图像监测心麻痹液灌注是重要的,其能提供心麻痹液安全灌注和没有气囊移位的图像。所有应用内囊的患者应当有一个放置在左、右桡动脉的动脉管路。心麻痹液灌注期间气囊移位可以阻塞右支气管动脉。这个阻塞可以通过右桡动脉压的衰减来证实,并需要经食管超声心动图引导下重新放置内囊。在某些情况下,左房牵开器可以引起右

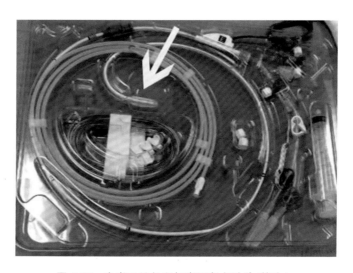

图4.10　内囊工具包和气囊阻断主动脉(箭头)。

冠状动脉临时阻塞,也可以造成主动脉反流。建议心麻痹液灌注期间放松牵开器。当发生主动脉轻微反流时,在实践中我们提倡一个操作来解决这个问题。这个操作由通过横窦放置一个弯曲的主动脉阻断钳和朝向主动脉后瓣环施加一个轻微的压力组成。依据我们的经验,这个操作明显减少了主动脉反流,这可以通过二尖瓣瓣环或经食管超声心动图图像被容易地观察到。中度主动脉反流是微创二尖瓣手术的相对禁忌证。气囊破裂是罕见的并发症,但是外科医生及其团队应当有处理这种并发症的能力。硬的钙化的斑块或在 A1 区域瓣环较深的缝合可以导致气囊破裂。灌注师报告气囊压力的忽然下降和外科手术野充满血液。在这种情况,尤其当左房是开放状态时,如果二尖瓣功能正常,心脏收缩可以导致灾难性的气栓。因此,在所有用内囊阻断主动脉的病例中,经胸主动脉阻断钳和电击器都应随时在手术室获得。当左房打开,气囊破裂后,最好的操作是使心室纤维性颤动。这个操作可以提供更多的时间来建立一个适当的经胸阻断。

二尖瓣操作

　　二尖瓣手术方法的原则与传统正中开胸方法相似, 其内容不作为本章讨论的重点。外科医生在从事微创手术时,不要试图改变传统外科手术已经采用的二尖瓣修复技术[7]。所有二尖瓣修复技术,例如三角形切除术、人工腱索附着术(图 4.11)、腱索转移术和交界成形术在微创手术中都是可以被重复的,并可取得满意效果[15,17,29]。也已证明,在大的中心,孔径路二尖瓣修复技术在复杂病例(例如 Barlow 二尖瓣疾病)中可以取得满意结果[30]。

　　我们认为,理想二尖瓣修复技术的基础是适当的瓣环折叠术。折叠术需要一个精确缝合,而且没有损害邻近结构。邻近瓣环的冠状动脉窦和回旋支在瓣环成形术或二尖瓣置换间断缝合期间可以导致这些结构的损害。为了避免这些并发症和优化可视术野,我们提倡在缝合瓣环时将照相机转换为3D 模式。用单柄器械缝合瓣环的一个关键点是针的位置。由于器械的长杆状, 良好的手运动有助于扩大器械尖部的运动, 但它可以导致不平稳的进针。我们已采用所有反手方法进行二尖瓣环缝合。在操作过程中,几乎所有

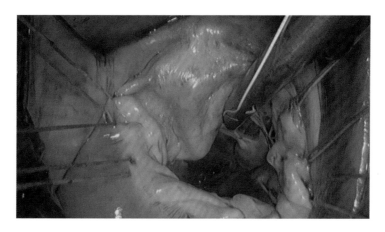

图 4.11　人工腱索缝合在后中乳突肌上。

的进针都是一针实施,此时针在持针器上反手放置(图 4.12)。进针点应当在瓣环上，然而反手进针将驱使针朝向左室侧，然后返回通过瓣环而进入左房。该策略几乎保证了邻近瓣环的结构将不受损害。我们通常使用不全环进行瓣环折叠术,并应用 Cor-Knot 技术确保缝合的安全性。

　　近来,我们在房间隔切口关闭之前应用盐水试验检查瓣膜功能。为了实

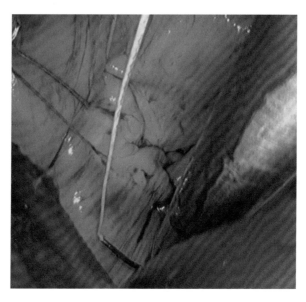

图 4.12　反手进针行瓣环成形术缝合。

施这个操作,一个细的橡胶导管连接心麻痹液管路,并通过二尖瓣放置在左室。当停止主动脉根部排气时,灌注师开始检测血心肌麻痹液,直至左室充盈。通常应用 120~150mL 心麻痹液使左室得到良好加压,用以证明理想的修复(图 4.13)。这个操作在房间隔切口关闭前的最终排气中也起着一定作用。

机器人技术

20 世纪 90 年代末期,仅第一例微创二尖瓣手术几年后,二尖瓣修复的机器人方法开始发展[31]。有关机器人方法的满意结果已有报道,并且在实践中机器人方法应用孔径路的原则[32,33]。机器人方法需要更多的时间获得流行,并作为二尖瓣手术的基本方法。这可能归因于费用、可获得性和训练。这将在另一章节做更详细的讨论。

结论

微创二尖瓣手术已得到快速发展并成为一种安全模式的手术,并为二尖瓣疾病提供一个较好的治疗。作为一个最被认可的方法之一,孔径路手术由几个步骤和阶段组成。手术的每个阶段需要多种器械,它使对外科团队和

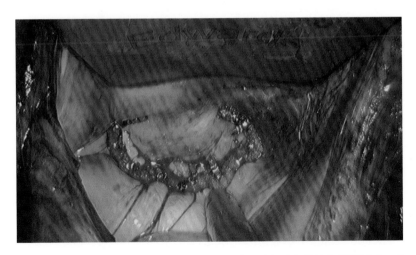

图 4.13 通过血心肌麻痹液进行二尖瓣修复测试。可见不全环上的缝合线通过 Cor-Knot 技术卡压。

非外科团队成员在开始手术程序之前的训练成为必要。另一方面,在手术的不同阶段有多种方法,而且多项研究已经证明,这些方法是安全和可重复的。外科团队应当熟悉所有这些可获得的方法,因为当常规方法不合适时,这些方法将提供更多的选择。经食管超声心动图是一种很好的辅助方法,外科医生需要掌握这种方法的图像意义,它对设计和选择正确的方法有着深远的影响。这也使得更容易掌握学习曲线,并且当有更多选择时自动创造平静的心态。这种技术的快速发展能引介新的视角和方法来实施尽可能小的微创手术。在将来,微创心脏外科将是日常的工作。

(熊卫平　徐学增　译)

参考文献

[1]　Reynolds W Jr. *The first laparoscopic cholecystectomy*. JSLS 2001; 5 (1): 89-94.

[2]　Carpentier A, Loulmet D, Carpentier A, Le Bret E, Haugades B, Dassier P, Guibourt P. *Open heart operation under videosurgery and minithoracotomy*. First case (mitral valvuloplasty) operated with success. C R Acad Sci III 1996;319(3):219-223. [Article in French].

[3]　Rylski B, Beyersdorf F. Current concept for minimally invasive mitral valve repair. *Heart Lung Vessel* 2013; 5(4):207-212.

[4]　SCTS Blue Book Online – "Cardiac Surgery Audit Data." *Bluebook.scts.org*. N.p., 2016. Web. Accessed [26 July 2016].

[5]　Beckmann A, Funkat AK, Lewandowski J, Frie M, Ernst M, Hekmat K, Schiller W, Gummert JF, Cremer JT. Cardiac Surgery in Germany during 2014: A Report on Behalf of the German Society for Thoracic and Cardiovascular Surgery. *Thorac Cardiovasc Surg* 2015;63(4):258-269.

[6]　Holzhey DM, Seeburger J, Misfeld M, Borger MA, Mohr FW. Learning minimally invasive mitral valve surgery: a cumulative sum sequential probability analysis of 3895 operations from a single high-volume center. *Circulation* 2013;128(5):483-491.

[7]　Hunter S. How to start a minimal access mitral valve program. *Ann Cardiothorac Surg* 2013;2(6):774-778.

[8] Gillinov AM, Cosgrove DM. Minimally invasive mitral valve surgery: mini-sternotomy with extended transseptal approach. *Semin Thorac Cardiovasc Surg.* 1999;11(3):206-211.

[9] Nair RU, Sharpe DA. Limited lower sternotomy for minimally invasive mitral valve replacement. *Ann Thorac Surg* 1998;65(1): 273-274.

[10] Casselman FP, Van Slycke S, Wellens F, De Geest R, Degrieck I, Van Praet, F, Vermeulen Y, Vanermen H. Mitral valve surgery can now routinely be performed endoscopically. *Circulation* 2003;108(1):II48-54.

[11] Grossi EA, Galloway AC, LaPietra A, Ribakove GH, Ursomanno P, Delianides J, Culliford AT, Bizekis C, Esposito RA, Baumann FG, Kanchuger MS, Colvin SB. Minimally invasive mitral valve surgery: a 6-year experience with 714 patients. *Ann Thorac Surg* 2002;74(3):660-663.

[12] Pozzi M, Henaine R, Grinberg D, Robin J, Saroul C, Delannoy B, Desebbe O, Obadia JF. Total percutaneous femoral vessels cannulation for minimally invasive mitral valve surgery. *Ann Cardiothorac Surg* 2013;2(6):739-743.

[13] Cao C, Gupta S, Chandrakumar D, Nienaber TA, Indraratna P, Ang SC, Phan K, Yan TD. A meta-analysis of minimally invasive versus conventional mitral valve repair for patients with degenerative mitral disease. *Ann Cardiothorac Surg* 2013;2(6):693-703.

[14] Modi P, Rodriguez E, Hargrove WC 3rd, Hassan A, Szeto WY, Chitwood WR Jr. Minimally invasive video-assisted mitral valve surgery: a 12-year, 2-center experience in 1178 patients. *J Thorac Cardiovasc Surg* 2009;137(6):1481-1487.

[15] Davierwala PM, Seeburger J, Pfannmueller B, Garbade J, Misfeld M, Borger MA, Mohr FW. Minimally invasive mitral valve surgery: "The Leipzig experience." *Ann Cardiothorac Surg* 2013;2 (6): 744-750.

[16] Holzhey DM, Shi W, Borger MA, Seeburger J, Garbade J, Pfannmüller B, Mohr, FW. Minimally invasive versus sternotomy approach for mitral valve surgery in patients greater than 70 years old: a propensity-matched comparison. *Ann Thorac Surg* 2011;91(2):401-405.

[17] Perier P, Hohenberger W, Lakew F, Batz G, Diegeler A. Rate of

repair in minimally invasive mitral valve surgery. Ann Cardiothorac Surg 2013;2(6):751-757.

[18] Suri RM, Schaff HV, Meyer SR, Hargrove WC 3rd. Thoracoscopic versus open mitral valve repair: a propensity score analysis of early outcomes. *Ann Thorac Surg* 2009;88(4):1185-1190.

[19] Goldstone AB, Atluri P, Szeto WY, Trubelja A, Howard JL, MacArthur JW Jr, Newcomb C, Donnelly JP, Kobrin DM, Sheridan MA, Powers C, Gorman RC,Gorman JH 3rd, Pochettino A, Bavaria JE, Acker MA, Hargrove WC 3rd, Woo YJ. Minimally invasive approach provides at least equivalent results for surgical correction of mitral regurgitation: a propensity-matched comparison. *J Thorac Cardiovasc Surg* 2013;145(3):748-756.

[20] Grossi EA, Galloway AC, Ribakove GH, Buttenheim PM, Esposito R, Baumann FG, Colvin SB. Minimally invasive port access surgery reduces operative morbidity for valve replacement in the elderly. *Heart Surg Forum* 1999;2(3):212-215.

[21] Romano MA, Haft JW, Pagani FD, Bolling SF. Beating heart surgery via right thoracotomy for reoperative mitral valve surgery: a safe and effective operative alternative. *J Thorac Cardiovasc Surg.* 2012;144(2):334-339.

[22] Garbade J, Davierwala P, Seeburger J, Pfannmueller B, Misfeld M, Borger MA, Mohr FW. Myocardial protection during minimally invasive mitral valve surgery: strategies and cardioplegia solutions. *Ann Cardiothorac Surg* 2013;2 6):803-808.

[23] Chambers DJ, Fallouh HB. Cardioplegia and cardiac surgery: pharmacological arrest and cardioprotection during global ischemia and reperfusion. *Pharmacol Ther.* 2010;127(1):41-52.

[24] Beyersdorf F, Krause E, Sarai K, Sieber B, Deutschländer N, Zimmer G, Mainka L, Probst S, Zegelman M, Schneider W. Clinical evaluation of hypothermic ventricular fibrillation, multi-dose blood cardioplegia, and single-dose Bretschneider cardioplegia in coronary surgery. *Thorac Cardiovasc Surg* 1990;38(1):20-29.

[25] Pompili MF, Stevens JH, Burdon TA, Siegel LC, Peters WS, Ribakove GH, Reitz BA. Port-access mitral valve replacement in dogs. *J Thorac Cardiovasc Surg* 1996;112(5):1268-1274.

[26] Mohr FW, Falk V, Diegeler A, Walther T, van Son JA, Autschbach R. Minimally invasive port-access mitral valve surgery. *J Thorac*

Cardiovasc Surg 1998;115(3):567-574.

[27] Mazine A, Pellerin M, Lebon JS, Dionne PO, Jeanmart H, Bouchard D. Minimally invasive mitral valve surgery: influence of aortic clamping technique on early outcomes. *Ann Thorac Surg* 2013;96(6):2116-2122.

[28] Casselman F, Aramendi J, Bentala M, Candolfi P, Coppoolse R, Gersak B, Greco E, Herijgers P, Hunter S, Krakor R, Rinaldi M, Van Praet F, Van Vaerenbergh G, Zacharias J. Endoaortic Clamping Does Not Increase the Risk of Stroke in Minimal Access Mitral Valve Surgery: A Multicenter Experience. *Ann Thorac Surg* 2015; 100(4):1334-1339.

[29] Holubec T, Sündermann SH, Jacobs S, Falk V. Chordae replacement versus leaflet resection in minimally invasive mitral valve repair. *Ann Cardiothorac Surg* 2013;2(6):809-813.

[30] Melnitchouk SI, Seeburger J, Kaeding AF, Misfeld M, Mohr FW, Borger MA. Barlow's mitral valve disease: results of conventional and minimally invasive repair approaches. *Ann Cardiothorac Surg* 2013;2(6):768-773.

[31] Carpentier A, Loulmet D, Aupècle B, Kieffer JP, Tournay D, Guibourt P, Fiemeyer A, Méléard D, Richomme P, Cardon C. *Computer assisted open heart surgery. First case operated on with success.* C R Acad Sci III 1998;321(5):437-442.

[32] Mihaljevic T, Jarrett CM, Gillinov AM, Williams SJ, DeVilliers PA, Stewart WJ, Svensson LG, Sabik JF 3rd, Blackstone EH. Robotic repair of posterior mitral valve prolapse versus conventional approaches: potential realized. *J Thorac Cardiovasc Surg* 2011;141(1):72-80.

[33] Nifong LW, Chitwood WR, Pappas PS, Smith CR, Argenziano M, Starnes VA, Shah PM. Robotic mitral valve surgery: a United States multicenter trial. *J Thorac Cardiovasc Surg* 2005;129(6):1395-1404.

第 5 章

微创二尖瓣手术的插管和体外循环

M. Pozzi, J.F.Obadia

引言

20 世纪 90 年代后期,对于微创二尖瓣手术的首次实施,不同的外科团队应用了各种方法[1-3]。随后,越来越多的技术进步使得微创二尖瓣手术的实施具有了一定的安全性,几个有经验的中心可常规实施微创二尖瓣手术。而且,在多个中心,它已成为治疗二尖瓣疾病的首选手术方法[4,5]。

随着时间的推移,各种不同的插管技术已应用于微创二尖瓣手术相应的特定环境中。建立体外循环时,主动脉直接插管可作为一个选择。目前,股血管插管也已开始应用,主要经由小切口和局限于血管前表面的微小分离实施。最近,应用封堵装置经皮股血管插管已成为可能,并具有几个潜在的优点。经皮股静脉插管在技术上容易实施,已被广泛应用于许多外科手术和介入手术。在动脉侧,血管封堵较为困难,需要应用特殊的封堵装置。Prostar (Abbott Vascular Abbott Park, IL, USA) 为经皮动脉通路封堵装置,由一个管鞘和连接 2 条编织缝合线的 4 根针组成。已证明它在胸腹部主动脉瘤腔内血管治疗[6-8]和经导管主动脉瓣植入术[9-11]中的应用安全有效。我们的外科团队已经报道了它在微创二尖瓣手术方面的应用[12]。

心肌保护对微创二尖瓣手术患者的预后极其重要,但是,最理想的心脏停搏液的应用方案仍然存在争议。一些作者也建议,当主动脉阻断在技术上不可行时,可在跳动或颤动的心脏上实施微创二尖瓣手术[13,14]。本章主要描述微创二尖瓣手术的插管技术。

围术期评估

围术期评估包括详细询问患者病史,以及对患者进行仔细的体格检查(尤其股动脉搏动)。病史和胸部 X 线片评估应当明确有无右侧胸膜粘连。股血管多普勒超声评估不再作为常规检查,仅在体格检查有指征的情况下实施。下肢存在动脉疾病是外周体外循环的绝对禁忌证。围术期超声心动图应当检测可能的主动脉反流,它可能会影响前向灌注心脏停搏液心肌保护的效果。最后,为了保护股血管,理想的做法是经桡动脉实施诊断性冠状动脉血管造影。在年轻患者,通过 CT 行无创伤性冠状动脉评估也是一个极好的选择。患有二尖瓣疾病的患者应依照当前的推荐规范实施手术[15]。

患者准备和体位

常规麻醉后,插入单腔气管插管。在我们实施此操作的初期,一般常规插入双腔气管插管,但是现在仅在伴随房颤的患者中实施双腔气管插管,主要是为了减少体外循环的持续时间。患者仰卧位,肩下垫橡胶长枕。右臂轻微屈曲,手掌扶于手术床面(图 5.1)。除颤板置于患者背部。

无菌准备主要是暴露两个手术区域:腹股沟和右侧胸壁及胸骨。胸骨必须始终保持在无菌区,以便在需要时可直接转换为完全胸骨切开术。涂抹消毒凝胶以便于牵拉乳腺及上提第 4 肋间隙前的乳房下沟。安装 10mm 的 30°内镜,并连接于自持式扶镜器。

股血管插管

应用完全经皮方法通过股血管插管建立体外循环。前面已描述过这种

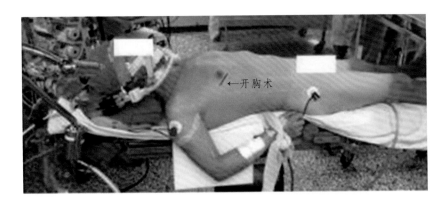

开胸术

图 5.1　患者体位。

插管技术[16]。这项技术的实施从股动脉插管开始。全身肝素化，在股静脉插管前，腹股沟韧带下穿刺时应仔细地瞄准股总动脉中部的前壁，避免穿透股动脉。在我们看来，对于复杂病例，如严重肥胖的患者，超声引导下行股动脉穿刺是有益的，但不是日常必需的。

插入导引钢丝，经食管超声心动图（TEE）明确降主动脉的确切位置。患者体内注入肝素。应用蚊式钳钝性分离皮下组织直至股动脉，这一过程极其重要，这样便于 Prostar（Abbott Vascular，Abbott Park，IL，USA；图 5.2）充分进入。

随后，插入动脉插管（通常 17F，Maquet，Orleans，France）。为了减少动静脉瘘的风险，应在对侧（通常为右侧）实施经皮静脉插管（图 5.3）。

我们应用一个 23/25F 双极单根静脉插管（Estech Inc.，Danville，CA，USA），在 TEE 引导下向上置入上腔静脉，可应用一个离心泵（Medtronic Biomedicus，Eden Prairie，MN，USA）以达到满意的静脉回流。仅在开展此项操作的初期，我们实施了经皮右侧颈内静脉插管。

外科技术

手术操作主要是经右侧第 4 肋间隙前外侧行微创小切口开胸术入路（3~5cm）。腋中线同一肋间隙为镜孔。CO_2 吹入管上面放入软组织牵开器

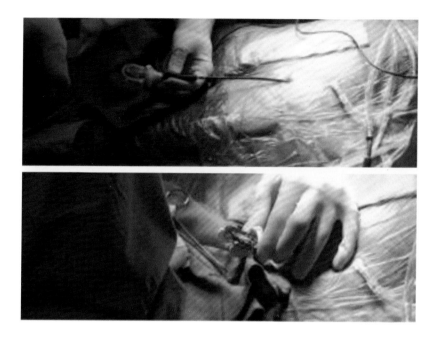

图 5.2 插入 Prostar 血管封堵装置。

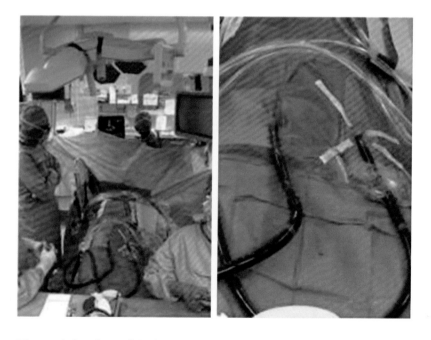

图 5.3 完全经皮股血管插管,动脉插管在患者的左侧,静脉插管在患者的右侧。

(流量约为 2L/min,无胸膜腔压力控制)(图 5.4)。在打开心包之前开始体外循环,理论上,流量取决于患者的体表面积。然后,停止机械通气。打开心包,缝合 2~3 针以便于暴露,仅在需要时穿过胸壁缝合以牵拉膈肌。为了便于后续的心房切开,需要稍微移动上腔静脉和下腔静脉。如果需要房颤消融,必须放置射频带。在升主动脉应用 3-0 聚丙烯缝合线进行 U 字形荷包缝合。

升主动脉插入心脏停搏液插管,并连接心脏停搏液管路。在我们的机构,对于每种微创二尖瓣手术,我们都应用冷晶体心脏停搏液。在腋中线第 5 肋间隙,方向指向横窦,插入胸主动脉阻断钳(图 5.5)。检查胸主动脉阻断钳远端,确定阻断钳没有钳夹左心耳,这是极其重要的。特质的、长杆状手术器械通过软组织牵开器进入胸腔。为了减低左室压,在心脏停搏液灌注期间通过房间沟打开左房。应用 Ethibond 2-0 缝合线牵拉缝合心房切开的上半部分,缝合 1 针或 2 针。通过锁骨中线第 4 肋间隙放置左房牵开器,右上肺静脉放置左室排气管。这种腔镜辅助方法的特性允许实施各种不同的修补技术,尤其是前叶、后叶或者二尖瓣置换。在二尖瓣手术结束时,移除左房牵开

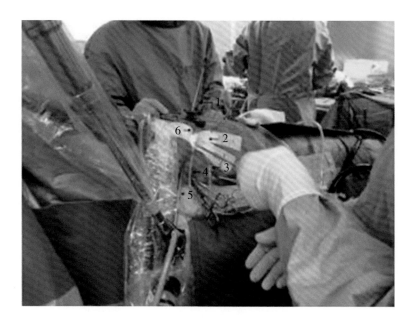

图 5.4　右侧前外侧第 4 肋间开胸小切口(3~5cm)。1=经皮左房牵开器,2=软组织牵开器,3=CO_2 吹入管,4=左室排气管,5=光源,6=心脏停搏液插管。

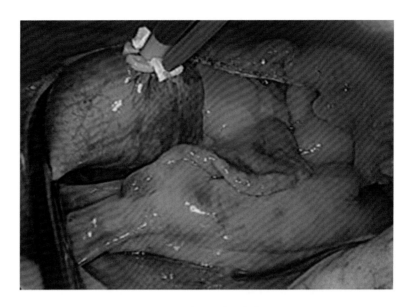

图 5.5 升主动脉阻断钳。

器,用两个 3-0 的聚丙烯缝合线连续缝合关闭左房。在冲洗胸腔和排气完成之后移除主动脉阻断钳,此时心脏停搏液插管成为主动脉根部的排气管。在右室前表面放置心外膜起搏导线,强烈建议在体外循环撤离之前,右室无负荷的条件下放置心外膜起搏导线。最后,应用 TEE 检查心脏排气的状况、理想的充盈状态、右室和左室功能,以及二尖瓣手术的结果。

拔除插管

撤除体外循环后先拔除静脉插管。右侧腹股沟行单纯的皮肤缝合和手指局部压迫就能达到止血的作用。

另一方面,给予鱼精蛋白之后,拔除左侧股动脉插管,通过拉下 Prostar 的两条编织缝合线确保动脉闭合(图 5.6)。

在这一操作期间,为了有助于线结下滑,冲洗缝合线十分重要。双侧腹股沟区域应 24 小时压迫止血。在移去内镜之前,胸腔内应仔细止血。两个 24F 的胸引流管通过两个不同的孔置入;通过镜孔置入胸引流管,指向右侧

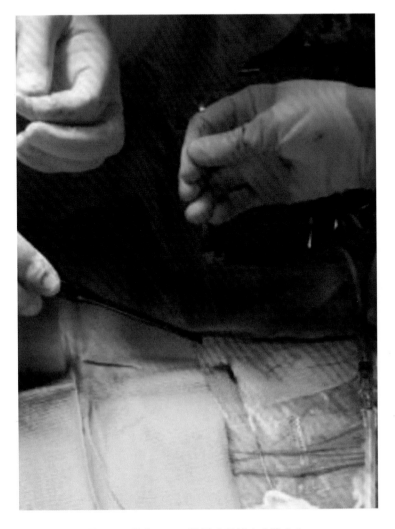

图 5.6　通过 Prostar 装置确保经皮动脉止血。

胸腔的后下部分;通过主动脉阻断钳孔置入心包引流管,指向左室的侧面。最后,缝合心包,拉近肋间隙,以常规方式浅层缝合。在覆盖伤口敷料之前,浸入局部长效麻醉药。

结论

完全经皮股血管插管技术尤其适用于微创二尖瓣手术,而且经过较短的学习曲线后，有着较高的成功率和很少的并发症。随着该经皮入路的应用，现代外科手术腹股沟切口的传统并发症已完全消失，没有腹股沟感染、血肿或淋巴囊肿。

（宫美慧 徐学增 译）

参考文献

[1] Navia, J. L., Cosgrove, D. M. 3rd. Minimally invasive mitral valve operations. *Ann. Thorac. Surg.*, 1996; 62(5):1542-1544.

[2] Carpentier, A., Loulmet, D., Carpentier, A., Le Bret, E., Haugades, B., Dassier, P., Guibourt, P. Open heart operation under videosurgery and minithoracotomy. First case (mitral valvuloplasty) operated with success. *C R Acad. Sci. III*, 1996; 319(3):219 - 223.

[3] Cohn, L. H., Adams, D. H., Couper, G. S., Bichell, D. P., Rosborough, D. M., Sears, S. P., Aranki, S. F. Minimally invasive cardiac valve surgery improves patient satisfaction while reducing costs of cardiac valve replacement and repair. *Ann. Surg.,* 1997; 226(4):427 - 428.

[4] Cheng, D. C. 1., Martin, J., Lal, A., Diegeler, A., Folliguet, T. A., Nifong, L. W., Perier, P., Raanani, E., Smith, J. M., Seeburger, J., Falk, V. Minimally invasive versus conventional open mitral valve surgery: a meta-analysis and systematic review. *Innovations (Phila),* 2011; 6(2):84 - 103.

[5] Cao, C., Gupta, S., Chandrakumar, D., Nienaber, T. A., Indraratna, P., Ang, S. C., Phan, K., Yan, T. D. A meta-analysis of minimally invasive versus conventional mitral valve repair for patients with degenerative mitral disease. *Ann. Cardiothorac. Surg.,* 2013; 2(6): 693 - 703.

[6] Haulon, S., Hassen Khodja, R., Proudfoot, C. W., Samuels, E. A Systematic Literature Review of the Efficacy and Safety of the Prostar XL Device for the Closure of Large Femoral Arterial Access Sites in Patients Undergoing Percutaneous Endovascular Aortic Procedures. *Eur. J. Vasc. Endovasc. Surg.*, 2011; 41(2):201 - 213.

[7] Krajcer, Z., Strickman, N., Mortazavi, A., Dougherty, K. Single-

center experience of percutaneous abdominal aortic aneurysm repair with local anesthesia and conscious sedation: technique and results. *J. Cardiovasc. Surg. (Torino),* 2012; 53(6):695 - 706.

[8] Bechara, C. F. 1., Barshes, N. R., Pisimisis, G., Chen, H., Pak, T., Lin, P. H., Kougias, P. Predicting the learning curve and failures of total percutaneous endovascular aortic aneurysm repair. *J. Vasc. Surg.,* 2013; 57(1):72 - 76.

[9] Cockburn, J., de Belder, A., Brooks, M., Hutchinson, N., Hill, A., Trivedi, U., Hildick-Smith, D. Large calibre arterial access device closure for percutaneous aortic valve interventions: use of the Prostar system in 118 cases. *Catheter Cardiovasc. Interv.,* 2012; 79(1): 143 - 149.

[10] Hayashida, K., Lefèvre, T., Chevalier, B., Hovasse, T., Romano, M., Garot, P., Mylotte, D., Uribe, J., Farge, A., Donzeau-Gouge, P., Bouvier, E., Cormier, B., Morice, M. C. True percutaneous approach for transfemoral aortic valve implantation using the Prostar XL device: impact of learning curve on vascular complications. *JACC Cardiovasc. Interv.,* 2012; 5(2):207 - 214.

[11] Durand, E., Borz, B., Godin, M., Tron, C., Litzler, P. Y., Bessou, J. P., Bejar, K., Fraccaro, C., Sanchez-Giron, C., Dacher, J. N., Bauer, F., Cribier, A., Eltchaninoff, H. Transfemoral aortic valve replacement with the Edwards SAPIEN and Edwards SAPIEN XT prosthesis using exclusively local anesthesia and fluoroscopic guidance: feasibility and 30-day outcomes. *JACC Cardiovasc. Interv.,* 2012; 5(5):461 - 467.

[12] Vergnat, M., Finet, G., Rioufol, G., Obadia, J. F. Percutaneous femoral artery access with Prostar device for innovative mitral and aortic interventions. *Eur. J. Cardiothorac.Surg.,*2011;39(4):600-602.

[13] Grossi, E. A., Loulmet, D. F., Schwartz, C. F., Ursomanno, P., Zias, E. A., Dellis, S. L., Galloway, A. C. Evolution of operative techniques and perfusion strategies for minimally invasive mitral valve repair. *J. Thorac. Cardiovasc. Surg.,* 2012; 143(4):S68 - 70.

[14] Seeburger, J., Borger, M. A., Falk, V., Passage, J., Walther, T., Doll, N., Mohr, F. W. Minimally invasive mitral valve surgery after previous sternotomy: experience in 181 patients. *Ann. Thorac. Surg.,* 2009; 87(3):709 - 714.

[15] Joint Task Force on the Management of Valvular Heart Disease of

the European Society of Cardiology (ESC); European Association for Cardio-Thoracic Surgery (EACTS), Vahanian, A., Alfieri, O., Andreotti, F., Antunes, M. J., Barón-Esquivias, G., Baumgartner, H., Borger, M. A., Carrel, T. P., De Bonis, M., Evangelista, A., Falk, V., Iung, B., Lancellotti, P., Pierard, L., Price, S., Schäfers, H. J., Schuler, G., Stepinska, J., Swedberg, K., Takkenberg, J., Von Oppell, U. O., Windecker, S., Zamorano, J. L., Zembala, M. Guidelines on the management of valvular heart disease (version 2012). *Eur. Heart J.*, 2012; 33(19):2451 - 2496.

[16] Pozzi, M., Henaine, R., Grinberg, D., Robin, J., Saroul, C., Delannoy, B., Desebbe, O., Obadia, J. F. Total percutaneous femoral vessels cannulation for minimally invasive mitral valve surgery. *Ann. Cardiothorac. Surg.,* 2013; 2(6):739 - 743.

第 **6** 章

微创二尖瓣修复的主动脉阻断

David W. Yaffee, Eugene A. Grossi

引言

替代正中胸骨切开术行二尖瓣修复的方法已有所发展,主要是为了改善并发症和死亡率,以及加速康复和改善美容效果。虽然之前实施过闭合式二尖瓣连合部切开术,但第一台经左侧开胸的现代二尖瓣修复手术是 1951 年由 Bailey 实施的[1],随后 Lillehei 经右前开胸暴露术野[2],Gillinov 和 Cosgrove 报道了经胸骨旁切口或部分胸骨切开暴露术野[3]。这些可供选择的切口需要创建不同的治疗策略,包括体外循环插管和主动脉阻断。

1994 年,斯坦福大学和纽约大学研制出孔径路的方法;1998 年,由 Heart Port 公司推出上市[4,5],其依赖于逆行动脉灌注,应用股动脉和股静脉插管和整套的主动脉内球囊阻断装置,允许经 4~6cm 的微创小切口开胸术暴露二尖瓣[6-9]。应用精准的方式仅暴露二尖瓣,可消除心脏停搏液灌注和修复手术后排气所需要的额外主动脉通路。这种微创二尖瓣手术可改善患者的舒适感,同时具有较小的手术创伤、较短的住院时间和较好的美容效果等优势[10-12],随着二尖瓣早期修复的转变,这种微创二尖瓣修复手术已成为许多中心的金标准[13-36]。随后,微创经胸主动脉阻断钳的发展促进了各种插管和主动脉阻断技术的实施,如外周或中心插管联合应用主动脉内气囊阻断,或经胸主动脉阻断钳，或低温室颤心脏停搏。本章主要描述和讨论微创二尖瓣修复手术主动脉阻断的各种方法。

主动脉内球囊阻断

主动脉内球囊阻断装置是一个三腔球囊尖端导管，一般经股动脉插管的侧孔插入。大的中心腔用于顺行心脏停搏液灌注和主动脉根部排气。其余两个腔用于球囊扩张(有压力监测)和主动脉根部压力监测。

技术

为了隔离右肺，传统的孔径路的方法是在全身麻醉下双腔气管内插管下实施，但是现在许多中心都应用单腔气管内插管。患者仰卧位，有时向左侧倾斜30°。双侧桡动脉插管用来监测弓血管压力的差异，同时手术开始时应用TEE。股静脉插管，必要时可经颈内静脉实施静脉插管。为了应用一根插管同时引流上、下腔静脉，我们优选在导丝引导下经股静脉插入一个长的双极插管，并延伸至上腔静脉。根据患者股动脉血管的直径选择21F或23F Y形插管插入股动脉实施动脉插管。术前常规实施胸部、腹部和盆腔CT血管造影。这可提醒医生注意患者存在的血管畸形，这些血管畸形可能会干扰压力监测(例如迷走左锁骨下动脉)或逆行灌注的禁忌证(阻塞性疾病)。

主动脉内球囊导管经动脉导管的侧孔插入，在TEE的导引下沿着导丝前行至升主动脉。在过去的10年里，这部分操作过程中，我们并没有应用X线透视检查。一旦导管的球囊尖端到达窦管交接部，体外循环开始启动，患者可降温至理想温度。一旦降温开始，球囊扩张到250~400mmHg(我们的目标压力一般为325~350mmHg，但是要随主动脉的大小和弹性不同而变化)，在此过程中，TEE引导监测球囊在窦管交接部任何潜在的移位并实时矫正。心脏停搏液顺行灌注开始，心脏停搏。如果需要额外的心脏停搏液逆行灌注，可以由麻醉团队经颈内静脉插管经皮插入冠状静脉窦实施灌注。在心脏停搏期间，主动脉内球囊导管可用于主动脉根部排气。为了防止主动脉球囊移入主动脉根部阻塞冠状动脉口或者引起急性主动脉瓣关闭不全，或者移入主动脉弓部阻塞头臂血管，球囊的位置固定是必须的。通过体循环动脉压力的反向力、心脏停搏液灌注时主动脉根部压力、心脏射血分数、球囊-主动脉壁摩擦和导管张力可维持球囊的稳定性。在心脏停搏期间，由于温度降低和主动脉壁的顺应性增加，主动脉内球囊压力将减少 10%~20%，如果发生主动脉腔阻断不全，球囊仅需进一步扩张。为了可视化明确球囊的位置，通过 TEE 检测球囊的位置，联合双上肢动脉压力监测，可快速发现部分或完全性无名动脉阻塞，同时可通过双侧脑血氧饱和度监测或经颅多普勒超声检测脑血流失调情况。手术之后球囊放气，允许心脏射血，同时经主动脉根部排气孔继续排气。

优点和缺点

主动脉内球囊阻断的优点在于消除了手术野的外部主动脉阻断钳和主动脉根部心脏停搏液灌注及排气管道的杂乱，允许通过小切口实施微创二尖瓣修复手术。主动脉内球囊阻断不需要解剖主动脉放置外部阻断钳，也不需要主动脉根部荷包缝合，减少了主动脉、肺动脉和左房医源性钳夹损伤的危险，或心脏停搏液灌注针头对升主动脉的损伤。其对严重动脉粥样硬化或主动脉钙化的患者也是有益的，能降低钳夹损伤所导致的栓塞风险，它已成功应用于升主动脉严重动脉粥样硬化的患者[37]。然而，主动脉内球囊阻断也有一些缺点。

如果应用<21F 的动脉插管时，它的部分管腔会被主动脉内球囊装置填塞，随着动脉管压的增加，动脉血流会受限。有时，有必要用较低的流量和温度进行补偿，尤其是动脉粥样硬化患者或血管较小的患者（例如年轻女性）[38]。如果发生动脉血流受限，可经 Y 形管路应用对侧股动脉插管和灌注来避免低灌注和泵并发症。依据作者的经验，这种情况是极其少见的。主动脉瓣关闭不全≥2+时，经主动脉内球囊顺行灌注心脏停搏液的效果是不确定的，但不太严重的主动脉瓣关闭不全可以在心脏停搏期间通过早期打开左房以防止心脏扩张。严重血管疾病或细小血管的患者，股血管通路可能是

禁忌证[39-41],它限制了实施外周插管的能力。经中心主动脉插管主动脉内球囊的应用已有报道[28],但已超越本章的范围。同样的,当外科医生想要避免逆行动脉灌注时,主动脉内球囊可以单独地经动脉插管插入;在这种情况下,我们可通过右腋动脉灌注。主动脉内球囊破裂是极其少见的,当伴有主动脉阻断急性缺失时,有必要及时更换主动脉内球囊。另外,与传统的主动脉钳夹阻断相比,主动脉内球囊阻断的应用存在学习曲线和成本的增加。

如上所述,未矫正的球囊移位可能导致上肢、脑部和冠状动脉灌注不良,或急性主动脉瓣关闭不全。在孔径路方法发展过程中,球囊在 X 线透视引导下定位,然而这种方法烦琐耗时,已被 TEE 的应用、上肢动脉压力差的检测和脑灌注的测量所取代。然而,一旦打开左房,升主动脉的超声心动图图像会变得模糊,球囊位置的检测会变得不太精确。在本中心实施的完全内镜机器人二尖瓣修复手术中,我们应用盐水和荧光染料溶液(吲哚菁绿)充盈主动脉内球囊,它通过应用外科机器人的荧光照相机,允许通过主动脉壁直视球囊(da Vinci Xi,Intuitive Surgical,Inc.,Sunnyvale,CA),以及精确实时定位球囊的位置[42]。

髂股血管损伤和主动脉夹层的血管损伤已有报道,然而,损伤是由插管引起,还是由主动脉内球囊导管引起,还没有完全清楚[4,8,9,22,43-46]。大宗病例研究报道的主动脉夹层的发生率为 0.3%~1.4%[4,8,46],但是导管设计、患者选择和外科医生经验的积累已使主动脉夹层的发生率明显降低,孔径路方法的国际注册研究表明,主动脉夹层的发生率从前半期的 1.3% 已降低到后半期的 0.2%[5]。根据实验性动物数据,已注意到应用主动脉内球囊阻断所导致的内膜损伤[29]。然而,对应用主动脉内球囊阻断的微创心脏手术的患者进行长期随访表明,阻断位置的主动脉没有超声心动图可见的明显的器质性损害[27]。要想减少血管并发症的发生,就必须仔细选择患者,并在术中注意高危解剖结构。当然,扩大的升主动脉应用主动脉内球囊应当仅由有经验的团队实施。

除了操作者的经验和患者的选择之外,主动脉内球囊导管设计的改进很可能也促进了血管危险性的减少。目前,主动脉内球囊阻断装置(ThruPort

Intraclude；Edwards Lifesciences LLC，Irvine，CA；图 6.1）外径较小，从而减少了通过动脉插管的流量阻塞，因此只需要较小的压力就能维持足够的流量，减少了高压力流量所导致的"喷沙效应"。目前的球囊是圆柱形而不是球形，这就提供了一个较宽的表面接触区域，尽可能增加了稳定性，改善了内膜的黏附，以及防止了移位和泄漏。最后，导管的弯曲性可以允许它较好地沿着主动脉弓前行，避免了松弛效应和导管在主动脉弓部弯曲产生的导管张力所导致的向主动脉根部的移位。

虽然许多报道已表明主动脉内球囊装置的安全性[26,47-49]，但是根据主动脉内球囊阻断早期应用的经验，关于血管并发症零散的报道促进了经胸主动脉阻断钳的发展，使其成为微创二尖瓣修复手术的一种选择。

经胸主动脉阻断钳阻断

Chitwood Debakey 阻断钳（Scanlan International，ST. Paul，MN；图 6.2a）为刚性的主动脉阻断钳，铰链点远离把手，操纵杆动作像龙虾的爪，其中一个钳口是静止不动的。易弯曲的主动脉阻断钳，如 Cygnet 柔性阻断钳（Novare Surgical Systems，Inc.，Cupertino，CA；图 6.2b）和 Cosgrove 弯曲阻断钳（Edwards Lifesciences LLC，Irvine，CA；图 6.2c）具有灵活的轴，可以弯曲和

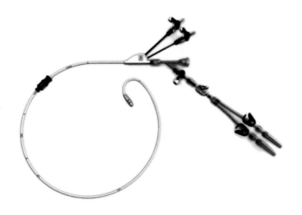

图 6.1　ThruPort Intraclude 主动脉内球囊阻断装置（Edwards Lifesciences LLC，Irvine，CA）。中间腔提供顺行心脏停搏液灌注、主动脉根部排气和导丝通道。蓝色的腔使球囊充气/放气。红色的腔用来监测主动脉根部压力。

变形,这就可使它们通过小切口放置来实施阻断,把手弯曲到侧面可最大限度地减少对手术野的影响。

技术

应用经胸主动脉阻断钳的微创二尖瓣修复手术类似于上述的主动脉内球囊阻断,但也有一些明显的不同。应用经胸主动脉阻断钳不需要监测双上肢动脉压力,因为没有无名动脉阻塞的危险。在进行心脏停搏液顺行灌注及主动脉根部排气和减压时,需要进行主动脉荷包缝合和应用单独的主动脉根部插管。

据 1997 年 Chitwood 最初的报道,阻断钳是经横窦跨越主动脉进行阻断[50]。根据最近的报道,在第 2 肋间隙经<1cm 的辅助切口置入主动脉阻断钳,不需要围绕主动脉进行分离[32],从而经更小的切口将阻断钳从手术野中移除。可弯曲的阻断钳通常经操作切口置入,然后如上所述折叠移出通路。

优点和缺点

任何心脏外科医生都应该熟悉微创二尖瓣修复手术经胸主动脉阻断

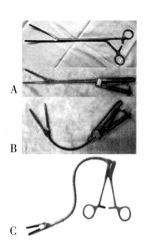

图 6.2 微创心脏手术经胸主动脉阻断钳。A=Chitwood Debakey 阻断钳(Scanlan International,St. Paul,MN)。B=Cygnet 柔性阻断钳(Novare Surgical Systems,Inc.,Cupertino,CA)。C=Cosgrove 弯曲阻断钳(Edwards Lifesciences LLC,Irvine,CA)。

钳阻断的危险性和获益,因为它们与传统的正中胸骨切开主动脉阻断钳阻断的危险性和优点相似,只有个别不同。它的优点包括可直视下置入主动脉阻断钳,在已明确的位置上精确置入阻断钳,大多数情况下阻塞是可靠和稳定的。同时,没有阻断钳本身引起的外周血管损伤的风险,但是外周插管本身具有一定危险性,其与主动脉阻断钳阻断引起的危险性总是不易区分。与传统的主动脉阻断相似,经胸主动脉阻断钳也存在学习曲线,而且与传统的主动脉阻断钳一样,在首次购买阻断钳之后费用是最小的。

它的缺点与传统主动脉阻断钳阻断类似。升主动脉外部阻断可以导致动脉粥样硬化斑块或钙化栓塞。然而,与传统的胸骨切开术不同,可能无法触及主动脉,主动脉钳的放置位置必须基于 TEE 的引导和(或)可能增加栓塞发生风险的术前影像资料。与主动脉内球囊阻断不同的是,为了心脏停搏液顺行灌注和排气,需要主动脉荷包缝合和主动脉根部插管。与传统主动脉阻断钳阻断一样,由于切口入路受限,可能存在或增加主动脉、肺动脉和左房的损伤风险。实际上,Mohr 及其同事的一项研究[51]表明,转为胸骨切开术最常见的原因是出血[51]。

主动脉夹层,虽然与正中胸骨切开术相比并不常见,但是由于钳夹位置的撕脱,其发生率仍有 0.06%~0.23%[52],这或许与沿着主动脉阻断钳钳口的钳夹力分布不均匀相关[53]。Rylski 等的一项研究[34],对猪主动脉模型应用各种传统的和微创血管钳阻断,以评估钳夹力和钳夹之后主动脉壁胶原损害的程度。他们的研究表明,所有的阻断钳沿着它们的钳口都存在钳夹力分布不均匀,最大力量在近关节点。他们发现,在 7 个钳夹测试中,Chitwood 阻断钳有最高的钳夹压力,沿着钳口的力量分布最不均匀(从关节点到尖端有66%的变化),同时主动脉壁胶原损害也最大。作者推断,为了避免挤压靠近阻断钳关节点部位,避免对组织施加过大的力,阻断钳的钳口应当明显大于被破坏的主动脉的直径,而不能与主动脉"吻合"。

最后,机器人二尖瓣修复手术特有的缺点是,由胸壁伸出的刚性主动脉阻断钳,即使远离切口入路,也可能会干扰机器人的手臂,或者更精确地说,由于机械臂-阻断钳碰撞,可能会导致阻断钳移位或导致主动脉牵引损伤。

结果:经胸主动脉阻断钳阻断与主动脉内球囊阻断比较

随着 Chitwood Debakey 阻断钳的引入，针对最初的主动脉内球囊阻断装置出现的早期并发症的担忧,有少量的数据直接对二者进行了比较。2011年,国际微创心脏外科协会(ISMICS)发布了有关微创二尖瓣修复手术与传统开放手术相比的基本共识[54],尽管微创二尖瓣修复手术 ICU 入住时间和住院时间较短、输血和术后房颤的发生率降低、呼吸机辅助时间减少,但是他们也注意到,微创二尖瓣修复手术与较长的手术时间、较高的脑卒中发生风险、主动脉夹层、膈神经麻痹和腹股沟感染相关。这些并发症增加的确切原因尚不清楚,许多中心发表了他们的经验,比较了主动脉内球囊阻断和经胸主动脉阻断钳阻断的结果。

手术时间

Loforte 等[26]报道了一项单中心回顾性研究,该研究对 10 年间 138 例经右前开胸及外周血管插管的腔镜辅助下行微创二尖瓣手术的患者进行了分析。主动脉内球囊阻断或经胸主动脉阻断钳的使用取决于外科医生的偏好。他们发现,体外循环时间和主动脉阻断时间在两种阻断类型之间没有差异。Glower 及其同事[28]报道了他们经右前开胸直接主动脉插管行微创二尖瓣手术的经验,比较了经主动脉插管主动脉内球囊阻断($n=369$)和经胸主动脉阻断钳阻断($n=235$)的结果。虽然他们发现主动脉内球囊阻断的主动脉阻断时间和体外循环时间有所下降,但是他们的回顾性研究是线性的,在不同的时期应用不同的阻断类型, 多因素分析显示阻断类型在手术时间方面没有显著统计学差异。这就表明,随着微创二尖瓣手术经验的增长,增加的手术时间或许与手术病例更复杂有关。Alturi 等也报道了一项大型回顾性研究,包含 1064 例经右前开胸、完全内镜辅助、外周血管插管的微创心脏手术,其中Chitwood 阻断钳阻断 189 例,主动脉内球囊阻断 875 例,但研究显示,体外循环时间和主动脉阻断时间并没有明显差别[33]。

　　然而,其他的研究显示,与经胸主动脉阻断钳阻断相比,主动脉内球囊阻断的手术时间有所增加。Mazine 等[48]报道了他们经右前开胸行主动脉内球囊阻断(n=140)或经胸主动脉阻断钳阻断(n=103)微创二尖瓣手术的经验,研究发现,主动脉内球囊阻断的总手术时间、体外循环时间和主动脉阻断时间都显著延长。但是,这项研究为线性研究,他们早期均是应用主动脉内球囊阻断实施的手术,而后期则是应用经胸主动脉阻断钳实施的手术。Aybek 及其同事提出的早期数据(n=58)[55]也表明,与经胸主动脉阻断钳阻断相比,主动脉内球囊阻断的手术时间、体外循环时间和主动脉阻断时间显著延长。最后,2005 年,Reichenspurner 等[56]报道了他们的经验,比较了 120 例患者经右前开胸的微创二尖瓣手术。他们的研究也为线性研究,早期也都是应用主动脉内球囊阻断实施的手术。作者提出,主动脉内球囊阻断有较长的手术时间、体外循环时间和主动脉阻断时间,但是其差异没有统计学意义。

卒中风险

　　卒中发生风险的增加一直是微创二尖瓣手术所关注的问题。2010 年,Gammie 等[57]对美国胸外科医师协会的数据库进行了综述,他们指出,与传统的胸骨切开术相比,微创二尖瓣手术增加了卒中的发生率,卒中发生风险的增加这一问题应引起重视。然而,由于他们对美国胸外科医师学会数据库中微创二尖瓣手术的定义不精确,他们把外周体外循环插管等同于微创手术,因此这个报告受到了一些质疑。随后,来自本机构[4,23,35]及其他机构[22,58,59]的数据表明,卒中发生风险的增加与高危患者群体的逆行动脉灌注相关,而与微创二尖瓣手术本身无关。所没有区分的是,无论主动脉阻断类型为哪种,在主动脉内球囊导管插入和球囊扩张期间,或者应用经胸主动脉阻断钳实施外阻断期间,存在斑块栓塞理论性的风险都是卒中的独立危险因素。

　　Casselman 等报道了在 10 个不同的中心,最初的学习曲线完成后最近实施的 50 例微创二尖瓣手术的多中心研究的数据[24]。虽然没有组间比较,但总卒中率为 0.8%,总的神经系统事件(卒中+短暂性脑缺血发作)发生率为 1.4%,这比已发表的应用主动脉阻断钳阻断的卒中数据结果要好。Glower

等[28]和 Alturi 等[33]的研究结果表明，主动脉内球囊阻断组和经胸主动脉阻断钳阻断组的卒中率无明显差异。Reichenspurner 及其同事[56]和 Loforte 等[26]都报道了两组良好的总体结果，两组都无永久性卒中的发生。然而，来自 Loforte 研究的患者亚组，应用连续自动术中经颅多普勒分析评价了脑微栓的程度，发现与主动脉内球囊阻断的患者相比，接受经胸主动脉阻断钳阻断行微创二尖瓣手术患者的固体或气体的脑微栓有着明显较高的发生率（每分钟 143 个事件对每分钟 79 个事件），且在主动脉钳应用和移除期间发生率最高。与此相反，Onnasch 等报道了他们 449 例经右侧开胸小切口实施微创二尖瓣手术的经验。他们早期应用的是孔径路技术，后期则应用主动脉阻断钳直接阻断。这些作者注意到，与经胸主动脉阻断相比，当应用主动脉内球囊阻断时，存在较高的总体并发症发生率，主要包括神经系统并发症[46]。

考虑到两种主动脉阻断形式虽然相互矛盾，但总体结果都很好，很可能的原因是患者的选择对围术期卒中的发生率有很大的影响。来自体外循环和非体外循环冠状动脉搭桥术的数据[60-66]显示，任何形式的主动脉操作都将增加卒中的发生风险。目前，放射学的发展可以更好地识别应用主动脉阻断的高危患者，大多数微创二尖瓣手术医生都提倡在术前进行仔细的血管影像学检查。Maselli 及其同事报道了联合应用心导管、TEE、CT 和经颅多普勒检查评估患者[31]。我们之前也描述过主动脉斑块分级系统的应用[23]，在我们应用孔径路方法实施微创二尖瓣修复手术的早期经验中，如果在降主动脉发现中度以上动脉粥样硬化疾病时，则可应用中心动脉插管，这或许有助于解释我们良好的早期结果[28]。术前应用影像学介导的动脉灌注策略，我们发现卒中发生率为 1.8%（n=2），在我们先前 108 例连续应用主动脉内球囊阻断实施完全胸腔镜机器人二尖瓣修复手术的患者，无死亡、主动脉夹层或血管损伤的发生[63]。

其他并发症发生率

大多数比较主动脉内球囊阻断和经胸主动脉阻断钳阻断的研究都发现，二者在转为正中胸骨切开术的概率、新发房颤、出血再次手术、主动脉夹层、心肌损害、免于再次手术、外周缺血、呼吸机时间、输血率、住院时间和死亡率等方面无明显差异[26,28,33,48]，但也有一些不同之处。Glower 等[28]发现，经胸主动脉阻断钳阻断组有较高的术后房颤发生率，而 McCreath 等[64]发现，与传统正中胸骨切开和经胸主动脉阻断钳阻断组相比，孔径路组急性肾衰竭的发生率有所降低。相反，Mazine 等[48]报道，与经胸主动脉阻断钳阻断组相比，主动脉内球囊阻断组围术期失血和肌酸激酶同工酶水平增加，但随着治疗经验的积累已明显减少，这很可能与这种方法的手术时间较长和转为正中胸骨切开术的概率增加相关。

虽然两种技术之间有一些关键的不同之处，但是应用主动脉内球囊阻断和经胸主动脉阻断钳阻断实施微创二尖瓣修复手术的总体安全性和有效性已经建立。然而，有时这两种方法都不是最好的手术选择。

低温室颤性停搏

低温室颤性停搏是一种治疗方法，应用低温作为唯一的心肌保护策略，这种方法可使心脏降温直到室颤，心脏停止射血。虽然低温室颤性停搏不经常作为主动脉阻断的替代方法常规应用，但是当主动脉疾病致使应用主动脉阻断钳高度危险时，在一些微创二尖瓣修复中心，低温室颤性停搏已经被认为是"主动脉阻断"的主要方法[65]。

技术

应用常规监测管路和设备，以及具有起搏功能的肺动脉导管可能是有益的，该内容将在后文讨论。可应用股静脉插管，联合或不联合颈内静脉插管；动脉插管可以是股动脉、腋动脉，或必要时可行中心动脉插管。一旦体外循环建立，患者可降温到 28℃以获得室颤性停搏。如果仅通过降温不能获得停搏，可通过肺动脉导管快速心室起搏进行诱导。一旦心脏开始颤动，立即打开左房以防止心脏扩张，左室通过二尖瓣引流，放置一根肺静脉引流管以保持手术野无血，CO_2持续输注到手术野，主动脉压维持在 50mmHg 以上，以确保主动脉瓣闭合,防止气体进入主动脉。如果主动脉瓣存在关闭不全,为了术野可见,可以短期内降低动脉流量。不应在左室注入气体测试二尖瓣,因为这会推动气体进入主动脉;但是相反,可以通过牵拉主动脉根部造成主动脉瓣关闭不全,逆行灌注充盈左室。一旦修复完成,患者开始复温。如果室性心律可自行恢复,应保持二尖瓣功能,以防止空气进入,否则,应在左房关闭之前实施心脏除颤,应用左房到左室排气管实施心脏排气。

优点和缺点

除了可避免钳夹病变主动脉,理论上,低温室颤性停搏技术的优势在于直截了当、耗材设备费用较少、设置简单(不需要心脏停搏液管路和主动脉阻断钳,不需要定位/重新定位主动脉内球囊)、手术时间短和学习曲线短[66],然而仅有很少数据直接比较了低温室颤性停搏和主动脉阻断技术的效果。Umakanthan 等[30]报道了 195 例在低温室颤性停搏下实施微创二尖瓣手术的结果。其中 23%是急诊手术,37%实施的是二尖瓣修复手术。平均住院时间是(7±5)天,拔管平均时间是 10 小时。并发症发生率为:心肌梗死 0,出血再手术 5%,肾衰竭 3%,低心排血量综合征 4%,30 天死亡率 3%。作者的研究结果表明,应用低温室颤性停搏技术的微创二尖瓣手术是安全的,并具有较低的并发症发生率和死亡率,以及能提供良好的术野显露和较好的美容效果。

低温室颤性停搏技术的缺点在于可能需要主动脉根部排气以进行减压,以及没有主动脉阻断装置防止气体从心腔逃逸,从而具有较高的空气栓塞发生风险,尤其微创二尖瓣修复手术中到达心室尖的入路受限时,排气可能是困难的[9,67]。Arcidi 等报道了 167 例再次手术实施微创二尖瓣手术的患者,其中 77%的患者在低温室颤性停搏下实施微创二尖瓣手术,其围术期卒中发生率为 2.4%[68];Seeburger 及其同事报道了 181 例实施微创二尖瓣手术的患者(77%的患者应用室颤性停搏),卒中发生率为 3.8%[69]。前文 Umakanthan 等报道的卒中发生率为 3%[30]。然而,Svensson 等[70]比较了经二次胸骨切开术和右前开胸切口实施二尖瓣手术的结果,其中 91%的患者应用低温室颤性停搏实施微创手术,结果显示,经二次胸骨切开术组的卒中发生率为 2.7%,

经右前开胸切口组的卒中发生率为 7.5%。有必要指出的是,高卒中发生率见于那些有冠状动脉旁路移植术手术史和动脉粥样硬化疾病的患者;这些患者没有常规排除是否适合逆行动脉灌注。虽然主动脉未阻断可以降低动脉粥样硬化的发生风险,但空气栓塞导致卒中的风险依赖于心脏排气的能力。

手术入路指导灌注和阻断策略

尽管可获得微创二尖瓣修复手术不同主动脉阻断技术优点和缺点的数据,但是如果不是手术入路决定的,主动脉阻断策略经常受到影响。右前开胸切口可以通过第 3 肋间隙或第 4 肋间隙实施。经第 3 肋间切口可易于接近主动脉,能提供中心或外周静脉插管的选择,通过切口可放置经胸主动脉阻断钳或应用主动脉内球囊阻断。然而,与第 4 肋间切口相比,由于距离原因,二尖瓣显露更加受限。经第 4 肋间隙右前开胸切口可提供较好的二尖瓣显露,但是距离主动脉较远,放置经胸主动脉阻断钳可能需要经过另外的切口,或者应用主动脉内球囊阻断装置。同样地,机器人辅助的二尖瓣修复手术通常通过外周插管实施,然而动脉插管可以通过穿刺器或者有刀刃的插管置入升主动脉[28],主动脉阻断可以经单独的切口应用经胸主动脉阻断钳或主动脉内球囊阻断技术实施。然而,完全内镜机器人二尖瓣修复手术很难在主动脉根部进行荷包缝合以用于主动脉根部排气,主动脉内球囊阻断是首选的方法。最后,低温室颤性停搏可以在有足够排气和减压的任何情况下应用。

结论

微创二尖瓣修复手术应用主动脉阻断最理想的方法通常是由切口的类型和患者的解剖结构决定的,然而各种技术之间存在一些关键的不同点。主动脉内球囊阻断消除了手术野中主动脉阻断钳和主动脉根部管路外部的杂乱,可在更小的切口下实施手术,但是存在学习曲线,增加了手术时间,尤其早期阶段。与可重复使用的主动脉阻断钳相比,主动脉内球囊阻断具有较高的反复出现的经济成本。经胸主动脉阻断钳简单、常见,但是在患有严重主动脉疾病或由于先前心脏手术导致紧密粘连的患者中的应用受到了限制。尽管有零散的报道指出,每种技术的危险因素是相似的,包括卒中的发生风险,但与主动脉阻断类型相比,它或许更与动脉灌注的类型相关。低温室颤性停搏是主动脉阻断可行的替代方法,但是缺乏完全心脏停搏的心肌保护,如果处理不当,形成空气栓塞的危险性是显著的。

在纽约大学医学院,我们经右前开胸切口行微创二尖瓣修复手术的经验始于单纯的孔径路的方法,应用股动脉灌注、股静脉引流和主动脉内球囊阻断。然而,如果有证据表明存在中度以上胸主动脉动脉粥样硬化性疾病或阻塞性外周动脉疾病,不应使用这种方法。随着对右前开胸切口入路的熟悉和精通,我们在灌注和主动脉阻断方面的治疗策略不断改进,现在我们大多数手术都应用外周插管和经胸主动脉阻断钳阻断技术。对于完全内镜机器人二尖瓣修复手术来说,升主动脉的通路有限,我们选择继续应用外周动脉插管和主动脉内球囊阻断技术。基于全面的术前评估仔细选择患者一直是实施微创二尖瓣修复手术必要的组成部分,也是选择主动脉阻断最佳形式的关键因素。

(宫美慧 邢万红 译)

参考文献

[1] Bailey CP, OɘNeill TJ, Glover RP, Jamison WL, Ramirez HP. Surgical repair of mitral insufficiency. *Diseases of the Chest* 1951;19(2):125-137.

[2] Lillehei CW, Gott VL, Dewall RA, Varco RL. Surgical correction of pure mitral insufficiency by annuloplasty under direct vision. *Lancet* 1957;77(11):446-449.

[3] Gillinov AM, Cosgrove DM. Minimally invasive mitral valve

surgery: mini-sternotomy with extended transseptal approach. *Seminars in thoracic and cardiovascular surgery* 1999;11(3):206-211.

[4]　Grossi EA, Galloway AC, LaPietra A, Ribakove GH, Ursomanno P, Delianides J, Culliford AT, Bizekis C, Esposito RA, Baumann FG, Kanchuger MS, Colvin SB. Minimally invasive mitral valve surgery: a 6-year experience with 714 patients. *Ann Thorac Surg* 2002;74(3):660-663.

[5]　Galloway AC, Shemin RJ, Glower DD, Boyer JH, Jr., Groh MA, Kuntz RE, Burdon TA, Ribakove GH, Reitz BA, Colvin SB. First report of the Port Access International Registry. *Ann Thorac Surg* 1999;67(1):51-56.

[6]　Schwartz DS, Ribakove GH, Grossi EA, Stevens JH, Siegel LC, St Goar FG, Peters WS, McLoughlin D, Baumann FG, Colvin SB, Galloway AC. Minimally invasive cardiopulmonary bypass with cardioplegic arrest: a closed chest technique with equivalent myocardial protection. *J Thoracic Cardiovasc Surg* 1996;111(3):556-566.

[7]　Schwartz DS, Ribakove GH, Grossi EA, Buttenheim PM, Schwartz JD, Applebaum RM, Kronzon I, Baumann FG, Colvin SB, Galloway AC. Minimally invasive mitral valve replacement: port-access technique, feasibility, and myocardial functional preservation. *J Thoracic Cardiovasc Surg* 1997;113(6):1022-1030.

[8]　Casselman FP, Van Slycke S, Wellens F, De Geest R, Degrieck I, Van Praet F, Vermeulen Y, Vanermen H. Mitral valve surgery can now routinely be performed endoscopically. *Circulation* 2003;108 (1):II48-54.

[9]　Mohr FW, Falk V, Diegeler A, Walther T, van Son JA, Autschbach R. Minimally invasive port-access mitral valve surgery. *J Thoracic Cardiovasc Surg* 1998;115(3):567-574.

[10]　Aklog L, Adams DH, Couper GS, Gobezie R, Sears S, Cohn LH. Techniques and results of direct-access minimally invasive mitral valve surgery: a paradigm for the future. *J Thoracic Cardiovasc Surg* 1998;116(5):705-715.

[11]　Navia JL, Cosgrove DM, 3rd. Minimally invasive mitral valve operations. *Ann Thorac Surg* 1996;62(5):1542-1544.

[12]　Cohn LH, Adams DH, Couper GS, Bichell DP, Rosborough DM, Sears SP, Aranki SF. Minimally invasive cardiac valve surgery

improves patient satisfaction while reducing costs of cardiac valve replacement and repair. *Ann Surg* 1997;226(4):421-426.

[13] Modi P, Rodriguez E, Hargrove WC, 3rd, Hassan A, Szeto WY, Chitwood WR, Jr. Minimally invasive video-assisted mitral valve surgery: a 12-year, 2-center experience in 1178 patients. *J Thoracic Cardiovasc Surg* 2009;137(6):1481-1487.

[14] Nifong LW, Rodriguez E, Chitwood WR, Jr. 540 consecutive robotic mitral valve repairs including concomitant atrial fibrillation cryoablation. *Ann Thorac Surg* 2012;94(1):38-42.

[15] Iribarne A, Easterwood R, Russo MJ, Chan EY, Smith CR, Argenziano M. Comparative effectiveness of minimally invasive versus traditional sternotomy mitral valve surgery in elderly patients. *J Thoracic Cardiovasc Surg* 2012;143(4):S86-90.

[16] Schroeyers P, Wellens F, De Geest R, Degrieck I, Van Praet F, Vermeulen Y, Vanermen H. Minimally invasive video-assisted mitral valve repair: short and mid-term results. *J Heart Valve Disease* 2001;10(5):579-583.

[17] Suri RM, Schaff HV, Meyer SR, Hargrove WC, 3rd. Thoracoscopic versus open mitral valve repair: a propensity score analysis of early outcomes. *Ann Thorac Surg* 2009;88(4):1185-1190.

[18] Lapenna E, Torracca L, De Bonis M, La Canna G, Crescenzi G, Alfieri O. Minimally invasive mitral valve repair in the context of Barlow's disease. *Ann Thorac Surg* 2005;79(5):1496-1499.

[19] Seeburger J, Borger MA, Doll N, Walther T, Passage J, Falk V, Mohr FW. Comparison of outcomes of minimally invasive mitral valve surgery for posterior, anterior and bileaflet prolapse. *Eur J Cardiothorac Surgery* 2009;36(3):532-538.

[20] Speziale G, Nasso G, Esposito G, Conte M, Greco E, Fattouch K, Fiore F, Del Giglio M, Coppola R, Tavazzi L. Results of mitral valve repair for Barlow disease (bileaflet prolapse) via right minithoracotomy versus conventional median sternotomy: a randomized trial. *J Thoracic Cardiovasc Surg* 2011;142(1):77-83.

[21] Marullo AG, Irace FG, Vitulli P, Peruzzi M, Rose D, D'Ascoli R, Iaccarino A, Pisani A, De Carlo C, Mazzesi G, Barretta A, Greco E. Recent Developments in Minimally Invasive Cardiac Surgery: Evolution or Revolution? *BioMed Research International* 2015;2015:483025.

[22] Murzi M, Cerillo AG, Miceli A, Bevilacqua S, Kallushi E, Farneti P, Solinas M, Glauber M. Antegrade and retrograde arterial perfusion strategy in minimally invasive mitral-valve surgery: a propensity score analysis on 1280 patients. *Eur J Cardiothorac Surgery* 2013;43(6):e167-172.

[23] Grossi EA, Loulmet DF, Schwartz CF, Solomon B, Dellis SL, Culliford AT, Zias E, Galloway AC. Minimally invasive valve surgery with antegrade perfusion strategy is not associated with increased neurologic complications. *Ann Thorac Surg* 2011;92 (4):1346-1349.

[24] Casselman F, Aramendi J, Bentala M, Candolfi P, Coppoolse R, Gersak B, Greco E, Herijgers P, Hunter S, Krakor R, Rinaldi M, Van Praet F, Van Vaerenbergh G, Zacharias J. Endoaortic Clamping Does Not Increase the Risk of Stroke in Minimal Access Mitral Valve Surgery: A Multicenter Experience. *Ann Thorac Surg* 2015;100 (4):1334-1339.

[25] Rylski B, Beyersdorf F. Current concepts for minimally invasive mitral valve repair. *Heart, Lung and Vessels* 2013;5(4):207-212.

[26] Loforte A, Luzi G, Montalto A, Ranocchi F, Polizzi V, Sbaraglia F, Lilla Della Monica P, Menichetti A, Musumeci F. Video-assisted minimally invasive mitral valve surgery: external aortic clamp versus endoclamp techniques. *Innovations* 2010;5(6):413-418.

[27] Kiessling AH, Kisker P, Miskovic A, Papadopoulos N, Zierer A, Moritz A. Long-term follow-up of minimally invasive cardiac surgery using an endoaortic occlusion system. *Heart Surgery Forum* 2014;17(2):E93-97.

[28] Glower DD, Desai B. Transaortic endoclamp for mitral valve operation through right minithoracotomy in 369 patients. *Innovations* 2010;5(6):394-399.

[29] Farhat F, Metton O, Thivolet F, Jegaden O. Comparison between 3 aortic clamps for video-assisted cardiac surgery: a histological study in a pig model. *Heart Surgery Forum* 2006;9(3):E657-660.

[30] Umakanthan R, Leacche M, Petracek MR, Kumar S, Solenkova NV, Kaiser CA, Greelish JP, Balaguer JM, Ahmad RM, Ball SK, Hoff SJ, Absi TS, Kim BS, Byrne JG. Safety of minimally invasive mitral valve surgery without aortic cross-clamp. *Ann Thorac Surg* 2008;85(5):1544-1549.

[31] Maselli D, Pizio R, Borelli G, Musumeci F. Endovascular balloon versus transthoracic aortic clamping for minimally invasive mitral valve surgery: impact on cerebral microemboli. *Interactive Cardiovasc Thorac Surg* 2006;5(2):183-186.

[32] Sansone F, Ceresa F, Patane F. Transcutaneous insertion of the Chitwood(R) clamp in case of minimally invasive cardiac surgery. Personal experience. *Il Giornale di chirurgia* 2013;34(9-10):278-279.

[33] Atluri P, Goldstone AB, Fox J, Szeto WY, Hargrove WC. Port access cardiac operations can be safely performed with either endoaortic balloon or Chitwood clamp. *Ann Thorac Surg* 2014;98(5):1579-1583.

[34] Rylski B, Schmid C, Beyersdorf F, Kari FA, Kondov S, Lutz L, Werner M, Czerny M, Siepe M. Unequal pressure distribution along the jaws of currently available vascular clamps: do we need a new aortic clamp? *Eur J Cardiothorac Surg* 2016;49(6):1671-1675.

[35] Grossi EA, Loulmet DF, Schwartz CF, Ursomanno P, Zias EA, Dellis SL, Galloway AC. Evolution of operative techniques and perfusion strategies for minimally invasive mitral valve repair. *J Thorac Cardiovasc Surg* 2012;143(4):S68-70.

[36] McClure RS, Cohn LH, Wiegerinck E, Couper GS, Aranki SF, Bolman RM, 3rd, Davidson MJ, Chen FY. Early and late outcomes in minimally invasive mitral valve repair: an eleven-year experience in 707 patients. *J Thorac Cardiovasc Surg* 2009;137(1):70-75.

[37] Liddicoat JR, Doty JR, Stuart RS. Management of the atherosclerotic ascending aorta with endoaortic occlusion. *Ann Thorac Surg* 1998;65(4):1133-1135.

[38] Ricci D, Pellegrini C, Aiello M, Alloni A, Cattadori B, D'Armini AM, Rinaldi M, Vigano M. Port-access surgery as elective approach for mitral valve operation in re-do procedures. *Eur J Cardiothorac Surg* 2010;37(4):920-925.

[39] Muhs BE, Galloway AC, Lombino M, Silberstein M, Grossi EA, Colvin SB, Lamparello P, Jacobowitz G, Adelman MA, Rockman C, Gagne PJ. Arterial injuries from femoral artery cannulation with port access cardiac surgery. *Vascular Endovasc Surg* 2005;39(2):153-158.

[40] Sagbas E, Caynak B, Duran C, Sen O, Kabakci B, Sanisoglu I, Akpinar B. Mid-term results of peripheric cannulation after port-access surgery. Interac Cardiovasc *Thorac Surg* 2007;6(6):744-747.

[41] Ius F, Mazzaro E, Tursi V, Guzzi G, Spagna E, Vetrugno L, Bassi F,

Livi U. Clinical results of minimally invasive mitral valve surgery: endoaortic clamp versus external aortic clamp techniques. *Innovations* 2009;4(6):311-318.

[42] Yaffee DW, Loulmet DF, Fakiha AG, Grossi EA. Fluorescence-guided placement of an endoaortic balloon occlusion device for totally endoscopic robotic mitral valve repair. *Ann Thorac Surg* 2015;149(5):1456-1458.

[43] Jeanmart H, Casselman FP, De Grieck Y, Bakir I, Coddens J, Foubert L, Van Vaerenbergh G, Vermeulen Y, Vanermen H. Avoiding vascular complications during minimally invasive, totally endoscopic intracardiac surgery. *J Thorac Cardiovasc Surg* 2007;133(4): 1066-1070.

[44] Gates JD, Bichell DP, Rizzo RJ, Couper GS, Donaldson MC. Thigh ischemia complicating femoral vessel cannulation for cardiopulmonary bypass. *Ann Thorac Surg* 1996;61(2):730-733.

[45] Mohr FW, Onnasch JF, Falk V, Walther T, Diegeler A, Krakor R, Schneider F, Autschbach R. The evolution of minimally invasive valve surgery--2 year experience. *Eur J Cardiothorac Surg* 1999;15(3):233-238.

[46] Onnasch JF, Schneider F, Falk V, Mierzwa M, Bucerius J, Mohr FW. Five years of less invasive mitral valve surgery: from experimental to routine approach. *Heart Surg Forum* 2002;5(2):132-135.

[47] Chan EY, Lumbao DM, Iribarne A, Easterwood R, Yang JY, Cheema FH, Smith CR, Argenziano M. Evolution of cannulation techniques for minimally invasive cardiac surgery: a 10-year journey. *Innovations* 2012;7(1):9-14.

[48] Mazine A, Pellerin M, Lebon JS, Dionne PO, Jeanmart H, Bouchard D. Minimally invasive mitral valve surgery: influence of aortic clamping technique on early outcomes. *Ann Thorac Surg* 2013;96(6):2116-2122.

[49] Krapf C, Wohlrab P, Haussinger S, Schachner T, Hangler H, Grimm M, Muller L, Bonatti J, Bonaros N. Remote access perfusion for minimally invasive cardiac surgery: to clamp or to inflate? *Eur J of Cardiothorac Surg* 2013;44(5):898-904.

[50] Chitwood WR, Jr., Elbeery JR, Moran JF. Minimally invasive mitral valve repair using transthoracic aortic occlusion. *Ann Thorac Surg* 1997;63(5):1477-1479.

[51] Vollroth M, Seeburger J, Garbade J, Pfannmueller B, Holzhey D, Misfeld M, Borger MA, Mohr FW. Minimally invasive mitral valve surgery is a very safe procedure with very low rates of conversion to full sternotomy. *Eur J Cardiothorac Surg* 2012;42(1):e13-15.

[52] Rylski B, Hoffmann I, Beyersdorf F, Suedkamp M, Siepe M, Nitsch B, Blettner M, Borger MA, Weigang E. Iatrogenic acute aortic dissection type A: insight from the German Registry for Acute Aortic Dissection Type A (GERAADA). *Eur J Cardiothorac Surg* 2013;44(2):353-359.

[53] Famaey N, Sommer G, Vander Sloten J, Holzapfel GA. Arterial clamping: finite element simulation and in vivo validation. *J Mechanical Behavior Biomedical Materials* 2012;12:107-118.

[54] Falk V, Cheng DC, Martin J, Diegeler A, Folliguet TA, Nifong LW, Perier P, Raanani E, Smith JM, Seeburger J. Minimally invasive versus open mitral valve surgery: a consensus statement of the international society of minimally invasive coronary surgery (ISMICS) 2010. *Innovations* 2011;6(2):66-76.

[55] Aybek T, Dogan S, Wimmer-Greinecker G, Westphal K, Mortiz A. The micro-mitral operation comparing the Port-Access technique and the transthoracic clamp technique. *J Card Surgery* 2000;15(1):76-81.

[56] Reichenspurner H, Detter C, Deuse T, Boehm DH, Treede H, Reichart B. Video and robotic-assisted minimally invasive mitral valve surgery: a comparison of the Port-Access and transthoracic clamp techniques. *Ann Thorac Surg* 2005;79(2):485-490.

[57] Gammie JS, Zhao Y, Peterson ED, O'Brien SM, Rankin JS, Griffith BP. J. Maxwell Chamberlain Memorial Paper for adult cardiac surgery. Less-invasive mitral valve operations: trends and outcomes from the Society of Thoracic Surgeons Adult Cardiac Surgery Database. *The Annals of thoracic surgery* 2010;90(5):1401-8, 10 e1; discussion 8-10.

[58] Schneider F, Onnasch JF, Falk V, Walther T, Autschbach R, Mohr FW. Cerebral microemboli during minimally invasive and conventional mitral valve operations. *Ann Thorac Surg* 2000;70(3):1094-1097.

[59] Dogan S, Aybek T, Risteski PS, Detho F, Rapp A, Wimmer-Greinecker G, Moritz A. Minimally invasive port access versus conventional mitral valve surgery: prospective randomized study.

Ann Thorac Surg 2005;79(2):492-498.

[60] Lund C, Hol PK, Lundblad R, Fosse E, Sundet K, Tennoe B, Brucher R, Russell D. Comparison of cerebral embolization during off-pump and on-pump coronary artery bypass surgery. *Ann Thorac Surg* 2003;76(3):765-770.

[61] Sylivris S, Levi C, Matalanis G, Rosalion A, Buxton BF, Mitchell A, Fitt G, Harberts DB, Saling MM, Tonkin AM. Pattern and significance of cerebral microemboli during coronary artery bypass grafting. *Ann Thorac Surg* 1998;66(5):1674-1678.

[62] Abu-Omar Y, Balacumaraswami L, Pigott DW, Matthews PM, Taggart DP. Solid and gaseous cerebral microembolization during off-pump, on-pump, and open cardiac surgery procedures. *J Thorac Cardiovasc Surg* 2004;127(6):1759-1765.

[63] Ward AF, Loulmet DF, Neuburger PJ, Grossi EA. Outcomes of peripheral perfusion with balloon aortic clamping for totally endoscopic robotic mitral valve repair. *J Thorac Cardiovasc Surg* 2014;148(6):2769-2772.

[64] McCreath BJ, Swaminathan M, Booth JV, Phillips-Bute B, Chew ST, Glower DD, Stafford-Smith M. Mitral valve surgery and acute renal injury: port access versus median sternotomy. *Ann Thorac Surg* 2003;75(3):812-819.

[65] Petracek MR. Minimally invasive mitral valve surgery without aortic cross-clamping. *Texas Heart Institute* 2011;38(6):701-702.

[66] Petracek MR, Leacche M, Solenkova N, Umakanthan R, Ahmad RM, Ball SK, Hoff SJ, Absi TS, Balaguer JM, Byrne JG. Minimally invasive mitral valve surgery expands the surgical options for high-risks patients. *Ann Surg* 2011;254(4):606-611.

[67] Wimmer-Greinecker G, Matheis G, Dogan S, Aybek T, Kessler P, Westphal K, Moritz A. Complications of port-access cardiac surgery. *J Card Surg* 1999;14(4):240-245.

[68] Arcidi JM, Jr., Rodriguez E, Elbeery JR, Nifong LW, Efird JT, Chitwood WR, Jr. Fifteen-year experience with minimally invasive approach for reoperations involving the mitral valve. *J Thorac Cardiovasc Surg* 2012;143(5):1062-1068.

[69] Seeburger J, Borger MA, Falk V, Passage J, Walther T, Doll N, Mohr FW. Minimally invasive mitral valve surgery after previous sternotomy: experience in 181 patients. *Ann Thorac Surg*

2009;87(3):709-714.

[70] Svensson LG, Gillinov AM, Blackstone EH, Houghtaling PL, Kim KH, Pettersson GB, Smedira NG, Banbury MK, Lytle BW. Does right thoracotomy increase the risk of mitral valve reoperation? *J Thorac Cardiovasc Surg* 2007;134(3):677-682.

第 **7** 章

胸骨小切口二尖瓣手术

Ludwig C. Muller

引言

自胸腔镜技术引入二尖瓣手术以来，右侧胸部小切口已成为多数外科医生和医疗中心最常选用的手术入路，因为其具有较小的切口长度，可减轻手术创伤。2014 年在德国，45% 的单纯二尖瓣手术是通过右侧胸部小切口入路进行的[1]。然而，这些病例主要来自少数手术量较大的医疗中心。该术式的高度复杂性使其难以在手术量小的医疗中心开展和（或）难以由经验较少的外科医生实施，许多患者仍然是需要行完全胸骨切开术来完成二尖瓣手术。此外，还有一些患者禁忌应用胸部小切口，或者至少不推荐应用该术式。最后，还有一些著名外科医生，他们具有出色的技术和成果，发现胸部小切口入路的手术方法并不能满足他们的手术要求[2]。在所有这些情况下，仍然有一种可减少手术创伤的选择，通过避免完全正中胸骨切开来减少手术创伤，加快恢复，同时兼顾美观，尽量保持机体的完整性，这种方式就是胸骨上段小切口技术（UHS）。胸骨上段小切口技术能够提供良好的通往二尖瓣、主动脉瓣、三尖瓣和右冠状动脉主干（如果需要搭桥手术的话）的手术入路。

技术

患者取仰卧位进行正中胸骨切开术，从胸骨切迹下 2cm 到第 4 肋间隙水平进行纵向皮肤切口，通常长 8~10cm(图 7.1)。必须要注意识别正确的肋间隙。然后，应用与完全胸骨切开术相同的胸骨锯从胸骨切迹向下行正中胸骨切开至左侧肋间隙。轻柔地弯曲胸骨切开路径进入第 4 肋间隙有助于避免胸骨骨折(图 7.2)。置入小型开胸器，随后手术常规进行。行心包切开术时应用倒 T 字形切开，并使用多针缝合(通常为 6 针)将心包缝合固定到皮肤上。将开胸器重新放置于心包内。术野暴露依然非常受限，处置二尖瓣时需要格外注意。

全肝素化后，升主动脉以标准方式插管，上腔静脉使用 22F 短直角静脉插管插入。连接至体外循环回路就可以开始体外转流。此时可以使用 24F 直管经右房行下腔静脉插管。或者，可以采用股静脉插管(这是我们的首选方式)。应用 Seldinger 插管技术，将 21~25F 股静脉插管置入右侧股静脉。为避免在有限术野中进行静脉插管，我们采用双极股静脉插管(Livanova RAP Cannula)。在心腔完全放空和肺脏萎缩时，心脏的充分暴露使术者可以更加

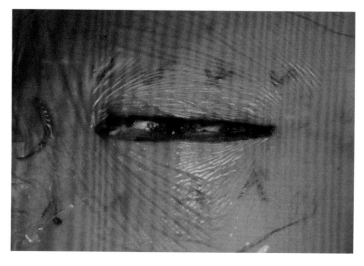

图 7.1 皮肤切口。

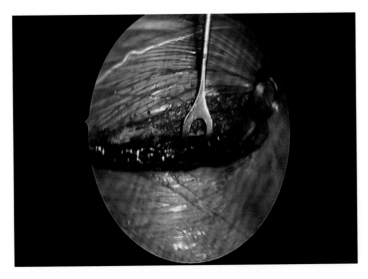

图 7.2　胸骨上段小切口技术。

自信地进行二尖瓣手术操作。通过右上肺静脉将柔软的排气导管插入左房。腔静脉使用血管吊带环绕，钳夹阻断主动脉，给予顺行心脏停搏液灌注。体外循环全流量转流后，纵向切开右房，并使用两根缝合线(4-0 聚乙烯缝合线)牵引固定，保持右房切口开放。如果需要，在冠状静脉窦口插入逆行心脏停搏液灌注管并用 4-0 荷包缝合线固定在冠状静脉窦口。房间隔在卵圆窝水平切开，切口延伸到左房顶部以达理想位置(图 7.3)。注意避免触及左房后壁，因为负压吸引会导致左房塌陷。多数情况下，窦房结动脉的损伤是无法避免的。此时，要注意切开左房时不要距二尖瓣过近，否则术野暴露会很困难。常规要留下 2cm 左右的距离。左房、右房与房间隔交界处行带垫片褥式缝合，保持左房开放，这有助于左房和房间隔重建。手术台的头部抬高并稍向左倾斜，助手用两个小(花生米大小)海绵棒将二尖瓣暴露出来(图 7.4)。迄今为止，作者尚未找到合适的牵开器可以将瓣膜充分暴露。或者，通过左房顶部的房间隔入路是一个可行的解决方案。特别是需要同时进行主动脉瓣膜置换时，这可能是首选方案。在窦管交界处上方横断升主动脉进入左房，这样可以避免打开右房和(或)损伤窦房结动脉。用两根海绵棒暴露二尖瓣。

　　后续手术继续使用传统器械进行标准操作。按照常规实施瓣膜修复手

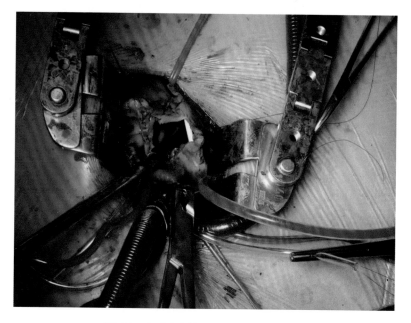

图 7.3 经房间隔切口延伸到左房顶部。

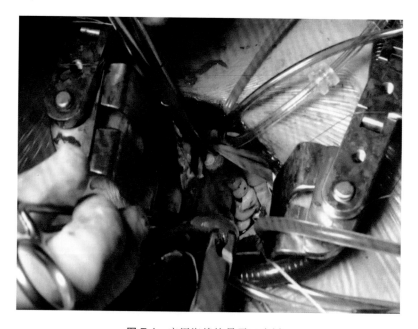

图 7.4 应用海绵棒暴露二尖瓣。

术或瓣膜置换手术。在某些情况下(如全胸骨切开术),若需要瓣膜下操作,使用长杆状器械可有一定帮助。当然,如果需要,可以使用冷冻或射频消融进行左房消融术。在二尖瓣修复手术或置换术后,采用 4-0 聚丙烯缝合线双层连续缝合重建房间隔和左房顶部。主动脉瓣和(或)三尖瓣的手术此时可以进行。如果认为有所帮助,三尖瓣手术可以在主动脉阻断开放后在心脏跳动下进行。对于主动脉根部要格外注意,因为主动脉根部有可能影响到右房,这会使心脏跳动下行三尖瓣手术非常具有挑战性。右房切口以标准方式缝合关闭。主动脉阻断开放前应置入剑突下心包引流管,以减少心脏撕裂发生的风险。

因为窦房结动脉在多数情况下都会受到损伤,窦性心律患者可能会出现心动过缓,必须安置临时双腔起搏导线。正常窦性心律通常在几天内就能恢复。停止体外循环,手术结束。常规方法固定胸骨。

适应证

如上所述,胸骨上段小切口入路的二尖瓣手术适应证取决于患者、外科医生或医疗中心的相关因素。

1.如果外科医生由于某些原因对胸腔镜辅助装置或全胸腔镜下的胸外侧小切口入路感到不方便或缺少必要设备,那么胸骨上段小切口入路会是一个有价值的选择。

2.患者患有严重肺大疱肺气肿、重度胸膜粘连或者肺纤维化是胸部侧切口的(相对)禁忌证,那么胸骨小切口手术入路是绝对有益的。同样,有严重主动脉-髂动脉粥样硬化的患者,应避免经股动脉逆行灌注,以及当腋动脉或直接主动脉插管不理想时,也应避免经股动脉逆行灌注(图 7.5)。其他情况,如肺动脉高压或肾功能不全,不被认为是胸腔镜下行二尖瓣手术的禁忌证。同时,房颤射频消融或三尖瓣修复也可以通过胸骨小切口入路。然而,如同时进行主动脉瓣置换,胸骨上段小切口入路是理想的选择。同时,右冠状动脉搭桥也是可行的。窦性心律患者存在术后心律失常风险,因此应该慎重考虑延长房间隔入路的适应证。如果患者存在慢性房颤,那就要更加慎重考虑。

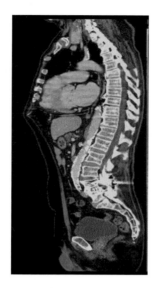

图 7.5 腹主动脉钙化。

3.禁忌证:既往有心脏手术史的患者不适合应用胸骨上段小切口行二次手术,因为腔静脉分离和环绕可能会比较棘手。若需要切除广泛瓣环钙化,并计划行瓣环修复,那么全胸骨切开术将是比较安全的手术入路。

特殊考虑

胸骨上段小切口的长度和形状选择:用 J 形切口进入第 3 肋间隙应该能满足要求,尤其对女性而言。但是,手术过程可能会变得非常困难,需要更长的手术时间,甚至可能需要转为全胸骨切开术。因此,第 4 肋间隙是优先的选择,我们不会因为难以到达二尖瓣或者术野暴露不充分而被迫转换术式。柔软弯曲的 J 形切口通常效果良好,胸骨骨折也不会非常严重。虽然在肋间隙靠近胸骨位置需要行纤维组织分离,但胸廓内血管损伤很少见,通常不需要分离这些血管。胸骨切口通常偏向左侧,这样能更好地进入二尖瓣,使用胸骨牵开器抬高左侧胸骨能更好地暴露术野。如常规手术一样,胸骨上段小切口术式中(主动脉瓣手术也是如此),在体外循环全流量、心脏排空和肺塌陷之前,进行二尖瓣手术似乎是不可能的。事实正好相反,由于延长经房间隔入路和助手对瓣膜的良好暴露,手术入路非常好,除广泛切除钙化瓣环和随后瓣环重建外,胸骨上段小切口术式能够顺利完成所有的手术操作。当然,胸骨上段小切口的优点包括传统技术的应用:没有视频、没有屏幕、没有长杆状器械,无器械角度的限制,胸部操作孔只有几厘米,最后没有新手术技术学习曲线。

在我们的实践中,胸腔镜辅助微创手术是二尖瓣修复首选技术,其数量远远超过经胸骨上段小切口入路的病例。然而,在某些情况下,我们很高兴有一个能替代全胸骨切开术,且没有明显缺点的术式。胸骨上段小切口入路的受限使手术存在一定困难,只要外科医生致力于手术改进和减少外科创伤,就能很好地完成手术。

结果

自 2011 年 5 月引入胸骨上段小切口以来,至 2016 年 6 月,共完成了387 例微创二尖瓣手术,其中有 71 例(18.3%)采用了此方法,包括 42 例二尖瓣修复手术和 29 例二尖瓣置换术,另外还进行了 15 例主动脉瓣置换术和22 例三尖瓣修复手术。没有死亡病例,也没有转为全胸骨切开术的病例。高比例的二尖瓣置换术(40.8%)反映了这组患者群体的病理情况比较严重。没有因术中二尖瓣修复失败而需要转为二尖瓣置换术的病例。

结论

若患者存在胸腔镜辅助下行外侧微创小切口开胸术的禁忌证,胸骨上段小切口对于微创二尖瓣和三尖瓣手术是很有价值的手术入路。除了对心脏入路熟悉和熟练掌握手术操作过程之外,外科医生不需要专门的培训或设备。完全胸骨切开术下行单纯二尖瓣手术已经很少见了。

(董文静　邢万红　译)

参考文献

[1] Beckmann, A., Funkat, A. K., Lewandowski, J., Frie, M., Ernst, M., Hekmat, K., Schiller, W., Gummert, J. F., Cremer, J. T. Cardiac Surgery in Germany during 2014: A Report on Behalf of the German Society for Thoracic and Cardiovascular Surgery. *Thorac Cardiovasc Surg.* 2015; 63(4): 258-269.

[2] Castillo, J. G., Milla, F., Anyanwu, A. C., Adams, D. H. Video-atlas on minimally invasive mitral valve surgery - The David Adams technique. *Ann. Cardiothorac. Surg.* 2013; 2(6): 828-832.

第 8 章

胸部小切口二尖瓣修复手术

Mattia Glauber, *Antonio Lio*, *Antonio Miceli*, *Eugenio Quaini*

引言

二尖瓣修复手术在过去的几十年中不断发展。手术适应证、修复技术和手术入路的发展是二尖瓣修复手术最重要的变革。标准正中胸骨切开术是心脏外科最常见的手术入路,为心脏和大血管手术提供了良好的术野暴露。通过正中胸骨切开入路的二尖瓣修复手术已经临床应用了 30 多年,尽管接受手术的高龄患者和高危患者逐渐增加,但在过去几年,临床效果仍然取得了显著改善。据报道,单纯二尖瓣修复手术和置换术死亡率分别为 0.6%~1.2% 和 3.4%~5%,95% 的二尖瓣修复手术在 15 年内无须二次手术[1,2]。尽管正中胸骨切开入路取得了良好效果,但从 20 世纪 90 年代中期开始,外科医生开始探索小切口在心脏手术中潜在的优势,随后微创心脏手术迅速得到越来越多人的关注:微创技术已经发展为传统正中胸骨切开术的替代手术方式,其可在保证相同的安全性、手术质量和效果的前提下降低手术创伤。Carpentier 于 1996 年 2 月实施了首例经胸部小切口入路胸腔镜辅助二尖瓣修复手术[3]。不久之后,东卡罗来纳大学研究小组完成了第一例胸部小切口入路胸腔镜辅助下的二尖瓣置换术,使用了经胸主动脉阻断钳和逆行灌注心脏停搏液技术[4,5]。从那时起,大量的研究已经证明了在专业中心对经过选择的患者进行微创二尖瓣修复手术是可行的[6-8]。微创二尖瓣修复手术潜在优势包括可减轻疼痛、完整保留胸骨以改善呼吸功能、缩短住院时间,以及可改善美容效果和提升患者满意度[9-11]。多项 Meta 分析表明,微创二尖瓣修复手术与减少出血、降低输血量、减少房颤和胸骨伤口感染发生率、缩短机械通气时间、缩短 ICU 滞留时间及总住院时间有关[12,13]。最常见的微创二尖瓣修复手术的手术路径是经右侧胸部小切口入路,在本章中,将逐步阐述我们对经右侧胸部小切口的二尖瓣修复手术的改进措施。

患者选择

所有病例的二尖瓣手术均按照欧洲心脏病学会/欧洲心胸外科协会(ESC/EACTS)指南进行[14]。微创二尖瓣修复手术特定的禁忌证很少,随着经验的增长,外科医生对这种手术更有信心,接受此手术的患者群体会更加扩大。所有患者术前均需接受常规胸部 X 线检查和经胸超声心动图检查。相关的升主动脉动脉瘤、主动脉弓动脉瘤、需行主动脉根部重建和冠状动脉旁路移植术是微创二尖瓣修复手术的禁忌证。同时行房颤的治疗、主动脉瓣和(或)三尖瓣手术并不是微创二尖瓣修复手术的禁忌证,已被证明是可行和安全的[15,16]。

如果患者的胸腔非常深,同时术者的微创手术经验不是很丰富,那么有可能会被认为是微创二尖瓣修复手术的禁忌证,因为此时经中心主动脉插管是尤其困难的。随着外科医生经验的增长,这些患者的处理将变得更加容易;这其中也包括被认为是相对禁忌证的患者,例如存在右胸手术史或外伤史,以及胸部情况较差的患者。升主动脉较短可能被认为是经中心主动脉插管的禁忌证,因为可供主动脉阻断钳夹闭的空间有限;对于这些患者,我们首选外周主动脉插管。

麻醉和患者准备

根据常规二尖瓣修复手术或二尖瓣置换术的标准方案实施麻醉。手术是在全身静脉麻醉下进行的。有必要建立外周动脉和静脉通路以监测患者血流动力学。要进行主动脉内球囊阻断时，要同时建立左、右桡动脉压力监测来控制球囊的移动。颈静脉内放置两个经皮鞘管插管。一个标准的四腔（7.0F 或 8.5F）静脉插管用于给药和中心静脉压力监测；另一个经皮鞘管插管（8.5F）置入同一右颈静脉或左颈静脉，用来插入心内起搏导线。一般采用单管气管插管。当估计手术时间较长（插管困难、胸膜粘连）和需要行二次开胸手术时，应用双腔气管插管可能会有帮助。准确地将两个除颤器垫片放置在胸壁两侧，以保证有效的电传导。放置 TEE 探头以进行二尖瓣和心功能评估、引导经皮静脉插管、检测心房牵拉所导致的静脉插管移位、引导主动脉内阻断球囊的放置，以及有效的心内排气控制。患者取仰卧位，在右肩胛骨下放置气囊垫，使右胸轻微抬高，以达到最佳的术野暴露。患者的右臂应稍微外展，以便有足够的空间布置操作孔（图 8.1）。然后，根据术中方案，为患者皮肤进行消毒。患者的前胸壁、右侧胸壁和两侧腹股沟都应充分消毒。

手术技术

在做胸部切口之前，经右侧股静脉经皮置入 5F 静脉鞘管插管。需要在全身肝素化之前操作，以避免可能穿刺股动脉导致出血。右侧胸部小切口是在第 4 肋间隙水平的皮肤外侧做 5~7cm 切口。一般来说，男性患者的切口可以在乳头上方或下方，而女性患者的切口则在乳房下皱襞。在这个阶段必须注意细致的止血，因为在最后的止血过程中并不总能容易地发现血管渗血。我们一开始更多采用前切口，然后逐渐几乎所有患者都采用乳房下侧切口，这使得术野更清晰，瓣膜暴露更完美。一旦开胸后，定位两个 10.5mm 的操作孔。一个放置在腋前线水平的第 4 肋间隙，用于胸腔镜辅助和心包固定缝

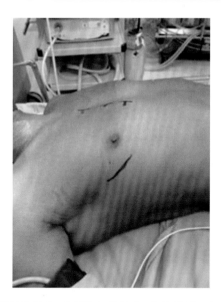

图 8.1　患者在手术台上的最终体位：右侧胸轻微抬高，右臂外展。在皮肤做标记：乳房下皱襞，第 2、3、4 肋间隙。

合；第二个操作孔放置在腋中线的第 6~7 肋间隙，用于心脏切开术排气、CO_2 注入和心包固定缝合。然后将软组织牵开器置入右侧胸部小切口，而且通常还会使用肋骨牵开器（图 8.2 和图 8.3）。肺部缓慢放气，必要时切除心包脂肪，在膈神经上方 3~4 cm 处打开心包膜，注意不要损伤膈神经。打开心包后，应用 2-0 丝线固定缝合，然后用钩或经孔钳穿过操作孔引出体外，使术野更清晰。暴露主动脉直达左无名静脉上方，以标准方式应用聚酯缝线在升主动脉上做两个荷包缝合，用于升主动脉插管；第二个荷包缝合应用两个垫片做加强缝合。插管的位置必须在横窦上方 2~3 cm，横窦位置是放置主动脉阻断钳的标志。在此阶段，主动脉可以用锁钳保持稳定，以减少生理性运动。荷包缝合准备到位后，全身肝素化，并开始静脉插管。股静脉插管在 TEE 引导下应用双腔视图和 Seldinger 技术完成：导丝通过预先放置的静脉鞘管插管进入上腔静脉。然后，在皮肤穿刺部位用 11 号刀片扩大穿刺口，用导丝引导逐步插入专用静脉扩张器。这些操作允许插管自由通过。静脉回流插管最终定位于股静脉，并推进至上腔静脉。静脉插管还可能包括颈静脉插管。在我们早期的经验中，拟定同时进行三尖瓣手术时，右颈静脉插管是必要的。现在，

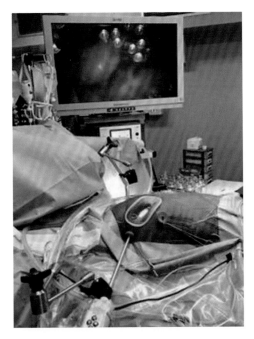

图 8.2　胸腔镜辅助微创二尖瓣修复手术的手术布置。

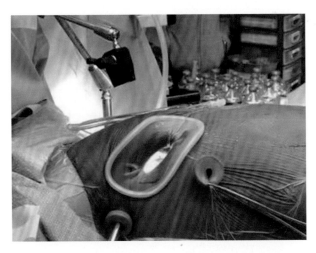

图 8.3　胸部小切口术式中应用软组织牵开器和两个操作孔的定位。

即使是同时实施二尖瓣和三尖瓣手术，双极静脉插管也可以保持最佳的静脉回流；因此，颈静脉插管被完全放弃。依据我们的经验，我们应用两种不同类型的股静脉插管：生物涂层单根单极插管（Medtronic,Minneapolis,Minn）

或 RAP 单根双极插管(LivaNova Group,UK)。

在直视下应用柔韧的插管实施升主动脉插管。我们应用两种不同类型的动脉插管：一种是 StraighShot 主动脉插管(Edwards Lifesciences,Irvine,CA,USA)，它是一个带有自动切口引导器的孔径路插管，插管顶端有个刀片；一种是 EasyFlow 插管(LivaNova Group,UK)(图 8.4)；后者动脉插管的基本特征是没有自动切口机械装置，插管顶端装有闭孔器，设计更为先进，使主动脉插管更容易。在升主动脉插管过程中，保持肺部排气萎缩和降低动脉压力非常重要(图 8.5)。插管进入主动脉后，应用 1 根丝线缝合固定 2 条止血带。如果胸腔比较深，预先用 1 根丝线穿过一条止血带以便于胸腔内的打结。

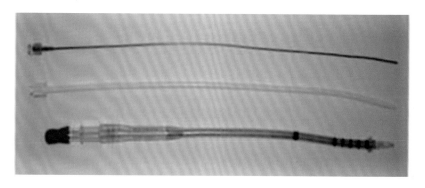

图 8.4　EasyFlow 主动脉插管(LivaNova Group,UK)。

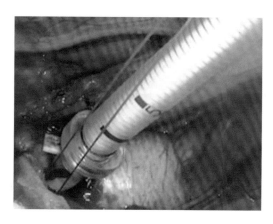

图 8.5　升主动脉插管。

　　股动脉插管是另一种手术选择；在这种情况下，经腹股沟沿腹股沟褶 2~3cm 横切口暴露股动脉。通常在左股动脉插管：股动脉的远端和近端用两根橡皮带环绕，然后应用 5-0 Prolene 缝合线做 1 个荷包缝合，采用 Seldinger 技术实施股动脉插管。体外循环采用真空辅助静脉引流技术（负压 40~60mmHg），患者降温到 34℃。建立体外循环后，在升主动脉插入 Y 形排气/心脏停搏液灌注导管，阻断主动脉。目前，主动脉阻断方法有几种可供选择：较长的 Chitwood 阻断钳，或可弯曲的阻断钳，如 Cosgrove 或 Cygnet 阻断钳（Novare Surgical Systems Inc.，Cupertino，CA，USA）。在我们中心，通常使用最近引进的心脏可视微型主动脉阻断钳（Cardiomedical GmbH，Langenhagen，Germany）（图 8.6）：这种阻断钳具有完全可拆卸的钳夹肢（钳口）。该阻断钳在输送轴上安装，钳口放在主动脉上；夹钳组件留在胸腔内，并在操作完成后取出。

　　主动脉内球囊是阻断主动脉的另一种选择。该多功能装置的设计目的是从内部阻断升主动脉，使主动脉根部排气，监测主动脉根部压力并灌注心脏停搏液。这种球囊可以阻塞大范围的主动脉直径，但通常不超过 30mm。球囊通过股动脉径路，应用 EndoReturn 动脉插管（Edwards Lifesciences，Irvine，

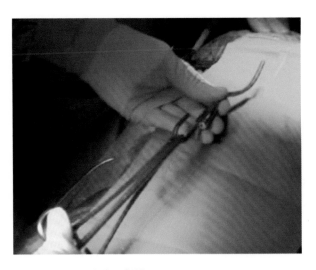

图 8.6　可拆卸的心脏可视微型主动脉阻断钳（Glauber Clamp）（Cardiomedical GmbH，Langenhagen，Germany）。

CA,USA),并在超声引导下进入升主动脉,确保球囊正确地放置于头臂动脉起始处下方的主动脉内。简言之,在 TEE 的控制下,球囊迅速扩张,形成一个主动脉阻断的封闭。主动脉根部和大动脉之间产生了压力阶差是主动脉完全阻断的标志。通过收紧 EndoReturn 插管的止血阀来保证 EndoClamp 导管的稳定性。当球囊完全扩张后,开始灌注心脏停搏液。目前,我们只在二次心脏手术,当主动脉不能直接钳夹阻断的情况下应用 EndoClamp 导管。各种主动脉阻断方式均需灌注心脏停搏液,将单剂量(20mL/kg)的冷晶体溶液(Custodiol)或多剂量温血心脏停搏液灌入主动脉根部。手术野以 0.5L/min 的流量注入 CO_2,直到左房关闭。应用 CO_2 注入胸膜腔的原因是因为 CO_2 的溶解度高。因此,手术后左侧心脏的任何残留气体都很容易被吸收,从而降低空气栓塞风险。胸腔内高浓度 CO_2 可降低滞留在心脏内的气体量。

经房间沟入路暴露二尖瓣:打开左房,应用一个带有外展机械臂的特殊心房牵开器暴露二尖瓣。在手术过程中应用适于微创心脏手术的特殊器械。当显露二尖瓣后,分析并选择合适的手术矫正方式。一旦确定手术方案,外科医生就可以在二尖瓣环进行初始缝合。所有已知类型的二尖瓣病变矫正手术(瓣膜修复、瓣膜置换、新生腱索植入、瓣叶切除、环缩瓣环成形术、瓣叶补片修补/扩大、左室流出道心肌切除术等)都是可行的。手术过程中可能使用的所有类型缝合线(聚丙烯缝合线、编织缝合线、Gore-tex 缝合线等)都可以用专用打结器打结。微创二尖瓣修复手术完成后,通过二尖瓣插入左心引流管,应用 3-0 聚丙烯缝合线常规缝合关闭左房。复温和排气后,停止体外循环,首先拔除主动脉插管。此时肯定会引起全身性低血压。如果插管部位距离胸部切口特别远,可以用打结器辅助荷包缝合后的打结。我们更倾向于在拔掉主动脉插管后,立即收紧第一个荷包缝合线,然后打结第二个荷包缝合线,后再松开第一个荷包缝合线并打结。通过静脉插管给患者回输体外剩余的血液,给予鱼精蛋白后,拔出股静脉插管。为了确保止血,需要在插管部位轻微压迫 5~10 分钟。

最后,经两个操作孔放置两个 28F 胸腔 Black 心包硅胶引流管(Ethicon,Sommerville,NJ,USA)。心包用 2~3 个间断缝合关闭。常规逐层缝合胸部小切口。根据手术方案,常规应用皮内可吸收缝合线缝合皮肤切口。

结果

2003 年起,我们开始实施微创二尖瓣修复手术,几年后,右侧胸部小切口入路已经成为治疗二尖瓣疾病的标准手术方法。2003 年 9 月至 2013 年 12 月,我们已连续为 1800 例患者实施二尖瓣手术:其中 1604 例接受了微创二尖瓣修复手术,196 例患者接受了胸骨切开术[17]。施行胸骨切开术的主要原因是按照学习曲线选择患者,如左室射血分数极低、胸膜粘连严重、严重慢性阻塞性肺病、活动性心内膜炎伴有脓肿累及二尖瓣主动脉瓣连接。平均年龄(63±13)岁,女性 770 例(48%)。最主要的病理是瓣膜退行性疾病(n=1114 例,70%)。对 1137 例(71%)患者行微创二尖瓣修复手术,476 例(29%)行微创二尖瓣置换术。直接主动脉插管 1325 例(83%)。1432 例(89.9%)用经胸主动脉阻断钳阻断;130 例(8.1%)采用主动脉内球囊阻断,43 例(2.7%)在心脏不停跳或心室颤动下手术。平均体外循环时间为 131 分钟 (IQR 109~162), 平均主动脉阻断时间为 88 分钟 (IQR 69~112)。同时行三尖瓣手术 (n=234,14.6%)、房颤消融手术(n=152,9.5%)、房间隔缺损修补术(n=51,3.2%)。住院总死亡率为 1.1%(n=19)。34 例患者(2.1%)需要转为胸骨切开术。

卒中、心肌梗死和急性肾衰竭需要透析的发生率分别为 2%(n=32)、1.4%(n=23)和 1.3%(n=21)。平均 ICU 滞留时间为 1 天,平均病房住院时间为 6 天。在实施二尖瓣修复手术方面,所有修复技术都可以应用,包括瓣环成形术(95%)、瓣叶切除术(63%)、新生腱索植入术(16%)、滑动成形术(11%)。退行性二尖瓣疾病患者的修复率非常高(94.7%)。如前所述,467 例患者实施了二尖瓣置换术:机械瓣置换 (224 例患者,48%) 和生物瓣置换 (243 例患者,52%)。术后随访 1 年、5 年、10 年的生存率分别为(96.3±0.5)%、(88.9±1.1)%和(84.5±1.8)%。术后 1 年、5 年、10 年无再次手术发生率分别为(98.6±0.3)%、(94.7±0.7)%、(91.1±1.7)%。微创二尖瓣修复手术后 1 年、5 年、10 年无再次手术发生率分别为 (98.4±0.4)% 、(94.8±0.9)% 、

（93.6±1.1)%。结果表明,无复发性二尖瓣反流的发生率分别为(99±0.4)%(1年）、（95±1.3)%(5 年)和(86.6±3.8)%(10 年)。

评论

　　在过去的几十年里,微创手术已经彻底改变了外科手术实践的多个方面,包括心脏外科的系列手术[18-20]。微创技术旨在达到与传统手术相似或优于传统手术的安全性和有效性,并具有创伤小、改善美容效果和缩短住院时间等优势。考虑到微创二尖瓣修复手术普及程度和应用该技术经验的不断积累,此技术已经被一些(但不是全部)医疗中心作为治疗此类疾病的标准术式[21]。微创手术的潜在优势包括减少疼痛和围术期临床并发症、缩短住院时间、改善美容效果和提高患者满意度[9-11]。另外,多项研究表明,此项手术技术具有相同良好的远期效果,即免于复发性二尖瓣反流,它为应用这种手术方法治疗二尖瓣疾病提供了支持[22]。2010 年,国际微创胸心外科协会(ISMICS)的专家共识得出结论,微创二尖瓣手术与传统手术具有相似的短期和远期死亡率,以及院内发病率(肾脏、肺部、心脏并发症、疼痛感和二次住院),微创二尖瓣手术将是传统手术的替代方法[23]。多项研究和 Meta 分析表明,微创二尖瓣修复手术具有许多优势,如减少胸骨并发症、输血、术后房颤、呼吸机通气时间,以及 ICU 和住院时间[12,13,23-25]。Moscarelli 等最近的Meta分析研究证实,二次手术或高危患者应用微创二尖瓣修复手术更具有优势[26-31]。出血减少原因很可能与小切口和较少组织解剖有关。与胸骨切开术相比,微创二尖瓣手术可减少 13%的输血量,少用 1.8 单位的红细胞[32,33]。与传统二尖瓣手术相比,全身炎症反应减轻与手术创伤小相关,术后房颤减少与右房操作减少相关(绝对风险下降 4%)[34-36]。

　　许多报告均显示,微创手术术后正常活动恢复更快[32,37,38]。此外,行微创手术的患者对出院后康复要求较低,91%的患者出院后可直接回家,而传统术式这一比例只有 67%,由此可见,微创手术在节省医疗费用方面具有显著优势[32,39]。Chitwood、Cohn 和 Cosgrove 认为该术式可节省的成本分别为 34%、

20%和 7%[32,35,40]。通常,对微创二尖瓣手术提出的批评意见主要与手术器械和光学设备的成本有关。虽然这些器械昂贵,在标准胸骨切开术中并不需要,但是与微创手术相关的低并发症发生率和术后快速康复就相当于显著节约了总的治疗成本[41,42]。Grossi 及其同事分析了包含 600 多家医院患者账单和费用的"最初数据库",发现较短的住院时间(减少了 2 天)和 17%的相关医疗费用的减少与经胸部小切口实施二尖瓣手术相关[43]。然而,尽管有这些优秀的结果,许多有关微创二尖瓣手术的批评仍然存在,例如它在技术上更复杂,体外循环转流时间延长,以及其被认为与神经系统并发症高发生率、主动脉夹层、腹股沟并发症和二尖瓣置换替代二尖瓣修复的高发生率相关[23,44]。美国胸外科医师学会对成人心脏外科数据库中的数据进行了回顾性分析,Gammie 等比较了 4322 例微创心脏手术和 23 821 例标准胸骨切开术下行二尖瓣手术,发现 "微创二尖瓣手术" 与卒中的风险增加 2 倍相关[21]。Cheng 等在 Meta 分析中证实,与常规手术相比,微创二尖瓣手术的卒中发生风险显著增加(2.1% 对 1.2%)[13]。一些作者认为,术野暴露受限导致心脏排气不充分,从而增加了神经事件的发生风险[21]。然而,有研究表明,卒中事件似乎并不取决于手术入路,而是取决于选择主动脉内球囊阻断主动脉和外周血管插管[8,12,45-47]。Sundermann 等最近进行 Meta 分析研究发现,微创二尖瓣手术与传统胸骨切开术在卒中发生率上没有差别[25]。特别是,在两组都应用经胸主动脉钳阻断的对比研究分析中,结果显示微创手术患者的卒中发生率降低;相反,在微创二尖瓣手术组应用主动脉内球囊阻断主动脉的研究中,结果表明传统胸骨切开术更受到支持。此外,应用主动脉阻断钳直接阻断主动脉优于应用主动脉内球囊阻断的方法,明显降低了主动脉夹层的发生率。然而,最近的文献显示,主动脉内球囊阻断也显示出较好的效果:Casselman 等的系列研究中没有出现主动脉夹层,卒中发生率也非常低(0.8%)[48]。我们研究小组对大量类似患者进行了分析,结果显示术后卒中与动脉逆行灌注之间有很强的相关性[47]。因此,相信我们的标准技术,应用中心动脉直接插管和经胸主动脉阻断钳直接阻断,在神经系统并发症方面和胸骨切开术一样安全。我们报告了 2%的术后卒中发生率,其他研究报告也有类似结果[8,17,46,49,50]。

关于应用微创二尖瓣手术方式实施二尖瓣修复手术的比率,目前已发表的许多系列文章均表明瓣膜修复率极好(总体81.2%,在意向修复基础上可达98.4%),甚至Barlow病应用微创二尖瓣手术进行修复都可获得较好效果(94.5%和100%)[6,51,52]。这个数据得到了Sundermann Meta分析的进一步证实,在微创手术组中,二尖瓣修复手术的例数比二尖瓣置换术要多[25]。

最后,关于学习曲线,对微创二尖瓣手术进行多方面调查得出结论,至少要20个病例才能熟悉手术流程,每周至少需要1个病例以保持技术的熟练掌握[53,54]。我们科室的质量控制系统和Cusum曲线显示,大多数外科医生想要精通掌握此项复杂技术,通常需要初始培训期。这种初期培训随着经验积累可迅速减轻学习此项技术的压力[54]。此外,我们观察到,随着医院微创二尖瓣手术数量的增加,越来越多的外科医生都可熟练掌握这项技术,同时可缩短年轻外科医生微创二尖瓣手术的学习曲线[54,55]。

结论

微创二尖瓣修复手术是一项安全的手术术式,具有优秀的治疗效果,其死亡率、发病率、瓣膜修复手术后的长久耐用性均良好,术后10年多数患者不需要因瓣膜问题再次接受心脏手术,这与经正中胸骨切开术的瓣膜修复结果相同。回顾微创二尖瓣修复手术的证据表明,此技术与经正中胸骨切开术的瓣膜修复手术具有相似的死亡率和神经系统并发症,尽管微创二尖瓣修复手术的体外循环和主动脉阻断时间较长,但其术后并发症较少,并能较快恢复正常活动。

(赵丰 赵天力 译)

参考文献

[1]   Gammie JS1, Sheng S, Griffith BP, Peterson ED, Rankin JS, O'Brien SM, Brown JM. Trends in mitral valve surgery in the United States:

results from the Society of Thoracic Surgeons adult cardiac database. *Ann Thorac Surg* 2009;87:1431-1439.

[2]　Braunberger E1, Deloche A, Berrebi A, Abdallah F, Celestin JA, Meimoun P, Chatellier G, Chauvaud S, Fabiani JN, Carpentier A. Very long-term results (more than 20 years) of valve repair with Carpentier's techniques in nonreumatic mitral valve insufficiency. *Circulation* 2001;104:I8-I11.

[3]　Carpentier A, Loulmet D, Carpentier A, Le Bret E, Haugades B, Dassier P, Guibourt P. [Open heart operation under videosurgery and minithoracotomy. First case (mitral valvuloplasty) operated with success]. *Comptes rendus de l'Academie des sciences* 1996;319:219-223.

[4]　Chitwood Jr WR, Elbeery JR, Chapman WH, Moran JM, Lust RL, Wooden WA, Deaton DH. Video-assisted minimally invasive mitral valve surgery: the "micro-mitral" operation. *J Thorac Cardiovasc Surg* 1997;113:413-414.

[5]　Chitwood Jr WR, Elbeery JR, Moran JF. Minimally invasive mitral valve repair using transthoracic aortic occlusion. *Ann Thorac Surg* 1997;63:1477-1479.

[6]　McClure RS1, Athanasopoulos LV, McGurk S, Davidson MJ, Couper GS, Cohn LH. One thousand minimally invasive mitral valve operations: early outcomes, late outcomes, and echocardiographic follow up. *J Thorac Cardiovasc Surg* 2013;145:1199-1206.

[7]　Arcidi JM Jr1, Rodriguez E, Elbeery JR, Nifong LW, Efird JT, Chitwood WR Jr. Fifteenyear experience with minimally invasive approach for reoperations involving the mitral valve. *J Thorac Cardiovasc Surg* 2012;143:1062-1068.

[8]　Modi P1, Rodriguez E, Hargrove WC 3rd, Hassan A, Szeto WY, Chitwood WR Jr. Minimally invasive video-assisted mitral valve surgery: a 12-year, 2-center experience in 1178 patients. *J Thorac Cardiovasc Surg* 2009;137:1481-1487.

[9]　Raanani E, Spiegelstein D, Sternik L, Preisman S, Moshkovitz Y, Smolinsky AK, Shinfeld A. Quality of mitral valve repair: median sternotomy versus port-access approach. *J Thorac Cardiovasc Surg* 2010;140:86-90.

[10]　Schmitto JD, Mokashi SA, Cohn LH. Minimally-invasive valve surgery. *J Am Coll Cardol* 2010;56:455-462.

[11] Seeburger J, Borger MA, Doll N, Walther T, Passage J, Falk V, Mohr FW. Comparison of outcomes of minimally invasive mitral valve surgery for posterior, anterior, and bileaflet prolapse. *Eur J Cardiothorac Surg* 2009;36:532-538.

[12] Modi P, Hassan A, Chitwood WR. Minimally invasive mitral valve surgery: a systematic review and meta-analysis. *Eur J Cardiothorac Surg* 2008;34:934-952.

[13] Cheng DC, Martin J, Lal A, Diegeler A, Folliguet TA, Nifong LW, Perier P, Raanani E, Smith JM, Seeburger J, Falk V. Minimally invasive versus conventional open mitral valve surgery. *Innovation* 2011;6:84-103.

[14] Vahanian A, Alfieri O, Andreotti F, Antunes MJ, Barón-Esquivias G, Baumgartner H, Borger MA, Carrel TP, De Bonis M, Evangelista A, Falk V, Lung B, Lancellotti P, Pierard L, Price S, Schäfers HJ, Schuler G, Stepinska J, Swedberg K, Takkenberg J, Von Oppell UO, Windecker S, Zamorano JL, Zembala M; ESC Committee for Practice Guidelines (CPG).; Joint Task Force on the Management of Valvular Heart Disease of the European Society of Cardiology (ESC).; European Association for Cardio-Thoracic Surgery (EACTS). *Eur J Cardiothorac Surg* 2012;42(4):S1-44.

[15] Lio A, Murzi M, Solinas M, Glauber M. Minimally invasive triple valve surgery through a right minithoracotomy. *J Thorac Cardiovasc Surg* 2014 Nov;148(5):2424-2427.

[16] Lio A, Miceli A, Ferrarini M, Glauber M. Minimally invasive approach for aortic and mitral valve surgery. *Eur J Cardiothorac Surg* 2016 Jun 14. pii: ezw208.

[17] Glauber M, Miceli A, Canarutto D, Lio A, Murzi M, Gilmanov D, Ferrarini M, Farneti PA, Quaini EL, Solinas M. Early and long-term outcomes of minimally invasive mitral valve surgery through right minithoracotomy: a 10-year experience in 1604 patients. *J Cardiothorac Surg* 2015;10:181.

[18] Cosgrove DM, Sabik JF. Minimally invasive approach for aortic valve operations. *Ann Thorac Surg* 1996;62:596-597.

[19] Calafiore AM, Angelini GD, Bergsland J, Salerno TA. Minimally invasive coronary artery bypass grafting. *Ann Thorac Surg* 1996;62:1545-1548.

[20] Cao C, Gupta S, Chandrakumar D, Nienaber TA, Indraratna P, Ang

SC, Phan K, Yan TD. Systematic review and meta-analysis of transcatheter aortic valve implantation versus surgical aortic valve replacement for severe aortic stenosis. *Ann Cardiothorac Surg* 2013;2:10-23.

[21] Gammie JS, Zhao Y, Peterson ED, O'Brien SM, Rankin JS, Griffith BP. Less Invasive Mitral Valve Operations: Trends and Outcomes from the STS Adult Cardiac Surgery Database. *Ann Thorac Surg* 2010:1401-1410.

[22] Galloway AC, Schwartz CF, Ribakove GH, Crooke GA, Gogoladze G, Ursomanno P, Mirabella M, Culliford AT, Grossi EA. A decade of minimally invasive mitral repair: long-term outcomes. *Ann Thorac Surg* 2009;88:1180-1184.

[23] Falk V, Cheng DC, Martin J, Diegeler A, Folliguet TA, Nifong LW, Perier P, Raanani E, Smith JM, Seeburger J. Minimally invasive versus open mitral valve surgery: a consensus statement of the international society of minimally invasive coronary surgery (ISMICS) 2010. *Innovations (Phila)* 2011 Mar;6(2):66-76.

[24] Cao C, Gupta S, Chandrakumar D, Nienaber TA, Indraratna P, Ang SC, Phan K, Yan TD. A meta-analysis of minimally invasive versus conventional mitral valve repair for patients with degenerative mitral disease. *Ann Cardiothorac Surg* 2013;2(6):693-703.

[25] Sündermann SH, Sromicki J, Rodriguez Cetina Biefer H, Seifert B, Holubec T, Falk V, Jacobs S. Mitral valve surgery: right lateral minithoracotomy or sternotomy? A systematic review and meta-analysis. *J Thorac Cardiovasc Surg* 2014;148(5):1989-1995.

[26] Murzi M, Miceli A, Di Stefano G, Cerillo AG, Farneti P, Solinas M, Glauber M. Minimally invasive right thoracotomy approach for mitral valve surgery in patients with previous sternotomy: a single institution experience with 173 patients. *J Thorac Cardiovasc Surg* 2014;148:2763-2768.

[27] Byrne JG, Karavas AN, Adams DH, Aklog L, Aranki SF, Filsoufi F, Cohn LH. The preferred approach for mitral valve surgery after CABG: right thoracotomy, hypothermia and avoidance of LIMA-LAD graft. *J Heart Valve Dis* 2001;10:584-590.

[28] Sharony R, Grossi EA, Saunders PC, Schwartz CF, Ursomanno P, Ribakove GH, Galloway AC, Colvin SB. Minimally invasive reoperative isolated valve surgery: early and mid-term results. *J*

Card Surg 2006;21(3):240-244.

[29] Bolotin G1, Kypson AP, Reade CC, Chu VF, Freund WL Jr, Nifong LW, Chitwood WR Jr. Should a video-assisted mini-thoracotomy be the approach of choice for reoperative mitral valve surgery? *J Heart Valve Dis* 2004;13:155-158.

[30] Burfeind WR, Glower DD, Davis RD, Landolfo KP, Lowe JE, Wolfe WG. Mitral surgery after prior cardiac operation: port-access versus sternotomy or thoracotomy. *Ann Thorac Surg* 2002;74:S1323-1325.

[31] Moscarelli M, Fattouch K, Casula R, Speziale G, Lancellotti P, Athanasiou T. What Is the Role of Minimally Invasive Mitral Valve Surgery in High-Risk Patients? A Meta-Analysis of Observational Studies. *Ann Thorac Surg* 2016;101(3):981-989.

[32] Cohn LH1, Adams DH, Couper GS, Bichell DP, Rosborough DM, Sears SP, Aranki SF. Minimally invasive cardiac valve surgery improves patient satisfaction while reducing costs of cardiac valve replacement and repair. *Ann Surg* 1997;226:421-426.

[33] Grossi EA, Galloway AC, Ribakove GH, Zakow PK, Derivaux CC, Baumann FG, Schwesinger D, Colvin SB. Impact of minimally invasive valvular heart surgery: a case-control study. *Ann Thorac Surg* 2001;71:807-810.

[34] Chaney MA1, Durazo-Arvizu RA, Fluder EM, Sawicki KJ, Nikolov MP, Blakeman BP, Bakhos M. Port-access minimally invasive cardiac surgery increases surgical complexity, increases operating room time, and facilitates early postoperative hospital discharge. *Anesthesiology* 2000;92:1637-1645.

[35] Chitwood Jr WR, Wixon CL, Elbeery JR, Moran JF, Chapman WH, Lust RM. Video-assisted minimally invasive mitral valve surgery. *J Thorac Cardiovasc Surg* 1997;114:773-782.

[36] Suri RM, Schaff HV, Meyer SR, Hargrove WC III. Thoracoscopic versus open mitral valve repair: a propensity score analysis of early outcomes. *Ann Thorac Surg* 2009;88:1185-1190.

[37] Glower DD, Landolfo KP, Clements F, Debruijn NP, Stafford-Smith M, Smith PK, Duhaylongsod F. Mitral valve operation via port-access versus median sternotomy. *Eur J Cardiothorac Surg* 1998;14:S143-147.

[38] Casselman FP, Van Slycke S, Wellens F, De Geest R, Degrieck I,

Van Praet F, Vermeulen Y, Vanermen H. Mitral valve surgery can now routinely be performed endoscopically. *Circulation* 2003;108:II48-54.

[39] Mihaljevic T, Cohn LH, Unic D, Aranki SF, Couper GS, Byrne JG. One thousand minimally invasive valve operations: early and late results. *Ann Surg* 2004;240:529-534.

[40] Cosgrove 3rd DM, Sabik JF, Navia JL. Minimally invasive valve operations. *Ann Thorac Surg* 1998;65:1535-1538.

[41] Iribarne A, Easterwood R, Russo MJ, Wang YC, Yang J, Hong KN, Smith CR, Argenziano M. A minimally invasive approach is more cost-effective than a traditional sternotomy approach for mitral valve surgery. *J Thorac Cardiovasc Surg* 2011;142:1507-1514.

[42] Atluri P, Stetson RL, Hung G, Gaffey AC, Szeto WY, Acker MA, Hargrove WC. Minimally invasive mitral valve surgery is associated with equivalent cost and shorter hospital stay when compared with traditional sternotomy. *J Thorac Cardiovasc Surg* 2016;151(2):385-388.

[43] Grossi EA, Goldman S, Wolfe JA, Mehall J, Smith JM, Ailawadi G, Salemi A, Moore M, Ward A, Gunnarsson C; Economic Workgroup on Valvular Surgery. Minithoracotomy for mitral valve repair improves inpatient and postdischarge economic savings. *J Thorac Cardiovasc Surg* 2014;148:2818-2822.

[44] Vollroth M, Seeburger J, Garbade J, Borger MA, Misfeld M, Mohr FW. Conversion rate and contraindications for minimally invasive mitral valve surgery. *Ann Cardiothorac Surg* 2013;2:853-854.

[45] Ding C, Jiang DM, Tao KY, Duan QJ, Li J, Kong MJ, Shen ZH, Dong AQ. Anterolateral minithoracotomy versus median sternotomy for mitral valve disease: a meta-analysis. *J Zhejiang Univ Sci B* 2014;15:522-532.

[46] Grossi EA, Loulmet DF, Schwartz CF, Solomon B, Dellis SL, Culliford AT. Minimally invasive valve surgery with antegrade perfusion strategy is not associated with increased neurologic complications. *Ann Thorac Surg* 2011;92:1346-1349.

[47] Murzi M, Cerillo AG, Miceli A, Bevilacqua S, Kallushi E, Farneti P, Solinas M, Glauber M. Anterograde and retrograde arterial perfusion strategy in minimally invasive mitral-valve surgery: a propensity score analysis on 1280 patients. *Eur J Cardiothorac Surg*

2013;43:e167-172.

[48] Casselman F, Aramendi J, Bentala M, Candolfi P, Coppoolse R, Gersak B, Greco E, Herijgers P, Hunter S, Krakor R, Rinaldi M, Van Praet F, Van Vaerenbergh G, Zacharias J. Endoaortic Clamping Does Not Increase the Risk of Stroke in Minimal Access Mitral Valve Surgery: A Multicenter Experience. *Ann Thorac Surg* 2015;100(4):1334-1339.

[49] Davierwala PM, Seeburger J, Pfannmueller B, Garbade J, Misfeld M, Borger MA. Minimally invasive mitral valve surgery: "The Leipzig experience". *Ann Cardiothorac Surg* 2013;2:744-750.

[50] Ritwick B, Chaudhuri K, Crouch G, Edwards JRM, Worthington M, Stuklis RG. Minimally invasive mitral valve procedures: the current state. *Minim Invasive Surg* 2013;2013:679276.

[51] Borger MA, Kaeding AF, Seeburger J, Melnitchouk S, Hoebartner M, Winkfein M, Misfeld M, Mohr FW. Minimally invasive mitral valve repair in Barlow's disease: early and long-term results. *J Thorac Cardiovasc Surg* 2014;148:1379-1385.

[52] Muneretto C, Bisleri G, Bagozzi L, Repossini A, Berlinghieri N, Chiari E. Results of minimally invasive, video-assisted mitral valve repair in advanced Barlow's disease with bileaflet prolapse. *Eur J Cardiothorac Surg* 2015;47(1):46-50.

[53] Misfeld M, Borger M, Byrne JG, Chitwood WR, Cohn L, Galloway A, Garbade J, Glauber M, Greco E, Hargrove CW, Holzhey DM, Krakor R, Loulmet D, Mishra Y, Modi P, Murphy D, Nifong LW, Okamoto K, Seeburger J, Tian DH, Vollroth M, Yan TD. Cross-sectional survery on minimally invasive mitral valve surgery. *Annals Cardiothorac Surg* 2013;2:733-738.

[54] Murzi M, Cerillo AG, Bevilacqua S, Gasbarri T, Kallushi E, Farneti P, Solinas M, Glauber M. Enhancing departmental quality control in minimally invasive mitral valve surgery: a single-institution experience. *Eur J Cardiothorac Surg* 2012;42:500-506.

[55] Murzi M, Miceli A, Cerillo AG, Di Stefano G, Kallushi E, Farneti P, Solinas M, Glauber M. Training surgeons in minimally invasive mitral valve repair: a single institution experience. *Ann Thorac Surg* 2014;98:884-889.

第 **9** 章

完全内镜二尖瓣手术

Martin Misfeld, Friedrich W. Mohr

引言

　　二尖瓣疾病是西方国家第二常见的瓣膜疾病[1]。随着人群预期寿命的延长,二尖瓣疾病的患者数量也逐步增加,从而进一步增加了二尖瓣疾病的发病率和死亡率。2006 年,一项年龄和性别校正的分析指出:在北美,二尖瓣狭窄和二尖瓣返流的患病率分别为 0.1% 和 1.7%。据估计,严重的原发二尖瓣反流的患病率在 65~75 岁之间的人群中将增加到 6.4%,在 75 岁以上的人群中,则将增加到 9.3%[2]。手术治疗对于二尖瓣的各种病变都有很好的疗效。在二尖瓣手术中,最常见的手术方式仍然是正中胸骨切开术,因为目前微创技术还没有为大多数心脏外科医生所采用。本章将详细描述在微创技术的背景下发展而来的完全内镜二尖瓣手术(TE-MVS)。首先,本章将概述二尖瓣手术的历史和 TE-MVS 的演变, 然后将详细介绍该手术技术。最后将通过 TE-MVS 与传统的经正中胸骨切开术行二尖瓣手术的临床结果进行比较,描述该技术的潜在缺陷,以及 TEE 在 TE-MVS 中的作用。

定义

"微创心脏手术"已被美国胸科医师协会数据库定义为:"不进行完全的胸骨切开术和体外循环的任何手术方式"[3]。在当今的二尖瓣手术中,体外循环是必须的,那么按照美国胸科医师协会的定义,微创二尖瓣手术可以定义为任何不需要完全胸骨切开术的手术。表 9.1 列出了可供选择的手术入路和术式。

发展历史

1902 年,Lauder Brunton 发表了关于二尖瓣狭窄手术治疗可行性的论

表 9.1　微创二尖瓣手术的外科入路和方法

部分胸骨切开术

　经胸骨切口

　V 形切口

　胸骨上段切开术

　倒 T 形胸骨小切口、J 形切口、L 形切口、倒 J 形切口、倒 L 形切口

　T 形胸骨小切口、倒 L 形切口

胸廓切开术

　右前开胸小切口(第 4 或第 5 肋间隙)

　右侧胸骨旁切口

视频辅助(内镜=视频=胸腔镜)

　直视

　经监视系统

　2D、3D

机器人辅助

　达·芬奇机器人(Intuitive Surgical, Inc., Sunnyvale, California, USA)

　Zeus 机器人(Computer Motion, Goleta, California, USA)

　遥控机械手(声音-激活)辅助

　AESOP 3000(Computer Motion, Goleta, California, USA)

文，他可能是第一位做出相关研究的医生。在实验研究之后，Elliot Carr Cutler 在 1923 年进行了第一次成功的二尖瓣手术。Cutler 与他的心脏病学同事 Sammuel Levine 一起，在 Peter Bent Brigham 医院完成了一名 12 岁的风湿性二尖瓣狭窄患者经心室闭式二尖瓣交界分离术[5]。两年后，1925 年 5 月 6 日，Henry Souttar 完成了经左心耳入路电子操纵的二尖瓣狭窄扩张术，他是实施此类手术的第一位外科医生[6]。

20 世纪 90 年代中期，腹腔镜手术在普通外科领域的成功使得这一概念被引入心脏外科领域。在 1996 年，D.M.Cosgrove 和 J.L.Navia 报道了他们的研究结果：于右胸骨旁入路进行了微创二尖瓣手术[7]。随后，L.H.Cohn 通过相同的入路也成功完成了二尖瓣手术[8]。同样在 1996 年，Carpentier 报道了第一例视频辅助二尖瓣修复手术，经胸部小切口在室颤的条件下完成了该手术[9]。两年后，Carpentier 又第一次成功使用达·芬奇外科系统完成了计算机辅助下的二尖瓣手术[10]。

有几项重要的发展促进了 TE-MVS 的进步，包括外周体外循环技术、主动脉内阻断、超声心动图引导下逆行心脏停搏液导管的引入，以及在术野 CO_2 的应用。此外，微创瓣膜手术器械的发展、灌注技术的进步和 TEE 的常规使用也促进了 TE-MVS 的发展[11]。

TE-MVS 的特殊器械

为了满足 TE-MVS 的特殊需求，许多厂家设计开发了相应的手术器械。当一些患者应用标准器械出现长度不足时，这些器械也可以用于常规手术。软组织牵开器、较长的套管或用于将心脏停搏液注入主动脉根部或冠状窦（逆行心脏停搏液）的导管，都分别是 TE-MVS 技术的发展改善患者安全和外科医生操作舒适度的示例。孔径路系统的胸外体外循环技术的进步、较小且非扭折的动静脉插管和 CO_2 的常规应用进一步改善了 TE-MVS 的疗效和安全性。

在 TE-MVS 中引入 3D 系统，使得外科医生可以通过观察电视屏获得术野的 3D 视图和更好的深度感知,从而增强组织处理能力。

患者选择

合适的患者选择是 TE-MVS 成功的关键因素。在特定的情况下,TE-MVS 甚至比完全胸骨切开术更有利于降低手术并发症的发生风险。然而,这一技术的绝对禁忌证和相对禁忌证确实存在(表 9.2)。

单独的二尖瓣置换术或修复手术的患者适合 TE-MVS。潜在二尖瓣病理的复杂性不应成为 TE-MVS 的禁忌证,因为所有修复技术都可以通过这种方法进行。然而,复杂的病情(如 Barlow 病、二尖瓣和三尖瓣联合手术)应由经验丰富的外科医生进行。

除了二尖瓣手术外,TE-MVS 还可以用于以下手术:三尖瓣手术、房颤消

表 9.2　TE-MVS 适应证

绝对禁忌证	相对禁忌证	TE-MVS 在特定共存疾病中的潜在优势
明显未经治疗的冠状动脉疾病	肥胖患者	如下手术之后的再次手术 ● 瓣膜手术 ● 冠状动脉搭桥手术,右冠状动脉无移植史 ● 胸骨感染的胸骨重建手术
伴有主动脉或主动脉瓣病变需要外科干预	再次手术	肥胖患者
先前的右胸手术	二尖瓣心内膜炎	
右肺重度粘连	降主动脉病变	
主动脉瓣反流>Ⅰ°	股动脉不适宜建立体外循环	
严重的二尖瓣钙化或脓肿形成,需要广泛的二尖瓣环重塑		
严重的胸部畸形,心脏向左侧偏移		

融治疗、左心耳结扎/闭合、卵圆孔未闭或房间隔缺损闭合术和肥厚型梗阻性心肌病心肌切除术。

手术技术

TE-MVS 中最常见的手术入路是右侧微创小切口开胸术。这项技术将在后面详细描述。需要注意的是,胸骨锯应该随时备用以防 TE-MVS 紧急转为完全胸骨切开术。

患者准备

TE-MVS 的患者准备与常规的经胸骨切开术切口的二尖瓣手术相同。然而, 由于需要建立外周体外循环, 股血管的状况评估就成为手术的重要一环。对于应用孔径路技术的患者,一些中心常规使用 CT 对降主动脉情况进行进一步评估。此外,建议监测双侧桡动脉的动脉压,以便对主动脉内球囊进行正确定位。

根据手术策略,可以使用单腔或双腔气管内插管。后一种方法可以在没有较早启动体外循环的情况下进行手术部位的准备, 因此有助于缩短体外循环的时间。在升主动脉直接插管的情况下,必须使用双腔气管内插管。另一方面, 开胸前的单侧肺通气和开始体外循环简化了手术过程。

图 9.1 显示了 TE-MVS 的手术室设置示例。除了在心脏手术中使用的标准监测外, 用于查看胸腔镜传输图像的额外监测设备位于外科医生的手术台对面,在第一助手的后面。麻醉师、灌注师和手术助理护士也能按照手术程序操作。在对住院医师和医学生进行二尖瓣修复及置换的手术培训时,与常规二尖瓣手术中通过正中胸骨切开观察到的有限的视野相比, 这种设置能够让助手和学生获得更好的视野。

患者体位

合适的患者体位应该是右侧轻微前倾(30°)的仰卧位,可以通过在患者

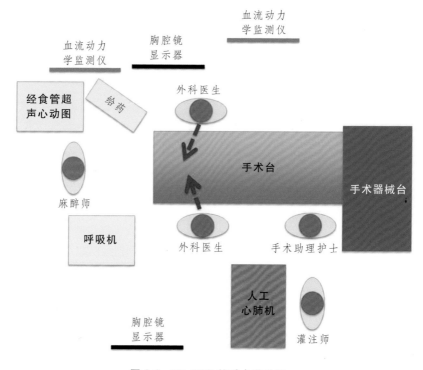

图 9.1　TE-MVS 的手术室设置。

的右肩胛骨下放置一个垫枕来实现，该体位能够使右侧微创小切口开胸术拥有更好的暴露和术野，并有足够的空间放置 TE-MVS 的仪器和设备。

建议在铺巾之前，先标出用于微创小切口开胸术皮肤切口的理想位置，以及胸骨中线的位置，尤其对女性患者而言，这样能够进一步改善手术视野的暴露。用铺巾将乳房推向头侧和左侧并在乳房下皱襞处做标记，可以依靠乳房皱襞遮盖瘢痕以达到最佳的美容效果。在胸骨中线做标记能够保证外科医生在患者需要转换到胸骨切开术入路的极少见情况下，方便进行皮肤直切口。

体外循环开始

经右侧腹股沟的股-股体外循环是 TE-MVS 手术患者最常见的入路部位(图 9.2)。因此，如果在手术前进行冠状动脉造影，则应避免右侧腹股沟入路，应另选其他路径。在皮肤做斜行小切口(2~3cm)后，剥离股血管周围组

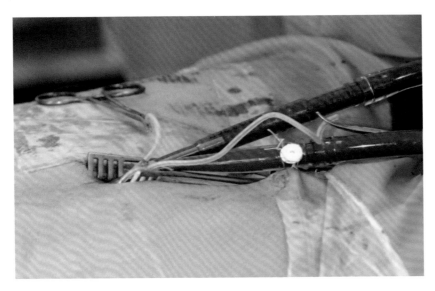

图 9.2　TE-MVS 的股–股体外循环。

织。肝素化后,分别在股动脉和股静脉血管前壁用 4.0 单丝做荷包缝合或带垫片 U 形缝合。由于股静脉的解剖位置较浅,通常首先插入静脉插管较为容易。在 TEE 引导下应用 Seldinger 技术,导丝经右股静脉进入上腔静脉和右房。在股静脉开口预扩张后,静脉插管通过股静脉向头侧方向移行,且使其尖端处于上腔静脉位置。此后,依同样的方法进行股动脉插管。对单肺通气的患者而言,应用单腔气管插管的患者体外循环在此阶段开始;使用双腔气管插管的患者在打开心包后可以启动体外循环。

　　真空辅助吸引可以改善静脉回流。对于肥胖或需要额外右房手术操作的患者,在麻醉诱导后于麻醉诱导室或在消毒铺巾后于手术室,在 TEE 的引导下,额外需要 1 根颈静脉插管插入上腔静脉。对于经股静脉插管静脉引流不足的患者,可通过微创小切口开胸术或单独切口直接插管上腔静脉作为紧急抢救措施。

　　手术应在浅低温下进行,心脏停搏液可以应用晶体或血液。然而,反复的全血心脏停搏液灌注会干扰手术进程和工作流程,从而延长主动脉阻断时间和体外循环时间。

　　二尖瓣再次手术可在浅低温–中度低温(30℃)及室颤下进行,无须主动脉阻断,从而避免解剖游离升主动脉。功能良好的主动脉瓣和保留的左室功能是安全执行这项技术的先决条件。

微创小切口开胸术

做皮肤切口应该充分考虑到美观问题,以达到最佳的术后美容效果,这对女性尤其重要。在胸部前外侧做一个小切口,沿着切口分离皮下组织。最常见的进入胸腔的部位在第 4 肋间隙。一些外科医生出于美观的原因,会选择在乳晕边缘进入胸腔。如果还需要行右房手术,手术切口与单纯的二尖瓣手术相比,切口部位应该稍微靠前一点。

首先,建议在肋间隙开一个一指宽的小口,用手指探进去触摸膈肌。膈肌与开口的距离可以使外科医生很好地了解该肋间隙是否适合作为进入胸腔的入路。一旦确定了进入胸腔的理想肋间隙,该肋间隙就要充分打开。软组织牵开器能够为手术的进行提供足够的空间,以便于外科医生手术操作。经胸部小切口上方肋间隙 5~10mm 的孔插入内镜。手术切口内侧的 3~4mm 小切口可用于取出心脏停搏液插管并插入左房牵开器。

最好在膈神经前方 3~4cm,平行于膈神经打开心包,以避免随后心包牵引固定缝合线对膈神经造成牵拉损伤。如有必要,应切除过多的心包脂肪组织,以便更好地显露术野。可以应用额外的牵引缝合线向下牵拉膈肌。这些缝合线可以直接经皮肤切口的侧缘引出。心脏停搏液可以通过金属针头,或通过插入主动脉根部的长的标准塑料插管,或 TEE 引导下插入心脏停搏液逆行灌注的插管进行灌注。

另一牵引缝合线置于右上肺静脉水平的房间沟,并经引出心脏停搏液插管的同一切口从胸腔引出。轻柔地牵引这一缝合线有助于左房的打开和闭合。

主动脉可以用经胸主动脉阻断钳阻断,经胸主动脉阻断钳在胸腔镜的后下方插入胸腔。应避免经胸主动脉阻断钳与胸腔镜之间的相互干扰。另一种选择是应用主动脉内球囊,其放置和在主动脉内的位置经 TEE 引导调节。CO_2 可以通过插入内镜的插管或另一根插管注入胸腔,其速度为 3~5L/min。

胸腔入路和 TE-MVS 器械布置的示例描述如图 9.3。

阻断主动脉、灌注心脏停搏液后,切开左房,显露二尖瓣并评估其状况。当认为瓣膜病变可修复时,根据瓣膜病理类型进行适当的二尖瓣修复手术,如新生腱索植入或切除术。如果瓣膜病变不能修复,则实施标准的二尖瓣置换术。在二尖瓣修复手术或置换术后,行两层缝合关闭左房。最好是在去除主动脉阻断钳之前插入起搏器导线。然后进行心脏排气,随后移除主动脉阻断钳。之后,患者撤离体外循环,通过 TEE 评估二尖瓣修复手术或置换术的效果。如果评估结果符合预期,则恢复体外循环,以便移除心脏停搏液插管。插入排气针的位置应该应用带垫片单丝缝合线牢固缝合,并确认止血效果。心包可以在体外循环脱机前或脱机后缝闭。按照外科医生的习惯放置 1~2 根引流管。鱼精蛋白中和肝素后拔除股血管插管。随后分层缝合胸部和腹股沟的切口。

临床结果

2014 年,在德国实施的 5913 例单纯二尖瓣手术中,47.3% 是应用微创方式完成的[12]。但是,数据仍然有限。然而,系统性回顾表明,微创二尖瓣手术是安全有效的,在治疗效果方面,微创手术与传统的正中胸骨切开术下的二尖瓣手术没有统计学差异[13-15]。虽然微创手术技术,特别是 TE-MVS,需要更长的体外循环和主动脉阻断时间,但是这项技术已经显示出在减轻术后疼痛、减小手术创伤、改善呼吸功能、降低输血量等方面的优势,当然也提高了患者的满意度[16-18]。

微创瓣膜手术的质量,特别是瓣膜修复手术的质量,已经与标准的二尖瓣手术持平。二尖瓣修复的成功率取决于二尖瓣修复手术的复杂程度,在一些经验丰富的中心,修复率可高达 90%[16,19-22]。TE-MVS 与常规手术方法一样,具有较低的并发症发生率和死亡率。同样的,行 TE-MVS 患者的远期生存率、瓣膜相关并发症的发生率和再次手术率都与标准二尖瓣手术持平。

甚至一些复杂的二尖瓣置换术,例如 Barlow 二尖瓣疾病,也可以通过

TE-MVS 实施[23]。随着手术技术进一步简化,例如 Leipzig 的 Loop 技术的发展,TE-MVS 已经可以满足复杂二尖瓣修复手术的需要[20]。

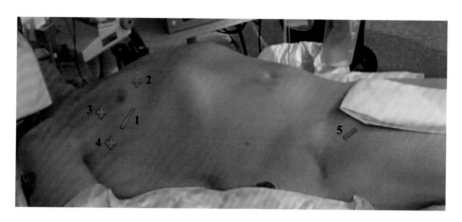

图 9.3　TE-MVS 的胸腔入路和器械布置的示例。1=小切口开胸入路,2=左房牵开器切口,3=胸腔镜位置,4=主动脉阻断钳插入位置,5=用于建立体外循环的股血管的入路。

表 9.3　TE-MVS 的概念

内镜术	启动体外循环	心脏停搏液	主动脉阻断	其他
具有多种照相角度的 5mm 或 10mm 照相系统	股静脉,有/无额外的颈静脉插管	晶体或血液心脏停搏液	外部钳夹阻断(经胸,胸内)	手术野内 CO_2 的应用
2D 光纤视镜	股动脉	经主动脉根部实施	孔径路技术实施主动脉内阻断	当应用主动脉内阻断系统时,双侧桡动脉置管
3D 光纤视镜	升主动脉	心脏停搏液逆行灌注(TEE 引导下插入)		单腔或双腔气管插管通气
计算机引导的光纤视镜(AESOP 3000,声控机器人手臂)	腋动脉	经主动脉内球囊阻断系统灌注心脏停搏液		软组织牵开器,有/无金属牵开器

TE-MVS 已被证明是一项具有优势的技术，特别是在高风险患者中能取得更好的结果。这项结论已在老年患者和二次手术患者的病例中得到证实[24,25]。

潜在陷阱

在一些中心，TE-MVS 已成为二尖瓣手术的一项标准技术。然而，某些机构对这种手术方法的应用仍较缺乏。迄今为止，已发表的报告代表了大量使用这种手术技术并具有丰富经验的中心。有证据表明，TE-MVS 需要学习曲线，而且学习曲线在不同外科医生之间有所不同[26]。意识到潜在的误区和避免并发症的发生有助于增加 TE-MVS 在更多中心的应用。

潜在的误区包括不合理的患者选择和准备、建立体外循环时出现错误、不适当的患者操作和自身二尖瓣手术相关的并发症。表 9.4 列出了一系列潜在误区，以及相应的识别和防范措施。

学习 TE-MVS

想要缩短 TE-MVS 的学习曲线，应当首先意识到这一技术的潜在误区。为了熟练应用微创手术器械，应当在实验室应用熟悉。在一些正中胸骨切开术中，由于标准手术器械的长度不足，应用微创手术器械或许也是有益的。

建议通过访问对 TE-MVS 有经验的中心，参加实验室课程，以及在实验室尸体上进行实践操作。当实施最初的几例手术时，建议在经验丰富的医生指导下进行。仔细选择最初的手术患者是十分重要的。在初始阶段，选择简单的二尖瓣病理的病例，如房间隔缺损修补、左房切除手术或左房黏液瘤手术。

经食管超声心动图在 TE-MVS 中的作用

TEE 在 TE-MVS 中起着很重要的作用。在行 TE-MVS 时，必须评估二尖

表 9.4　潜在误区、并发症及防范措施

潜在误区	可能并发症	可能防范措施
患者选择不合理	非常复杂的二尖瓣病理或再次手术 右侧胸膜粘连 胸廓畸形 重度肥胖患者 二尖瓣环的严重钙化或脓肿形成	TE-MVS 可以修复各种二尖瓣病理 依赖于外科医生的专业技能，可能大复杂的二尖瓣病理或再次手术对于微创手术都十分具有挑战性 见相对/绝对禁忌证（表 9.2）
患者准备不充分	不当的患者体位 二尖瓣环较差的美容效果	右侧胸部足够抬高，摆好右臂位置，以确保 TE-MVS 有足够的操作空间 标记皮肤切口，尤其女性，应用皮肤护膜适当牵拉乳房组织 肥胖患者（尤其女性）将乳房前切口开窗可以作为替代选择
建立体外循环错误	插管期间动脉/静脉血管并发症（如主动脉夹层、腹膜后血肿，股动脉局部夹层） 静脉回流不足 主动脉阻断期间出现主动脉夹层 主动脉内球囊阻断位置不正 心脏停搏液插管错误地灌注心脏停搏 经主动脉根部错误地灌注心脏停搏液	TEE 引导下，静脉插管期间在上腔静脉内和主动脉插管期间在降主动脉内充分控制导丝的位置 避免超声标准尺寸的动脉插管 如果必要，经 TE-MVS 入路额外插入一根静脉引流管，肥胖患者附加额外静脉插管 在主动脉阻断开始松开主动脉阻断时停止体外循环 TEE 引导下充分控制主动脉内球囊的位置，监测双侧动脉压 主动脉阻断钳仿在阻断或短期低流量灌注条件下应用双侧额外加强缝合 主动脉瓣反流＞I°的患者避免 TE-MVS 入路

（待续）

表 9.4（续）

潜在误区	可能并发症	可能防范措施
不当的操作	经错误的肋间隙进入胸腔	胸部 X 线检查确定右侧膈肌的位置 首先用左手示指进入胸腔检查膈肌的位置
	右侧膈肌抬高干扰进入心包的入路	进入女性胸腔的肋间隙总是比想象得要高一些 膈肌中央置入牵引线（带垫片缝合或荷包缝合，应当打结以避免出血），谨防肝损伤
	膈神经损伤	心包切口至少在膈神经上方 2cm
	左胸牵开器对乳内动脉的损伤	进入胸腔之前，胸腔镜检查乳内动脉的位置
	胸腔镜镜位置错误	改变胸腔镜进入肋间隙的入路/角度
	主动脉阻断钳位置错误	避免胸腔镜的干扰，必要时改变位置
二尖瓣手术相关的并发症	通过左心房开窗不适当地暴露二尖瓣	牵开左心耳避免主动脉阻断钳损伤 如果左心耳损伤，经横窦阻断主动脉的情况下实施修复。左心耳应用特殊的外缝合装置或许有益
	回旋支冠状动脉损伤	应用特殊牵置将左房的下部向下推 为了更好地显露二尖瓣，在后瓣叶临时应用的牵引的二尖瓣置换环成形术缝合线 在二尖瓣瓣叶引临时应用缝合线或插入置换环上的二尖瓣置换 术的测瓣器探查瓣下结构 体外循环期间：二尖瓣手术前后经 TEE 检查回旋支冠状动脉血流，二尖瓣手术后经 TEE 检查室壁运动异常
	传导束损伤	在主动脉阻断的情况下缝置起搏导线
	主动脉瓣或主动脉根部损伤	经 TEE 检查主动脉瓣功能和排除主动脉根部血肿

（待续）

表 9.4(续)

潜在误区	可能并发症	可能防范措施
其他	复张性肺水肿	备注：机制未明。体外循环时间较长、肺动脉高压，应用新鲜冰冻血浆、糖尿病和慢性阻塞性肺疾病或许是危险因素。可以应用类固醇
	空气栓塞	经连接在心脏搏动停搏管根部的三通管的一个单独的管路排气。在主动脉阻断下的心脏排气期间改变手术床的位置。CO_2 注入胸腔，流量 3L/min
	胸壁出血	在关胸之前，应用胸腔镜检查每一个戳孔止血

瓣病理和评价最终手术效果。另外,在静脉和动脉插管期间确认导丝合适的位置,探查和排除潜在的误区,这些都应该常规实施。这包括回旋支冠状动脉及血流量的确认、双心室收缩力的评价、主动脉瓣膜功能的评估,尤其是主动脉和主动脉根部的状况(表9.4)。

在 TEE 监测下,实施心脏彻底排气。撤离体外循环和脱离泵之后,起始阶段容量的管理依赖于 TEE,因为心脏充盈不能通过直视来判断。

结论

在近 10 年,TE-MVS 取得了快速发展。结果表明,TE-MVS 的效果等同于经正中胸骨切开入路的传统二尖瓣手术,然而,其减少了机械通气和住院时间,减少了失血和术后疼痛,并具有非常好的美容效果。这就是患者经常要求实施 TE-MVS 的原因。

因为实施 TE-MVS 必须掌握特定手术技能, 应用改良的手术器械和手术设备,因此仍存在学习曲线。为了缩短学习曲线和减少手术风险,外科医生应该意识到与此手术技术相关的潜在误区。在未来几年内,随着越来越多的外科医生对此类专门技术掌握程度的增长,TE-MVS 有望成为某些特定患者行二尖瓣手术的标准术式。

(邢万红 徐学增 译)

参考文献

[1] Nkomo, V.T., Gardin, J.M., Skelton, T.N., Gottdiener, J. S., Scott, C. G., Enriquez-Sarano, M., 2006. Burden of valvular heart diseases: a population-based study. *Lancet* 368:1005-1011.

[2] Lung, B., Vahanian, A., 2001. Epidemiology of valvular heart disease in the adult. *Nat Rev Cardiol* 8:162-172.

[3] STS National Database. Spring 2003, Executive Summary. Durham, NC: Duke Clinical Research Institute, 2003.

[4] Brunton, L. 1902. Preliminary note on the possibility of treating

mitral valve stenosis by surgical methods. *Lancet* 159:352.

[5]   Cutler, E.C., Levine, S.A., 1923. Cardiotomy and valvulotomy for mitral valve stenosis. *Boston Med Surg J* 188:1023.

[6]   Souttar, H., 1925. The surgical treatment of mitral stenosis. *Brit Med J* 2:603.

[7]   Navia, J. L., Cosgrove, D.M., 1996. "Minimally invasive mitral valve operations". *Ann Thorac Surg* 62:1542-1544.

[8]   Cohn, L. H., Adams, D. A., Couper, G.S., Bichell, D. P., Rosborough, D. M., Sears, S. P., Aranki, S. F. 1997. Minimally invasive cardiac valve surgery improves patient satisfaction while reducing costs of cardiac valve replacement and repair. *Ann Surg* 226:421-428.

[9]   Carpentier, A., Loulmet, D., Carpentier, A., Le Bret, E., Haugades, B., Dassier, P., Guibourt, P., 1996. Open heart operation under videosurgery and minithoracotomy. First case (mitral valvuloplasty) operated with success. *Comptes Rendus de l'Academie des Sciences III* 319:219-223.

[10] Carpentier, A., Loulmet, D., Aupècle, B., Kieffer, J. P., Tournay, D., Guibourt, P., Fiemeyer, A., Méléard, D., Richomme, P., Cardon, C. 1998. Computer assisted open heart surgery. First case operated on with success. *Comptes Rendus de l'Academie des Sciences* 321:437-442.

[11] Ritwick, B., Chaudhuri, K., Crouch, G., Edwards, J. R. M., Worthington, M., Stuklis, R. G. 2013. Minimally invasive mitral valve procedures: The current state. *Minimally Invasive Surg*, Article ID 679276, http://dx.doi.org/10.1155/2013/679276.

[12] Beckmann, A., Funkat, A. K., Lewandowski, J., Frie, M., Ernst, M., Hekmat, K., Schiller, W., Gummert, J. F., Cremer, J. T. 2015. Cardiac Surgery in Germany during 2014: A report on behalf of the German Society for Thoracic and Cardiovascular Surgery. *Thorac Cardiovasc Surg* 63;258-269.

[13] Luca, F., van Garsse, L., Rao, C. M., Parise, O., La Meir, M., Puntrello, C., Rubino, G., Carella, R., Lorusso, R., Gensini, G. F., Maessen, J. G. Gelsomino, S. 2013. Minimally invasive mitral valve surgery: a systematic review. *Minimally invasive Surg*, Article ID 179569, http://dx.doi.org/10.1155/2013/179569.

[14] Cao, C., Gupta, S., Chandrakumar, D., Nienaber, T. A., Indraratna,

P., Ang, S. C., Phan, K., Yan, T. D. 2013. A meta-analysis of minimally invasive versus conventional mitral valve repair for patients with degenerative mitral disease. *Ann Cardiothorac Surg* 2:693-703.

[15] Ding,C., Jiang, D., Tao, K., Duan, Q., Li, J., Kong, M., Shen, Z., Dong, A. 2014. Anterolateral minithoracotomy versus median sternotomy for mitral valve disease: a meta-analysis. *J Zhejiang Univ-Sci B* 15:522-532.

[16] Schmitto, J. D., Mokashi, S. A., Cohn, L. H. 2010. Minimally-invasive valve surgery. *J Am Coll Cardiol* 56:455-462.

[17] Chirichilli, I., DÀscoli, R., Rose, D., Frati, G., Greco, E. 2013. Port access (Thru-Port System) video-assisted mitral valve surgery. *J Thorac Dis* 5:S680-S685.

[18] Woo, Y. J., Seeburger, J., Mohr, F. W. 2007. Minimally invasive valve surgery. *Semin Thorac Cardiovasc Surg* 19:289-298.

[19] Modi, P., Rodriguez, E., Hargrove III, W. C., Hassan, A., Szeto, W. Y., Chitwood, W. R. 2009. Minimally invasive video-assisted mitral valve surgery: a 12-year, 2-center experience in 1178 patients. *J Thorac Cardiovasc Surg* 137:1481-1487.

[20] Davierwala, P., Seeburger, J., Pfannmueller, B. Garbade, J., Misfeld, M., Borger, M. A., Mohr, F. W. 2013. Minimally invasive mitral valve surgery: "The Leipzig experience". *Ann Cardiothorac Surg* 2:744-750.

[21] Glauber, M., Miceli, A., Canarutto, D., Lio, A., Murzi, M., Gilmanov, D., Ferrarini, M., Farneti, P. A., Quaini, E. L., Solinas, M. 2015. Early and long-term outcomes of minimally invasive mitral valve surgery through right minithoracotomy: a 10-year experience in 1604 patients. *J Cardiothoracic Surg* 10:181-190.

[22] Downs, E. A., Johnston, L. E., LaPar, D. J., Ghanta, R. K., Kron, I. L., Speir, A. M., Fonner, C. E., Kern, J. A., Ailawadi, G., 2016. Minimally invasive mitral valve surgery provides excellent outcomes without increased cost: a multi-institutional analysis. *Ann Thorac Surg* 102:14-21.

[23] Melnitchouk, S. I., Seeburger, J., Kaeding, A. F., Miusfeld, M., Mohr, F. W., Borger, M. A. 2013. Barlow's mitral valve disease: results of conventional and minimally invasive repair approaches. *Ann Cardiothorac Surg* 2:768-773.

[24] Vallabhajosyula, P., Wallen, T., Pulsipher, A., Pitkin, E., Solometo, L. P., Musthaq, S., Fox, J., Acker, M., Hargrove III, W. C. 2015. Minimally invasive port access approach for reoperations on the mitral valve. *Ann Thorac Surg* 100:68-73.

[25] Moscarelli, M., Cerillo, A., Athanasiou, T., Farneti, P., Bianchi, G., Margaryan, R., Solinas, M. 2016. Minimally invasive mitral valve surgery in high-risk patients: operating outside the boxplot. *Interactive Cardiovasc Thorac Surg* 22:756-761.

[26] Holzhey, D. M., Seeburger, J., Misfeld, M., Borger, M. A., Mohr, F. W. 2013. Learning minimally invasive mitral valve surgery. A cumulative sum sequential probability analysis of 3895 operation from a single high-volume center. *Circulation* 128:483-491.

第 10 章
机器人辅助下二尖瓣手术

Arman Arghami, Richard C Daly, Simon Maltais , Joseph A Dearani

引言和发展历程

虽然二尖瓣手术是第一个在心内进行的手术(1925 年的瓣膜切开术),但二尖瓣手术在 20 世纪有了显著的发展。自从 20 世纪 50 年代发明体外循环以来,二尖瓣手术常规通过正中胸骨切开术来进行。1995 年,外科医生开始关注胸骨小切口和较短的体外循环时间的好处。不久,微创小切口开胸术和视频辅助微创手术被引入。为配合这一新兴领域的发展,研制了包括经胸主动脉阻断钳在内的专用器械或仪器[1]。

机器人辅助下二尖瓣修复手术于 20 世纪 90 年代末问世,旨在提高微创二尖瓣重建手术的技术精度。1998 年,法国的 Carpentier[2] 和德国的 Mohr[3] 连续使用达·芬奇手术系统(Intuitive Surgical,Inc,Sunnyvale,Calif)进行了第一例心脏手术。后来,慕尼黑的 Lange 小组[4] 进行了第一次闭合性胸腔镜二尖瓣修复手术。2000 年 5 月,根据美国食品和药物管理局(FDA)第一份机器人研究设备协议(G000023),Chitwood 医生和 Nifong 医生及其同事在美国完成了第一例使用达·芬奇机器人手术系统的机器人辅助下二尖瓣修复手术[1]。他们的团队随后完成了 FDA 的第一项试验,包括 20 例患者,以调查机器人辅助下二尖瓣手术的安全性和有效性[1]。从此,这项新技术得到了越来越多的应用。在 2013 年,美国胸外科医师学会数据库报道的 8814 例二尖瓣修复手术中,1132 例(12.84%)患者采用机器人辅助手术[1,5]。

最近,有新的信息支持快速外科矫正原发性严重二尖瓣反流具有一定优势,其既可以防止过高的长期死亡率,又可以降低心力衰竭的发生风险[6,7],这使得关于实施二尖瓣修复手术理想时机的思考有了进一步的发展。此外,二尖瓣修复手术现在大约有 99% 的可重复性;它有效、持久、安全,术后死亡率和复发率非常低,尤其是在手术量大的中心[8,9]。这就给手术带来了压力,既要维持更为传统的开放式手术的好处和效果,又要能提供较好的美容效果、减少疼痛和不适、缩短住院时间和恢复时间。

与标准胸腔镜方法相比,机器人二尖瓣修复手术有几个潜在的优势。首先,手术灵活性提高,便于器械在闭合的胸腔内精确移动,避免了微创手术中长杆内镜仪器的支点效应。其次,高清晰三维视图将外科医生的视野置于左房内,其视觉线与流入瓣膜的血流平行。瓣膜下结构的可视化优于其他方法,因此任何类型的黏液瘤病理,包括纤维弹性缺损和 Barlow 病,都可以用标准的三角形切除、人工腱索植入、缘对缘修复或瓣膜交接折叠技术进行治疗。第三,因为减少了手术创伤和避免了正中胸骨切开术,美容效果受到了女性患者和男性患者的青睐,尤其是之前行过乳房重建术的患者。据报道,异源的血液制品的需求(7%)、房颤的发病率(优势比,0.79)和术后疼痛发生率在微创二尖瓣手术中均较低[5,10,11]。

本章将回顾以下内容:①机器人二尖瓣修复手术的适应证和禁忌证;②手术技术;③手术后早期和长期的结果和技术优势。

评价

检查

所有患者都要接受胸部、腹部和骨盆的心电门控 CT 血管造影。这可以筛选出明显的冠状动脉疾病，也可以让外科医生确定左侧或右侧优势冠状动脉系统，这对于二尖瓣瓣环周围的缝合非常重要。为了外周插管，CT 血管造影还可筛查和评估腹主动脉和髂动脉粥样硬化的程度。这些发现，连同寻找二尖瓣瓣环钙化的心脏多层螺旋 CT，可能会改变推荐的手术方式，从微创机器人手术到标准的胸骨切开入路的手术[12]。CT 扫描对胸骨或胸部畸形的患者也有帮助，可帮助确定机器人仪器的轨迹是否会受到影响。对颈动脉/外周血管病变危险因素明显的患者应行 CT/超声/MRI 筛查。如果在 CT 扫描中发现有明显的冠状动脉疾病，则应进行正式的冠状动脉造影。对于有明显肺动脉高压的患者，特别是右室功能低下的患者，可以采用右心导管检查。全面的经胸超声心动图或 TEE 检查应评估瓣膜解剖、病理、是否适合修复、左室功能、升主动脉大小、主动脉瓣疾病和功能、三尖瓣功能和是否存在未闭卵圆孔。如果对二尖瓣关闭不全的机制和修复能力存在疑问，则有必要进行 TEE 检查。在手术室，TEE 对二尖瓣的解剖和病理描述以及术后对修复的评价是必不可少的[5]。

适应证

　　和许多其他外科手术一样，机器人二尖瓣修复手术最初只提供给特定的患者群体。随着外科医生对技术的改进和信心的增强，选择标准也在扩大。机器人二尖瓣修复手术既适用于二尖瓣退行性变，也适用于功能性二尖瓣病变。此外，二尖瓣置换术、相伴的 Cox-Maze Ⅳ 冷冻消融、三尖瓣修复手术和肿瘤切除（乳头状纤维弹性瘤）均有报道，且操作相对容易[5,13-15]。

　　虽然我们不会在本章讨论二尖瓣修复手术的适应证，但值得注意的是，最近人们对二尖瓣修复手术的早期转诊较为关注。大量研究显示，使用标准化的手术技术[7,8]和减少环成形术的支持[16,17]，二尖瓣修复手术的晚期效果非常好。实施机器人辅助的二尖瓣手术有一些禁忌证。患者选择包括评估手术风险和二尖瓣解剖/病理情况。微创手术方法，包括机器人辅助手术，本质上涉及较少的心脏入路。明显主动脉瓣关闭不全、左室扩张、左室和（或）右室功能下降等因素可能会增加左室扩张或心脏复律困难的风险，而且可能对风险的影响比这些情况在开放手术中的影响更深远。

应该牢记的是,患者评估和患者选择的目的,以及手术准备和实施的目的都应该是将手术风险保持在与标准开放手术相同的低水平。在整个过程中注意细节是至关重要的。

机器人二尖瓣手术的禁忌证可分为 5 类(表 10.1):①经右胸入路困难:包括先前的右侧开胸术史,肺功能较差不能耐受单侧肺通气,胸壁畸形和患者身体状态不佳(如严重肥胖);②需要同时操作:如冠状动脉旁路移植术或其他瓣膜手术,三尖瓣修复手术除外;③插管和逆行主动脉灌注困难:明显的腹主动脉与髂动脉粥样硬化性疾病。如果主动脉根部或升主动脉扩张明显,则用于心脏停搏液和排气的升主动脉近端插管部位风险更大,修复难度加大;④二尖瓣修复:二尖瓣瓣环钙化;⑤二尖瓣修复手术的一般禁忌证。

技术

虽然机器人二尖瓣手术技术存在一些变化,如完全内镜技术,这里我们描述的是我们机构使用的机器人技术。

患者体位

患者取仰卧位,右肩胛骨下垫枕,将右胸抬高至水平面以上 30°~45°,以获得右前外侧开胸入路的最佳暴露,以便直接进入二尖瓣。允许右臂向后悬垂,并固定在腋窝后线以下的水平,使肩膀向后倾斜,露出右腋窝[18](图 10.1)。

胸壁孔的放置

单侧左肺通气使右肺放气,制作右胸入路孔。在第 4 肋间隙,右侧乳头外侧创建一个 2~3cm 的操作孔(图 10.2 和图 10.3)。镜孔在同一(第 4)肋间隙操作孔和乳晕之间放置。或者,操作孔可以向前延伸一小段距离,摄像机通过操作孔放置。如果右侧膈受到暴露的干扰,一根带垫片的 2-0 丝线可穿

表 10.1　机器人二尖瓣修复手术的禁忌证

右侧胸腔入路	
先前右侧开胸术史	绝对禁忌证
重度肺功能不全	绝对禁忌证
中度肺功能不全	相对禁忌证
胸壁畸形和身体状态	相对禁忌证
先前胸骨切开术史	相对禁忌证
合并手术的需要	
冠状动脉旁路移植术	绝对禁忌证
重度主动脉瓣关闭不全	绝对禁忌证
轻到中度的主动脉瓣关闭不全	相对禁忌证
其他的心脏瓣膜疾病	相对禁忌证
插管	
严重的外周动脉疾病	绝对禁忌证
有限的外周血管疾病	相对禁忌证
明显的主动脉根部/升主动脉扩张	绝对禁忌证
主动脉根部/升主动脉扩张钙化	绝对禁忌证
二尖瓣修复	
二尖瓣瓣环钙化	绝对禁忌证
一般	
心肌梗死或缺血<30 天	绝对禁忌证
有症状的脑血管疾病或卒中<30 天	绝对禁忌证
右室功能不全	绝对禁忌证
肺动脉高压(固定值>60mmHg)	绝对禁忌证
严重的肝或肾功能不全	绝对禁忌证
明显的出血性疾病	绝对禁忌证
无症状的脑血管疾病	相对禁忌证
较差的左室功能(射血分数<50%)	相对禁忌证
肺动脉高压(变量>50mmHg)	相对禁忌证

过膈肌的中央纤维部分，在膈肌穹隆的中后部，应用腹腔镜缝合器将其取出，大约于第 6 肋间隙在张力不足时向前穿过右胸。

直视下，心包在膈神经前方纵向打开 4cm，其后缘应用缝合线悬吊，并通过第 4 肋间隙于操作孔的后方将其取出。在右侧第 3 肋间隙，胸廓内血管外

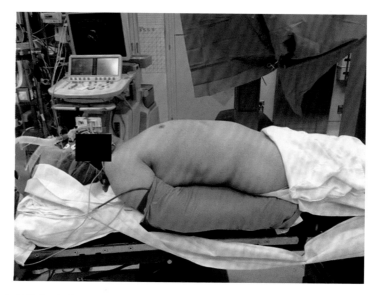

图10.1 患者体位：右肩胛骨下垫枕，允许右臂向后悬垂，并固定在腋窝后线以下的水平，使肩膀向后倾斜，露出右腋窝。

侧选择一个位置，建立心脏停搏液/排气的长导管进入升主动脉的直接轨道。应用抓捕器通过这个部位，将长的排气导管（Medtronic, Minneapolis, MN, USA）经胸壁引出。以逆行方式冲洗导管，从而清除脂肪或软组织碎片。我们还在导管上应用了导管帽，以进一步减少脂肪和碎屑进入导管的机会。这个导管的位置很重要。理想的导管位置应该与主动脉排气点位置垂直。一个常

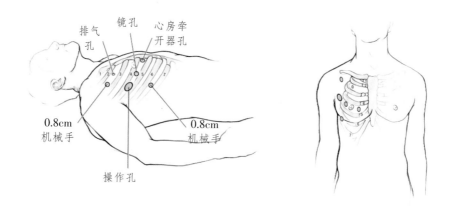

图10.2 孔放置和它们与胸壁关系的示意图。

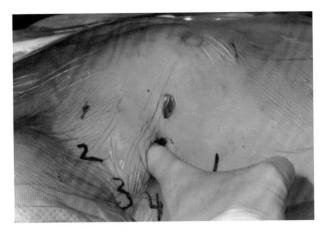

图 10.3　操作孔的放置，右侧乳头外侧（肋骨数已标记）。

见的错误是导管从较远的头侧进入，这可能导致导管插入针指向主动脉瓣。这是一个值得关注的问题，因为心脏停搏液/排气导管位于升主动脉的下方，放置主动脉阻断钳的头侧空间被横窦内右肺动脉所限制。用于心脏停搏液/排气导管的圈套器经操作孔取出。通过操作孔直接触诊，左侧机械手的 0.8cm 的孔放置在操作孔上方的两个肋间隙，大约腋前线前方 3cm 处。右侧机械手的 0.8cm 的孔置于腋前线操作孔下方的两个间隙处（第 6 肋间隙）。左房牵开器孔位于第 4 肋间隙，距镜孔正中约 4cm 的位置，以避免损伤乳内动脉/静脉，通常位于乳房下皱襞处。然后，将 Alexis 软组织牵开器（Applied Medical, Rancho Santa Margarita, CA）（尺寸：XX-Small, 1~3cm）放置在操作孔内（图 10.4）。这有助于器械反复地进出胸腔，也防止组织碎片进入心脏[18]。

插管、体外循环和心肌保护

右侧股总血管经 1~2cm 斜切口显露，切口与腹股沟皱襞平行，位于头侧 2cm 处。切口不能向股动脉外侧延伸，以免损伤股浅皮神经，影响大腿内侧区域的感觉。在右股总动脉行两个荷包缝合，在右股总静脉行一个荷包缝合。

在超声心动图引导下，采用 Seldinger 技术，插入 22F 或 25F 多级静脉插管，行进到上腔静脉与右房交界处上方的 4cm。另一根 16F 或 18F 插管经皮与 1 根导丝交换，这根导丝是通过先前放置的 8.5F 右颈内鞘置入上腔静脉

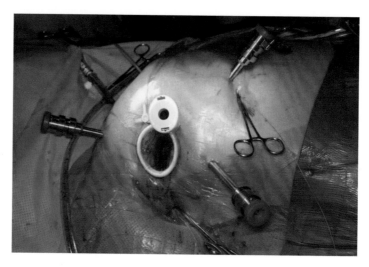

图 10.4 机器人连接之前,所有孔在合适的位置后的术中照片。注意膈肌(前面)和心包(后面)牵引缝合线的位置。

的。TEE 用于确定最终位置,确保两个静脉插管之间没有重叠。经右股总动脉置入 17F 或 19F 股动脉插管。在完成股动脉插管之前,超声心动图引导应确保动脉导丝在降主动脉的位置。一旦激活凝血时间足够, 机器人被对接(图 10.5),体外循环启动,同时 TEE 监测胸降主动脉,确认血流正常,没有夹层片。患者体温允许低至 34℃。在右房空的条件下,实施心包切开术,并在升主动脉上方向头侧延伸。在升主动脉上应用 3-0 带毛毡垫片的聚丙烯缝合线行荷包缝合。先前放置的心脏停搏液附加排气针头经荷包缝合插入并收紧荷包。

经胸主动脉阻断钳通过右腋窝的一个小孔插入。阻断钳向上和向后的位置将有助于避免与左机械臂发生冲突。主动脉阻断钳通过横窦放置,注意避免损伤右肺动脉和左心耳。1L 的冷血高钾心脏停搏液使心脏停搏,在整个主动脉阻断钳期间, 每 20 分钟重复 1 次。最近, 我们使用了单剂量的 Del Nido 心脏停搏液。

在房间沟实施左房切开术, 使右肺静脉的前表面有足够的袖口以允许闭合。斜窦在下腔静脉后方打开,以减少血液淤积并有助于显露。对机器人左房牵开器进行定位,并对二尖瓣进行分析[18]。

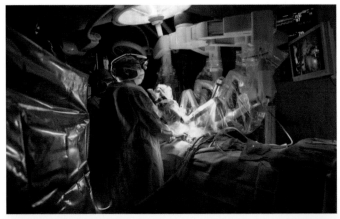

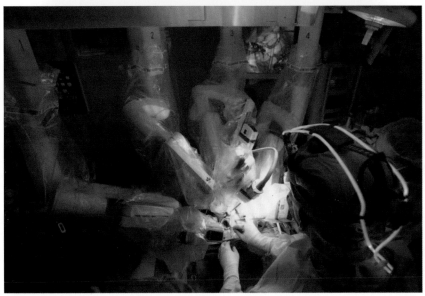

图 10.5　术中照片，机械臂连接到位。

瓣叶修复及瓣环成形术

　　我们的理念是，被证明具有持久性和耐用性的高质量二尖瓣修复技术不应该被改变，以便于通过小切口实施手术。因此，无论采用何种手术方法，我们使用的二尖瓣修复标准技术与之前发表的完全相同[19,20]。对于后瓣叶病变，我们通常采用标准的三角形切除和两层聚丙烯缝合线连续缝合重建。对于前瓣叶脱垂，我们使用聚四氟乙烯（Gore-Tex；W.L. Gore & Associates，

Inc.,Flagstaff,AZ,USA）人工腱索。双瓣叶脱垂的患者需要联合这些技术进行脱垂矫正。修复二尖瓣附属结构，包括瓣叶交界修复或瓣叶折叠术、瓣叶缩短或心室化和后瓣叶新生腱索植入，所有这些技术都应根据指征适当应用。所有这些修复技术都由一个标准长度为 63mm 的后瓣叶瓣环形成条带瓣环，以标准的方式插入支持，应用 2.0 Ethibond 或 Prolene 缝合线间断缝合于左侧和右侧纤维三角区，由手术医生打结。一旦用盐水注入检查修复效果良好，应用 3.0 Prolene 连续缝合左房切口，缝合从切口的两端开始，缝合线在切口中部打结。在左心排气后，移除主动脉阻断钳。患者中断体外循环，应用 TEE 评估修复的效果，检查心房缝合线是否有出血。患者恢复体外循环，安全移除心脏停搏液/排气针头，缝合线打结并加强缝合一针。然后拔除插管，中和肝素，随后确保仔细止血。在心包缝合之后，经斜窦插入 19F 软硅胶心包引流管，并将 32F 右侧胸膜腔引流管放置在胸腔后部，且固定到位。常规缝合切口[18]。

结果

最近的数据表明，越来越多的二尖瓣手术是通过微创和机器人技术完成的。在最近的一份报告中，2013 年美国 8814 例二尖瓣修复手术中，有 1132 项（12.84%）是在机器人辅助下完成的；与之前报道的趋势相似[21,22]。已有大量关于机器人二尖瓣手术结果的文献发表。虽然缺乏随机临床试验，但结果是不可否认的。

2015 年，我们机构 487 例机器人二尖瓣手术的研究结果发表。我们报告了 99.5% 的 5 年生存率，94.6% 的患者 5 年无二尖瓣反流和 97.7% 的患者 5 年免于再次手术。卒中风险为 0.8%。技术修复的复杂性似乎不影响二尖瓣反流复发或二尖瓣再手术风险[17]。2015 年，Murphy 和他的同事[23]报告了他们的 1257 例机器人二尖瓣手术的经验。手术死亡率为 0.9%，平均随访 50 个月，总体生存率为 97.2%，卒中风险为 0.7%。3.9% 的患者需要再次手术。他们评论说，随着经验的积累，平均随访 29 个月，再手术率在研究的后半期下降到

0.9%。超过一半的复发和再手术是由于瓣叶脱垂或瓣环断裂。后者在放弃镍钛合金夹后下降。

在之前的研究中，如 Chittwood 及其同事在 2008 年对 300 例连续机器人二尖瓣手术的报告中所述，报告的结果是 30 天死亡率为 0.7%，5 年生存率为 96.6%，93.8% 的患者 5 年免于再次手术。卒中风险为 0.7%，短暂性脑缺血发作为 1%。心肌梗死发生率为 2.3%[24]。2014 年，Ramsey 和他的同事[25]报道了他们的 300 例连续的机器人二尖瓣手术。30 天死亡率为 0.3%，卒中风险为 1.7%，可逆性神经损伤为 0.7%，心肌梗死发生率为 0.3%。随着手术经验的增加，他们的所有结果在研究队列的第二阶段都有所改善[25]。

几项研究表明，虽然最初的主动脉阻钳阻断、体外循环和总手术时间随着项目的开始而延长，但随着经验的积累，接受机器人二尖瓣修复手术组和非机器人二尖瓣修复手术组之间没有差异。总体主动脉阻断钳阻断中位时间为 53~82 分钟，灌注时间为 76~114 分钟。Ramsey 和他的同事证明，对新的外科医生进行循序渐进的严格训练，可以缩短学习曲线，同时还能预防初级外科医生常见的并发症。与每位外科医生的第一例手术相比，他们的结果减少了 25% 的手术时间和 40% 的体外循环时间[25]。

除了讨论的并发症，很少有其他不太常见的并发症，其中一些与机器人二尖瓣手术特别相关。这些并发症包括体外循环入路并发症，如髂股动脉夹层、主动脉夹层、腹股沟血肿、感染或解剖游离过程中神经损伤。在所报道的文献中，每一种并发症的发生率都不到 1%[23,26]。心肌梗死累及回旋支动脉，尤其是左冠状动脉优势的患者，据报道发生率为 0~3%[8]。文献报道的其他少见的并发症是单侧肺水肿，发生率高达 1.4%。Moss 及其同事建议对患者的体位、灌注和通气进行改良，并显著限制了该并发症的发生[27]。

与开放的二尖瓣修复手术比较

最近，David 等发表了具有里程碑意义的开放二尖瓣修复手术的结果，详细报告了 840 例二尖瓣退行性变引起二尖瓣反流的患者实施二尖瓣修复手术的长期结果，随访中位时间为 10.4 年。术后 20 年，无中度或重度二尖瓣反流复发的比例为 69.2%。二尖瓣再手术的风险为 5.9%。如前所述,最近发表的机器人手术至少随访 5 年的结果都是相似的[17]。2011 年,Mihaljevic 等[29]在他们报道的 759 例二尖瓣手术患者中, 将机器人二尖瓣修复手术与胸骨切开术、微型胸骨切开术和微创小切口开胸术进行了比较。两组患者的修复效果相似,总体并发症发生率也相似。与胸骨切开术相比,机器人手术组的体外循环时间较长(42 分钟),主动脉阻断钳阻断时间较长(26 分钟)。并发症发生率基本相同。机器人二尖瓣手术患者房颤发生率最低, 住院时间较短。他们的结论是,机器人手术虽然时间较长,但这一点可以被其微创方法和住院时间较短所弥补。

除了明显的美容效果和可能较少的不适感,机器人二尖瓣修复手术还显示出住院时间较短(3~4 天)、返回工作更快和生活质量提高等优势[8,10,17,23]。

局限性和风险

使用机器人设备进行手术有两个明显的局限性。首先,机器人外科医生没有本体感觉。机器人外科医生必须高度自律,避免移动机器人仪器,除非它在内镜视野内, 以避免机械手臂不需要的运动对胸腔内结构造成意外的伤害,特别是在视野之外。新型号的机器人系统有视觉辅助设备,可以让外科医生在不需要患者旁助手帮助的情况下找到内镜视野之外的仪器。其次,机器人仪器没有触觉反馈。在实践中,这并不是一个实际的限制。机器人外科医生还开发了一种"视觉触觉",因为他们学习使用视觉线索来指导组织处理,类似于教授在培训年轻外科医生时使用的方法[5]。上面已经讨论了小切口和减少心脏入路相关的局限性。

减少的触觉反馈在瓣环缝合期间尤其重要,已报道应避免冠状动脉回旋支损伤或扭结。因此,应特别注意术后心电图的变化,如有冠状动脉损伤的迹象,应立即行心导管检查。扭结和不完全堵塞较为常见,这通常易于支架植入。机器人手术的前期费用是一直以来有争议的话题,但研究表明,通过减少 ICU 滞留时间和住院时间,以及大手术中心的效率,机器人手术可将成本降低到与开放式手术相似的水平(30 606 美元对 31 310 美元,1 美元≈6.4 元)。此外,这些患者重返工作的时间较早,带来了良好的总体经济感[5,9,30]。

(赵丰 姜楠 译)

参考文献

[1] Nifong, LW; Chu, VF; Bailey, BM; Maziarz, DM; Sorrell, VL; Holbert, D; Chitwood, WR. Jr. Robotic mitral valve repair: experience with the da Vinci system. *Ann Thorac Surg*, 2003, 75(2), 438-442.

[2] Carpentier, A; Loulmet, D; Aupècle, B; Kieffer, JP; Tournay, D; Guibourt, P; Fiemeyer, A; Méléard, D; Richomme, P; Cardon, C. [Computer assisted open heart surgery. First case operated on with success]. *C R Acad Sci III*, 1998, 321(5), 437-442.

[3] Mohr, FW1; Falk, V; Diegeler, A; Walther, T; Gummert, JF; Bucerius, J; Jacobs, S; Autschbach, R. Computer-enhanced "robotic" cardiac surgery: experience in 148 patients. *J Thorac Cardiovasc Surg*, 2001, 121(5), 842-853.

[4] Mehmanesh, H; Henze, R; Lange, R. Totally endoscopic mitral valve repair. *J Thorac Cardiovasc Surg*, 2002, 123(1), 96-97.

[5] Suri, RM; Dearani, JA; Mihaljevic, T; Chitwood, WR; Jr. Murphy, DA; Trento, A; Javadikasgari, H; Burkhart, HM; Nifong, WL; Daly, RC; Gillinov, AM. Mitral valve repair using robotic technology: Safe, effective, and durable. *J Thorac Cardiovasc Surg*, 2016, 151(6), 1450-1454.

[6] Nishimura, RA; Otto, CM; Bonow, RO; Carabello, BA; Erwin, JP; 3rd, Guyton, RA; O'Gara, PT; Ruiz, CE; Skubas, NJ; Sorajja, P; Sundt, TM; 3rd, Thomas, JD; Anderson, JL; Halperin, JL; Albert, NM; Bozkurt, B; Brindis, RG; Creager, MA; Curtis, LH; DeMets, D; Guyton, RA; Hochman, JS; Kovacs, RJ; Ohman, EM; Pressler, SJ; Sellke, FW; Shen, WK; Stevenson, WG; Yancy, CW. American College of Cardiology.; American College of Cardiology/American Heart Association.; American Heart Association. 2014 AHA/ACC guideline for the management of patients with valvular heart disease:

executive summary: a report of the American College of Cardiology/American Heart Association Task Force on Practice Guidelines. *J Am Coll Cardiol*, 2014, 63(22), 2438-2488.

[7] Suri, RM; Vanoverschelde, JL; Grigioni, F; Schaff, HV; Tribouilloy, C; Avierinos, JF; Barbieri, A; Pasquet, A; Huebner, M; Rusinaru, D; Russo, A; Michelena, HI; Enriquez-Sarano, M. Association between early surgical intervention vs watchful waiting and outcomes for mitral regurgitation due to flail mitral valve leaflets. *JAMA*, 2013, 310(6), 609-616.

[8] Suri, RM; Burkhart, HM; Daly, RC; Dearani, JA; Park, SJ; Sundt, TM; 3rd, Li, Z; Enriquez-Sarano, M; Schaff, HV. Robotic mitral valve repair for all prolapse subsets using techniques identical to open valvuloplasty: establishing the benchmark against which percutaneous interventions should be judged. *J Thorac Cardiovasc Surg*, 2011, 142(5), 970-979.

[9] Suri, RM; Thompson, JE; Burkhart, HM; Huebner, M; Borah, BJ; Li, Z; Michelena, HI; Visscher, SL; Roger, VL; Daly, RC; Cook, DJ; Enriquez-Sarano, M; Schaff, HV. Improving affordability through innovation in the surgical treatment of mitral valve disease. *Mayo Clin Proc*, 2013, 88(10), 1075-1084.

[10] Suri, RM; Antiel, RM; Burkhart, HM; Huebner, M; Li, Z; Eton, DT; Topilsky, T; Sarano, ME; Schaff, HV. Quality of life after early mitral valve repair using conventional and robotic approaches. *Ann Thorac Surg*, 2012, 93(3), 761-769.

[11] Ryan, WH; Brinkman, WT; Dewey, TM; Mack, MJ; Prince, SL; Herbert, MA. Mitral valve surgery: comparison of outcomes in matched sternotomy and port access groups. *J Heart Valve Dis*, 2010, 19(1), 51-58.

[12] Moodley, S; Schoenhagen, P; Gillinov, AM; Mihaljevic, T; Flamm, SD; Griffin, BP; Desai, MY. Preoperative multidetector computed tomography angiography for planning of minimally invasive robotic mitral valve surgery: impact on decision making. *J Thorac Cardiovasc Surg*, 2013, 146(2), 262-268.

[13] Arsalan, M; Smith, RL; Squiers, JJ; Wang, A; DiMaio, JM; Mack, MJ. Robotic Excision of a Papillary Fibroelastoma of the Mitral Chordae. *Ann Thorac Surg*, 2016, 101(6), 187-188.

[14] Nifong, LW; Rodriguez, E; Chitwood, WR. Jr. 540 consecutive

robotic mitral valve repairs including concomitant atrial fibrillation cryoablation. *Ann Thorac Surg*, 2012, 94(1), 38-42.

[15] Lewis, CT; Stephens, RL; Tyndal, CM; Cline, JL. Concomitant robotic mitral and tricuspid valve repair: technique and early experience. *Ann Thorac Surg*, 2014, 97(3), 782-787.

[16] Chatterjee, S; Rankin, JS; Gammie, JS; Sheng, S; O'Brien, SM; Brennan, JM; Alexander, JC; Thourani, VH; Pearson, PJ; Suri, RM. Isolated mitral valve surgery risk in 77,836 patients from the Society of Thoracic Surgeons database. *Ann Thorac Surg*, 2013, 96(5), 1587-1594.

[17] Suri, RM; Taggarse, A; Burkhart, HM; Daly, RC; Mauermann, W; Nishimura, RA; Li, Z; Dearani, JA; Michelena, HI; Enriquez-Sarano, M. Robotic Mitral Valve Repair for Simple and Complex Degenerative Disease: Midterm Clinical and Echocardiographic Quality Outcomes. *Circulation*, 2015, 132(21), 1961-1968.

[18] Algarni, KD; Suri, RM; Daly, RC. Robotic-assisted mitral valve repair: surgical technique. *Multimed Man Cardiothorac Surg.*, 2014 Nov 1, 2014, pii: mmu022. doi: 10.1093/mmcts/mmu022. Print 2014.

[19] Suri, RM; Schaff, HV; Dearani, JA; Sundt, TM; 3rd, Daly, RC; Mullany, CJ; Enriquez-Sarano, M; Orszulak, TA. Survival advantage and improved durability of mitral repair for leaflet prolapse subsets in the current era. *Ann Thorac Surg*, 2006, 82(3), 819-826.

[20] Brown, ML; Schaff, HV; Li, Z; Suri, RM; Daly, RC; Orszulak, TA. Results of mitral valve annuloplasty with a standard-sized posterior band: is measuring important? *J Thorac Cardiovasc Surg*, 2009, 138(4), 886-891.

[21] Gammie, JS; Zhao, Y; Peterson, ED; O'Brien, SM; Rankin, JS; Griffith, BP. J. Maxwell Chamberlain Memorial Paper for adult cardiac surgery. Less-invasive mitral valve operations: trends and outcomes from the Society of Thoracic Surgeons Adult Cardiac Surgery Database. *Ann Thorac Surg*, 2010, 90(5), 1401-1408.

[22] Taggarse, AK; Suri, RM; Daly, RC. How has robotic repair changed the landscape of mitral valve surgery? *Ann Cardiothorac Surg*, 2015, 4(4), 358-363.

[23] Murphy, DA; Moss, E; Binongo, J; Miller, JS; Macheers, SK; Sarin, EL; Herzog, AM; Thourani, VH; Guyton, RA; Halkos, ME. The Expanding Role of Endoscopic Robotics in Mitral Valve Surgery:

1,257 Consecutive Procedures. *Ann Thorac Surg*, 2015, 100(5), 1675-1681.

[24] Chitwood, WR; Jr, Rodriguez, E; Chu, MW; Hassan, A; Ferguson, TB; Vos, PW; Nifong, LW. Robotic mitral valve repairs in 300 patients: a single-center experience. *J Thorac Cardiovasc Surg*, 2008, 136(2), 436-441.

[25] Ramzy, D; Trento, A; Cheng, W; De Robertis, MA; Mirocha, J; Ruzza, A; Kass, RM. Three hundred robotic-assisted mitral valve repairs: the Cedars-Sinai experience. *J Thorac Cardiovasc Surg*, 2014, 147(1), 228-235.

[26] Ward, AF; Loulmet, DF; Neuburger, PJ; Grossi, EA. Outcomes of peripheral perfusion with balloon aortic clamping for totally endoscopic robotic mitral valve repair. *J Thorac Cardiovasc Surg*, 2014, 148(6), 2769-2772.

[27] Moss, E; Halkos, ME; Binongo, JN; Murphy, DA. Prevention of Unilateral Pulmonary Edema Complicating Robotic Mitral Valve Operations. *Ann Thorac Surg*, 2017, 103(1), 98-104.

[28] David, TE; Armstrong, S; McCrindle, BW; Manlhiot, C. Late outcomes of mitral valve repair for mitral regurgitation due to degenerative disease. *Circulation*, 2013, 127(14), 1485-1492.

[29] Mihaljevic, T; Jarrett, CM; Gillinov, AM; Williams, SJ; DeVilliers, PA; Stewart, WJ; Svensson, LG; Sabik, JF. 3rd, Blackstone EH. Robotic repair of posterior mitral valve prolapse versus conventional approaches: potential realized. *J Thorac Cardiovasc Surg*, 2011, 141(1), 72-80.

[30] Mihaljevic, T; Koprivanac, M; Kelava, M; Goodman, A; Jarrett, C; Williams, SJ; Gillinov, AM; Bajwa, G; Mick, SL; Bonatti, J; Blackstone, EH. Value of robotically assisted surgery for mitral valve disease. *JAMA Surg*, 2014, 149(7), 679-686.

第 **11** 章
再次微创二尖瓣手术

Marco Solinas, Michele Murzi

引言

由于术后需要存活较长时间和人造生物瓣应用的日益流行,越来越多的患者需要再次二尖瓣手术。而且,因功能性二尖瓣疾病实施限制性瓣环成形术的大部分患者出现二尖瓣反流的复发,需要手术。再次二尖瓣手术在实施过冠脉搭桥手术后的患者可能尤其困难,最关心的问题是存在血管桥损伤的风险,或者之前实施过主动脉瓣置换术,通过胸骨切开径路显露二尖瓣是最大的挑战。血管结构(头臂静脉、升主动脉、右室)直接位于胸骨后方,之前胸骨感染,或接受过胸部放射治疗的患者,再次胸骨切开也较为困难。为了改善患者的治疗,降低围术期和再次胸骨切开的手术风险,对此类患者需要新的手术策略。在我们中心,自 2003 年以来,胸腔镜辅助的右侧微创二尖瓣手术(MIMVS)已成为再次二尖瓣手术的选择方法[1]。在早期,我们认识到这种技术在再次开胸手术的优越性。实际上,通过这一径路,心脏、大血管和血管移植物远离工作区域。较少需要的外科解剖分离能预防术后出血,可减少输血并避免再探查。而且,这种方法组织损伤和术后疼痛较少,骨性胸廓稳定性较强,这通常可以用早期活动和日常活动的恢复来解释[2,3]。

患者选择

再次 MIMVS 的禁忌证

再次 MIMVS 患者的临床评估应从仔细询问临床病史和对患者的评估开始。MIMVS 适用于需要再次二尖瓣手术的大多数患者,但掌握这一技术的外科医生应该意识到少数被认为是潜在禁忌证的条件:

(1)胸壁畸形,如漏斗胸,或明显的脊柱侧凸,在这些情况下,二尖瓣的显露极其困难。

(2)成骨障碍的患者,如成骨不全症,应当避免。

(3)已知有胸膜或肺疾病,如先前的胸膜炎、胸膜钙化或中-重度慢性阻塞性肺疾病(COPD)。

(4)先前的右侧胸腔手术。

(5)先前的右侧胸腔放射治疗。

所有这些情况都应当以个体为基础评估。

术前影像学

胸部 x 线检查

就患者评估而言,胸部放射线照相术是一项简单而又能提供有用信息的手段。通过后前位胸片,伴随经典的放射学征象,可以评价升主动脉轮廓、主动脉钙化、肋间隙大小、胸膜钙化或粘连、肺门充血、弥漫性肺疾病或一侧膈膨升。其也可以明显显示畸形的肋骨或严重变形的脊柱。侧位摄影可以评价胸廓的前后径和膈肌的高度,且关联后前位胸片所显示的畸形的实际位置很重要。

CT

CT 扫描是术前计划外科径路的基本工具。在我们的机构中，所有心脏再次手术拟定实施 MIMVS 的患者常规实施 64 排 CT 对比增强扫描(Toshiba Aquilon ONE；Toshiba Medical System，Tokyo，Japan)，以评估肋间隙(ICS)、胸骨、升主动脉和二尖瓣的解剖关系。对比增强 CT 扫描三维重建能容易地为外科医生提供手术野的认知。而且，它给予了血管移植物途径和它们与心脏关系的较好理解。

升主动脉钙化不认为是心脏再次手术实施 MIMVS 的绝对禁忌证，但应谨慎处理。CT 应可视化直达股动脉的整个血管树和(或)获得两侧股动脉的资料，以阐明股血管的质量。肺和胸膜的影像也至关重要。CT 扫描能辨认胸膜粘连、胸膜纤维板、肺大泡、肺气泡和实质性肺疾病，外科医生在拟定心脏再次手术实施 MIMVS 时，所有这些特征必须考虑而不能忽视。

超声心动图

依据当今指南，所有患者术前都应获得标准术前经胸心脏彩超[4]。记住大部分这类患者是在低温心室颤动(VF)下获得心肌保护的，获得主动脉瓣状态的信息至关重要。由于心肌保护液灌注不足的危险和左室膨胀，中度及以上主动脉瓣反流(AR)的出现被认为是心脏再次手术实施 MIMVS 的相对禁忌证。因此，为了在手术期间避免意外的向胸骨切开径路的转换，必须精确评估主动脉瓣膜。

肺解剖和肺功能

依据我们的经验，大多数心脏再次手术实施 MIMVS 是在没有运用单肺通气的情况下进行的，这主要是为了避免肺再灌注、肺不张和喉气管损伤。严重的 COPD、肺气肿、胸膜粘连、胸膜纤维板或肺实质疾病被认为是再次手术实施 MIMVS 的禁忌证。我们建议 CT 扫描患者应用肺窗和肺功能试验，因为胸膜破裂和早期肺功能下降相关，但 3 个月后可明显改善。

血管造影

为了观察自身冠状动脉的解剖，所有患者实施了标准的冠状动脉导管术。如果一个或多个冠状动脉存在疾病，选择由经皮治疗冠状动脉疾病和 1 个月后实施 MIMVS 组成的杂交技术治疗策略。 确切的手术时机将依赖于临床、解剖和血管造影的因素。之前实施过冠状动脉搭桥术(CABG)的患者，血管造影期间所有血管移植物都要注射造影剂，以决定它们的通畅性。

外科技术

麻醉和患者准备

手术按照现有传统手术流程，团队成员在标准手术室实施。按照二尖瓣外科手术的标准流程实施全身麻醉。通过桡动脉插管监测血压，标准四腔静脉导管置入右侧颈内静脉，置入 8.5F 皮鞘引导器，以确保需要时腔内起搏器导线的进入。我们通常应用单腔标准导管实施气管插管。如果准备期间预期可能遇到一些困难，应用双腔气管内插管实施单(左侧)肺通气。置入经食管超声心动图(TEE)探头可获得二尖瓣清晰的解剖信息和其功能形态学，监测静脉插管正确插入/置入和排气操作，评估术前和术后瓣膜功能。经胸壁放置两个除颤板，为了确保有效的电传导，右侧除颤板放置在患者的右肩下方，左侧除颤板放置在患者的左前胸。患者取仰卧位，为了提供一个良好的手术野，患者右胸轻微抬高，根据外科医生的需要，右肩胛骨下方放置一个充气袋(图 11.1)。这种处理是有用的，尤其是对胸廓较深的患者。这种充气袋可以充气和放气，需要时，可以向上或向下足够抬举胸部。患者右臂应偏离身体，通过延长肩部和固定肘部，从而容许有足够的空间放置操作孔。

按照当地手术室内方案，用消毒液进行患者皮肤准备。关注暴露区域消毒皮肤：①右锁骨边缘上和胸肌；②平行右腋前线；③消毒右侧肢体，暴露髂

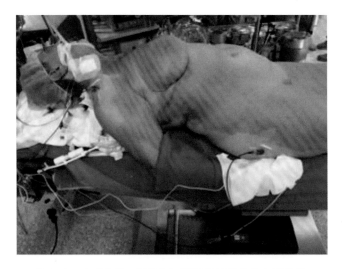

图 11.1　患者体位：应用充气堵漏袋轻微抬高右侧胸部。

前上棘和腹股沟；④左侧暴露胸骨切迹，平行左侧胸骨边缘，然后髂前上棘和腹股沟连续消毒。然后在暴露区域应用一个粘连的抗菌条，减少可能污染的危险性。

右侧小切口

经第 3 或第 4 肋间小切口开胸实施手术，经过第 3 或第 4 肋间的决定是基于 CT 扫描三维重建的结果。经第 4 肋间径路通常能良好地显露二尖瓣，然而第 3 肋间径路切口能更好地控制升主动脉。电烧沿着切开的胸大肌筋膜分离皮下组织。仔细的组织分离要考虑肌肉损伤、术后疼痛较少、易于缝合和功能恢复较好，然后切口侧面分离肋间肌。外科医生要求减少肺潮气量，轻柔进入胸膜腔，注意避免肺损伤。此时，为了获得足够的空间置入软组织牵开器和两个辅助孔，应有效分离限制性粘连。将一个 5.5mm 的操作孔作为腔镜孔和引出心包牵引线的孔，为了进一步避免损伤肋间动脉的危险，我们习惯应用这种操作孔，这个操作孔位于胸廓小切口同一肋间的腋中线。另一 10.5mm 的操作孔位于腋中线下的两个 ICS，这个孔用来心脏排气、CO_2 吹入和引出其他心包缝合线的孔。然后，为了加强直视效果，插入外科金属多用途牵开器(Estech,San Ramon,CA,USA),逐渐完成肋骨撑开。此时,胸膜心包粘连没有过于致密,我们选择在开始体外循环之前继续外科分离。然而,如果肺粘连严重,任何从胸壁上分离肺和胸膜的尝试或许都是十分难以处理且耗时的。在这种情况下,我们立即通过股血管建立体外循环,造成肺萎陷,在体外循环下继续外科分离。

体外循环

前向灌注和神经系统并发症较少相关[5,6],在可能的情况下,我们首选升主动脉直接插管。如果升主动脉插管存在禁忌证(升主动脉钙化、升主动脉远离切口、永久性的大隐静脉移植物、严重的主肺动脉粘连、巨大右房覆盖升主动脉),股动脉插管可作为第二选择方案。股动脉插管消除了主动脉和右房暴露等方面的问题,并允许在开胸之前开始体外循环。如果升主动脉和股动脉都不适合插管,可应用腋动脉和颈总动脉插管。

主动脉插管

应用 Easy-flow™ 套管(LivaNova Biomedica Cardio Srl,Sallugia,Italy)完成直接升主动脉插管。以标准方式,在升主动脉上完成 2-0 聚酯缝合线荷包缝合 2 次,如果需要,荷包缝合可以应用垫片加强。在实施荷包缝合期间,应用锁钳保持主动脉稳定,以减少生理性移动。插管位置通常选择靠近横窦的近端。放置主动脉阻断钳的位置水平与横窦一致。建议插管位置选择在主动脉阻断钳位置之上一定的距离。药物诱导降低血压后,用 11 号刀片逐渐打开主动脉外膜, 直至暴露内膜, 此时做一个小切口, 插入套管。Easy-flow™ 套管有芯,在插管时可以使套管变硬,一旦移除芯后插管变得柔软。为了控制主动脉插管的深度,还需要一个止动环。这个止动环的标记靠近插管的尖端。主动脉插管插入之后,助手扶住主动脉插管不动,同时术者应用两个止血带确保插管稳妥。然而,在胸腔较深和插管位置较远的情况下,这种操作较为困难。在这种情况下,之前就通过止血带的丝线缝合有助于胸腔内打结。

股动脉插管

在右侧腹股沟褶皱处做一个 1.5cm 的切口，以暴露股动脉。股动脉做最低程度的分离，使得没有其他血管环绕。这通常可以解释为腹股沟血肿较小的可能性。在股动脉上方用 5-0 的 prolene 线实施荷包缝合。在 TEE 引导下，通过 Seldinger 技术实施插管。我们习惯选用绕线较少的 Bio-Medicus®动脉插管（17~19F）（Medtronic，Minneapolis，MN，USA）实施股动脉插管。

经皮股静脉插管

为了后续的体外循环的建立，应用 7F 的鞘管经皮插入股静脉。在我们中心，为了减少股动脉穿刺时出血，在皮肤切口和给予肝素之前实施这一操作。股静脉穿刺点应在腹股沟韧带下 4~5cm。这就允许静脉插管笔直地进入右侧股静脉。260cm 的导丝通过静脉引导鞘置入，然后应用 TEE 探头调节到双腔切面（90°~120°）。在可视的条件下，静脉引导鞘前行到达右房，然后通过上腔-右房连接处。在这个特定的切面，上腔静脉在屏幕右侧，下腔静脉在屏幕左侧，在靠近探头屏幕的顶部是房间隔和左房。导丝固定位置，移去引导鞘。应用 11 号刀片扩大穿刺点，通过扩张器以确保静脉插管插入的空间足够。然后静脉插管进入股静脉，静脉插管的尖端应距离上腔-右房连接处 3~4cm 远。在固定插管位置的同时，缓慢地撤出导丝。移去静脉插管鞘，在插管连接到体外循环回路的静脉管路之前，通过部分松开，驱逐出血液和插管腔内的任何残留气体进行排气。为了使插管固定在适当的位置并防止移位，从插管体部上面的皮肤上做一丝线缝合作为压血带。如果在手术过程中需要调节（推进或拔出）插管，这个压血带也容易松开和重新固定。静脉插管尺寸的选择基于患者的体重和外科医生的倾向，在我们中心，我们应用 22~25F 范围的插管，这依赖于患者特定的计算图表。我们很少应用适用于身材较小患者的 19F 的插管。我们选择的插管是 Bio-Medicus® multistage cannula（Medtronic，Minneapolis，MN，USA）。

对于需要额外实施三尖瓣手术或房间隔缺损修补术的患者，我们应用一种特殊设计的静脉插管-远程灌注股静脉插管（LivaNova Biomedica Cardio Srl，

Sallugia,Italy)，它是一种嵌丝聚合物静脉插管，其远端有两个多孔的部分,这两个多孔的部分中间有一个 15cm 长的无孔的部分(图 11.2)。这两个远端部分在不同的长度有多个孔,容许增加流量,并同时引流上腔和下腔静脉血。在 TEE 引导下,可明确多孔部分在两个腔静脉的合适的位置[7]。这种插管达到了满意的手术野无血状态,也未阻塞腔静脉回流,这对再次手术患者尤其重要,因为这类患者通过小切口放置腔静脉阻断带十分具有挑战性。如果腔静脉未完全阻断出现血液回流时，稍微增加负压吸引通常能产生一个相对无血的手术野。

心肌保护

心肌保护技术是这些手术成功的关键因素。通常,这些患者有不同程度的左室损害,必须确保良好的心肌保护。在开展此项工作的初期,我们应用主动脉内气囊阻断主动脉,但我们已经逐渐放弃了这一策略,主要应用两种策略实施心肌保护。如果升主动脉能够被安全地分离和钳夹,我们首选可弯曲的经胸主动脉阻断钳,随后顺行灌注冷晶体心肌保护液。如果患者有左乳内动脉(LIMA)和大隐静脉移植物、升主动脉钙化、先前做过升主动脉置换手术并有升主动脉周围严重粘连,可应用低温 VF 和心脏不停跳技术。我们的手术计划图标如图 11.3 所示。

主动脉内气囊

在工作初期,对再次手术实施 MIMVS 的患者,我们首选主动脉内气囊阻断主动脉和心肌保护液顺行灌注。如果选择这一策略,股动脉应用一个专

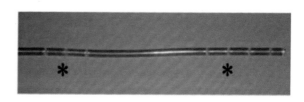

图 11.2　远程灌注股静脉插管(LivaNova Biomedica Cardio Srl,Sallugia,Italy)，有两个多孔的远端部分。

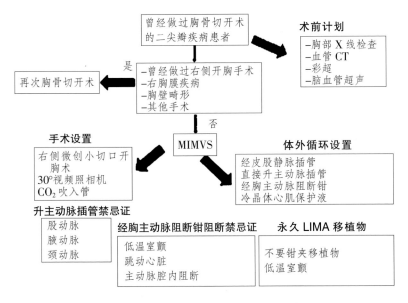

图 11.3　我们优先的手术计划图标。

用的 "Y" 形插管, 允许通过一个另外的分支插入气囊。在 TEE 引导下, 气囊到达升主动脉, 窦管交接上方 2cm 膨胀气囊。冷晶体心肌保护液通过气囊尖端释放。目前, 依据我们的实践, 主动脉内气囊阻断仅在主动脉不能被钳夹和出现中度 AR 的情况下应用。目前应用主动脉内气囊达到主动脉阻断仍具有挑战性。在 TEE 引导下, 主动脉气囊的位置必须在窦管交接的上方, 必须连续控制导管尖端。气囊移位会导致无名动脉阻塞并潜在造成神经系统损伤, 或气囊脱入左室, 造成心肌保护不理想。此外, 如果缝合在冠窦–主动脉连接处, 可能导致偶然的气囊损伤。

直接主动脉阻断钳阻断和应用冷晶体心肌保护液

　　就大多数再次手术实施 MIMVS 而言, 直接经胸主动脉钳夹和冷晶体心肌保护液顺行灌注实施心肌保护。我们应用 Cygnet® 可弯曲的主动脉阻断钳 (Novare Surgical Systems, Inc., Cupertino, CA)。主动脉阻断钳的刚性轴能使主动脉阻断钳分离出通道和精确放置主动脉的钳口。一旦合适放置, 缩回刚性轴, 离开可弯曲的颈部, 这可以在远离外科医生工作视野的地方操作。减流量后,在心外吸引器的帮助下轻柔分离横窦,轻轻抬高主动脉,进入主动脉阻断钳的下口。在这一操作过程中,避免无意中损伤左心耳和肺动脉尤其重要。一旦主动脉钳口的正确位置得到证实,钳夹主动脉,重建全流量体外循环。应用一个放置在升主动脉的较长的专用导管顺行灌注心肌保护液。

低温 VF

如果 VF 代替主动脉阻断钳夹实施心脏手术,患者降温到 28℃。如果到达目标膀胱温度后,心脏不能自发 VF,可应用电子致颤仪诱发 VF。打开左房,应用一个心内吸引器插入左室防止膨胀和血液意外喷出。如果患者患有中度 AR 或先前做过主动脉瓣机械瓣膜置换手术,不等量的血液可以从主动脉反流,阻碍手术视野。在这种情况下,额外降温以减少泵流量表明是减少血液回流和加速手术操作的成功策略。VF 相关的主要风险是意外的空气栓塞。为此,我们应尽可能地主动脉排气。

射血分数损害的患者应用心脏不停跳策略。患者降温到 32℃,主动脉排气,药物诱导心动过缓之后打开左房。另一个经二尖瓣的排气管立即插入左室,避免意外的左室膨胀和空气栓塞。

LIMA 到 LAD 移植物的处理

存在 LIMA 移植物而再次手术行 MIMVS 的患者代表着一种特殊的挑战,因为通过右胸小切口无法游离这些移植物。在这类患者,我们常规应用全身降温和 VF,并对这一策略的结果满意。然而,在少数病例,我们应用主动脉钳夹、冷晶体心肌保护液和 32℃中等度低温,离开乳内动脉移植物操作。正如其他学者所报道的,对这种策略,我们从未遇到过明显的问题[8]。

显露二尖瓣

通过标准的左侧间隔旁心房切开术,在外部机械臂支持的心房拉钩的协助下显露二尖瓣。机械臂通过右侧第 4 肋间胸骨旁打孔进入右侧胸腔。左房牵开后,为了探查意外的插管阻塞或移位,监测中心静脉压和中心静脉插管的位置很重要。存在主动脉瓣假体时,显露二尖瓣可能较为困难。在这种情况下,我们首选胸骨旁第 5 或 6 肋间打孔插入心房拉钩的机械臂。这允许牵开更接近左房的尾部,避免房拉钩叶片和主动脉假体的冲突。

二尖瓣手术操作

右侧开胸小切口允许直接接近二尖瓣,保证安全和整个瓣膜装置的良好视野,允许使用各类修复技巧,如植入新腱索和二尖瓣前叶的修复(图 11.4)。右侧开胸方法不能妨碍二尖瓣假体植入或瓣周漏的修补。在我们中心,这一技术已常规应用于急性心内膜炎的患者。然而,在这类患者,术前确认没有任何三角形体或主动脉瓣膜累及极其重要。

心脏排气

由于无法直接对心脏进行操作以及心尖经常与胸壁粘连,再次仔细地对 MIMVS 患者进行心脏排气极其重要。通常气体倾向于滞留于心尖部和沿着室间隔的部位。为了尽量减少心腔内的气体量,我们通常经 10.5mm 胸壁的孔插入一个小的导管,应用 CO_2 吹入胸腔。在切开左房之前,开始吹入 CO_2,CO_2 吹入的量是 1L/min。

在二尖瓣操作结束时,排气导管经二尖瓣置入左室。通过两级程序获得心脏排气。首先,手术床头抬高,心脏充满血液,双肺开始通气,经缝合线插入一个小镊子从左房排气。其次,手术床头摇低,开放主动脉,通过二尖瓣和主动脉吸引排气。经二尖瓣和主动脉排气一直延续到心脏完全跳动和 TEE 屏幕显示再也没有气体。

起搏导线

对于所有患者,为了确保心内起搏电极的进入,术前经皮下 8.5F 鞘管颈静脉植入传感器。然而,如果需要,随着全流量体外循环期间心脏的排空,右室置入心外膜起搏导线。起搏导线经用于固定左房牵开器的胸骨旁的孔引出。如果有三尖瓣手术操作,心内膜起搏导线可通过三尖瓣置入右室,经右房切口缝合线引出。

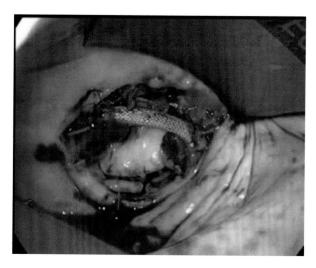

图 11.4 二尖瓣的外科医生视图。

机构经验

2003—2016 年,197 例患者在我们机构接受了再次 MIMVS。再次手术的平均时间是(7.2±3.6)年。24 例患者实施的是第 3 次手术,6 例患者是第 4 次,1 例患者是第 7 次。平均术前欧洲心脏手术危险评估系统评分为 (12.4±4.2) 分。74 例患者直接升主动脉插管,121 例患者股动脉插管,2 例患者腋动脉插管下实施手术。134 例患者应用主动脉钳夹(61 例患者经胸主动脉钳夹,73 例患者经主动脉内气囊阻断)和冷晶体心肌保护液获得心肌保护。其余患者在低温 VF(n=41;13.2%)或心脏不停跳(n=22;11.5%)下实施手术。平均体外循环时间和主动脉阻断时间分别是(160±48)分钟和(82±49)分钟。在手术期间,3 例患者需要转换为经胸骨正中切开径路手术:1 例由于房室破裂,2 例由于与胸壁的广泛粘连。66 例患者实施了二尖瓣修复手术,131 例患者实施了二尖瓣置换手术。30 天死亡率为 5%(n=10)。死亡原因是低心排血量综合征(n=3)、多器官功能衰竭(n=1)、神经系统并发症(n=2)和脓毒血症(n=1)。13 例患者观察到有脑卒中(6.5%),其中短暂性脑卒中 10 例,永久性脑卒中 3 例。1 例患者由于瓣膜修复失败,有必要早期再次手术(<30 天)。通过右侧开胸小切口再次实施手术,重新修复瓣膜。79 例患者(40%)需要输血,每例

患者平均输血(1.3±1.1)U。平均随访(3.8±2.4)年,随访率为100%。21例患者发生了晚期死亡。2例患者由于二尖瓣假体心内膜炎再次干预。1年、5年和10年存活率分别为(92.8±1.8)%、(85.3±2.1)%和(77.3±3.2)%。

结论

　　右侧开胸小切口允许直接进入二尖瓣,无须广泛的游离心脏,而传统的再次手术方法需要。这一微创性的方法保证了安全和整个瓣膜装置的良好视野,允许所有类型的修复技术,如植入新腱索和二尖瓣前叶修复。避免了广泛的外科游离、良好的瓣膜显露、输血需求低和住院时间较短是这一技术的主要优势。

(赵丰　徐学增　译)

参考文献

[1] Murzi M, Cerillo AG, Bevilacqua S, Gasbarri T, Kallushi E, Farneti P, Solinas M, Glauber M. Enhancing departmental quality control in minimally invasive mitral valve surgery: a single-institution experience. *Eur J Cardiothorac Surg* 2012;42:500-506.

[2] Botta L, Cannata A, Bruschi G, Fratto P, Taglieri C, Russo CF, Martinelli L. Minimally invasive approach for redo mitral valve surgery. *J Thorac Dis* 2012;5:S686-693.

[3] Murzi M, Solinas M, Glauber M. Is a minimally invasive approach for re-operative mitral valve surgery superior to standard resternotomy? *Interact Cardiovasc Thorac Surg* 2009:9:327-332.

[4] Wharton G, Steeds R, Allen J, Phillips H, Jones R, Kanagala P, Lloyd G, Masani N, Mathew T, Oxborough D, Rana B, Sandoval J, Wheeler R, O'Gallagher K, Sharma V. A minimum dataset for a standard adult transthoracic echocardiogram: a guideline protocol *Echo Res Prac* 2015;2:G9-G24.

[5] Grossi EA, Loulmet DF, Schwartz CF, Solomon B, Dellis SL, Culliford AT, Zias E, Galloway AC. Minimally invasive valve

surgery with antegrade perfusion strategy is not associated with increased neurologic complications. *Ann Thorac Surg* 2011;92:1346-1350.

[6] Glauber M, Murzi M, Solinas M. Central aortic cannulation for minimally invasive mitral valve surgery through right minithoracotomy. *Ann Cardiothorac Surg* 2013;2:839-840.

[7] Murzi M, Kallushi E, Solinas M, Glauber M. Video-Assisted right atrial surgery with a single two stage femoral venous cannula. *Interact CardioVasc Thorac Surg* 2009;9:9-10.

[8] Smith RL, Ellman PI, Thompson PW, Girotti ME, Mettler BA, Ailawadi G, Peeler BB, Kern JA, Kron IL. Do you need to clamp a patent left internal thoracic artery-left anterior descending graft in reoperative cardiac surgery? *Ann Thorac Surg* 2009;87:742-747.

第 12 章

微创二尖瓣手术的瓣膜修复技术

Loris Salvador, *Tommaso Hinna Danesi*

引言

在过去的 15 年里, 微创心脏手术(MICS)越来越多地被应用, 尤其是二尖瓣手术。这种增长的原因主要是微创手术的优势, 如可减少疼痛及外科创伤、恢复快以及心脏外科手术患者的需求和愿望。然而, 在微创心脏手术发展的初期, 由于经小切口实施复杂心脏手术所遇到的困难、手术视野减小、缺乏专用技术和基本微创器械, 以及避免较长主动脉阻断时间的需求等因素, 阻碍了微创心脏手术的发展。然而在当今时代, 在许多大的中心, 体外循环灌注技术和设备的革新, 以及专用器械的发展已促进了微创瓣膜手术(二尖瓣、主动脉瓣和三尖瓣)治疗的标准化。

关于技术和理念方面, 微创心脏外科经历了几个变化。与常规手术方法相比, 手术切口和瓣膜修复技术, 包括体外循环(CPB)和手术器械都在不断进步, 使得 MICS 变得更容易且更可操作。本章将探讨微创手术二尖瓣修复技术。在本章的内容中, 微创二尖瓣修复指必须应用一个胸腔镜提供间接视野, 在完全胸腔镜下实施的手术。我们把这个手术定义为内镜 MICS。

微创的概念:MICS 和内镜MICS

微创的概念有多种解释(图 12.1 至图 12.3)。

图 12.1 显示了一个右前开胸切口(RAT),肋骨撑开提供一个较大的手术视野,手术能够在直视下实施。图 12.2 和图 12.3 显示了微创右前胸小切口(MRAT)。这两种方法都是微创,但有几个不同点。首先,在 MRAT 实施手

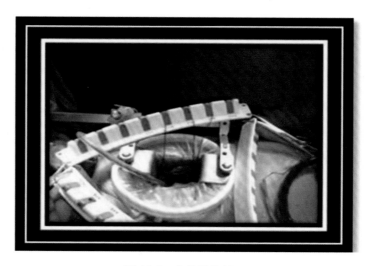

图 12.1　右前开胸切口。

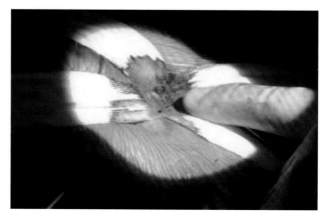

图 12.2　微创右前胸小切口(1)。

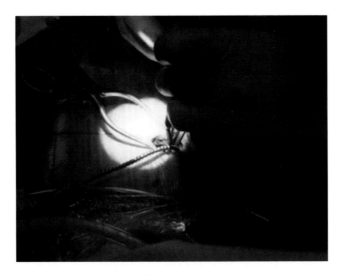

图 12.3　微创右前胸小切口(2)。

术时,胸腔镜是必需的,否则减小的手术切口不允许保持自然的立体视觉,也经常无法直观看到二尖瓣本身。本章将只讨论在 MRAT 下实施的手术,在这种情况下, 腔镜手术器械和诸如瓣环成形术瓣环或人工心脏瓣膜的心脏器件仅通过小的皮肤切口。没有任何多余的肋骨撑开器,而只是在软组织牵开器的协助下实施手术。胸腔镜间接视觉的应用、最小限度的皮肤切口和无肋骨撑开是内镜微创二尖瓣修复手术(MIMVr)的特征。肋骨撑开导致术后疼痛,忽视了 MIMVr 的一个关键要素,而 MIMVr 避免了术后疼痛。

一般注意事项

胸外科医师协会数据库把微创瓣膜外科手术的方法定义为不是在完全胸骨切开和 CPB 支持下实施的任何手术[1]。根据 Chitwood 等[2]的描述,MICS 应当被定义为一个特殊手术方法的术语, 而不是定义为需要特定手术策略的理念。每一种微创策略引进了 CPB 插管可替代的选择(中心或外周)、主动脉阻断(血管内或经胸)和心肌保护液灌注方法(顺行、心房内逆行或经颈静脉逆行–逆行灌注)[2,3]。需要特定外科策略而避免完全胸骨切开的外科径路概念或理念被解释为是一系列外科手术方法，部分胸骨切开和完全右开胸都被认为是微创手术。

MIMVr 患者的术前评估仍然存在争论，几个中心认为完全大动脉 CT 扫描是必需的，以评估股-股动脉转流的可行性，改变手术策略或考虑选择别的治疗方法的可行性，而不只是手术[4,5]。考虑接受 MIMVr 人群的危险因素，60%~70%的二尖瓣反流是由于相对年轻人群的瓣膜退行性疾病引起的，术前 CT 扫描检查影响主动脉钳夹的主动脉钙化和周围动脉插管相关的并发症的预测是有益的[6]。为了建立一个新的手术程序作为常规方法，所有非手术和手术步骤必须标准化，从而取得一致性的结果。

麻醉准备与传统心脏外科手术相比没有大的区别。双腔气管内插管被广泛应用，但这经常不是必要的。一项应用单腔或双腔气管插管实施 MICS 的 96 例患者的回顾性研究结果未显示在 ICU 滞留时间和快通道失败方面有任何不同[7]。以前做过胸骨切开术的患者应考虑双腔气管内插管，之前做过右侧开胸并再次手术的患者必须考虑双腔气管内插管。中心静脉插管可以通过右侧或左侧颈内静脉插入。胸腔镜可能置于第 2 肋间，为了避免任何对胸腔镜的干扰，右锁骨下静脉一般是备用的。如果 CPB 需要经皮上腔静脉引流，或许需要避免右侧颈内静脉。在过去的几年里，MIMVr 的体外循环插管技术在不断演化。直到 2010 年，以我们的经验形成的体外循环插管策略更倾向于中央升主动脉而非周围股动脉插管，更倾向于经皮双极双腔静脉引流而非经皮颈部入路，更倾向于直接外部主动脉钳夹阻断主动脉而非主动脉内气囊阻断[8]。达到确切的体外循环插管和主动脉阻断方法的明确共识是不容易的，因为迄今为止没有发表的临床随机试验和回顾性系列研究，包括各种各样的一般被定义为微创的手术方法。当今，最常见的 MIMVr 方法是孔径路，依赖于不同中心的偏好或经验（直视或间接可视），经 RAT 或 MRAT。由于内镜 MIMVr 更吸引患者和外科医生，通过外周插管技术和应用主动脉内气囊阻断建立 CPB 是一个越来越多的选择。

内镜 MIMVr 二尖瓣入路

在 MIMVr,为了获得舒适的手术过程,皮肤切口和 RAT 的 ICS 选择至关重要。在孔径路手术,通常经乳腺下皮肤切口经第 4 或 5 肋间进入胸腔,切口从腋前线向侧后延伸(图 12.4)。这种方法允许直视下手术,胸腔镜主要用于光源和辅助手术实施。通常,这被称为胸腔镜辅助的二尖瓣手术。不适当的 ICS 或十分中间的小开胸切口会造成一个不舒适的设置,或许导致向正中胸骨切开的转换。在接受内镜 MIMVr 的男性患者,沿着乳头乳晕的外侧半部分做皮肤切口,用来进入胸膜腔的 ICS 紧邻胸肌和肋间肌下方(图 12.5)。通常这是第 3 或 4 ICS,如果膈肌不是很高,这是对二尖瓣来说最好的方法。软组织牵开器足够获得所需要的肋骨分离, 目的是为了操纵手术器械或插入一个瓣环成形术瓣环或人工心脏瓣膜。在女性患者,皮肤切口位于右侧乳缘下线,在乳腺基底部轻轻分离腺体组织进入右侧 ICS,这个 ICS 通常位于皮肤切口的头侧 5~6cm。为了达到一个与二尖瓣瓣环的直线轨道,从腋中线的侧部进入 ICS 是更可取的。在这里,30°的胸腔镜是必要的,它提供放大的手

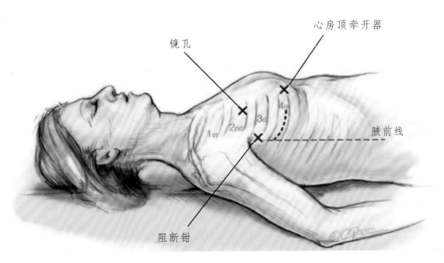

图 12.4　孔径路二尖瓣外科手术的标记。(From Jacobs S., Sündermann S. H. Ann Cardiothorac Surg 2013;2(6):818–824.)

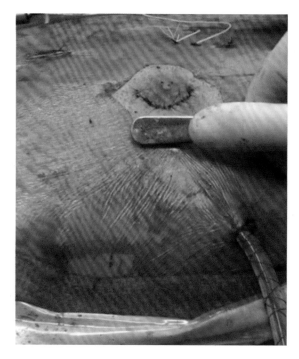

图 12.5　乳晕皮肤切口。

术视野(图 12.6),它允许导引到纵隔胸膜并接近心脏结构,这些心脏结构在常规手术有时是很难显露的,如肺静脉和房间沟。胸腔镜在左房入路十分有用,在内镜 MIMVr,二尖瓣经房间沟行左房切开是容易接近的,房间沟在具有左房壁的右上肺静脉之间的结合部,正好在房间隔下面。心房切开应当向头侧延伸,正好位于上腔静脉(SVC)的下方,向下延伸到下腔静脉(IVC)起源的 1~2cm。一旦打开左房(LA),置入房拉钩,显露二尖瓣。在插入固定心房牵开器的经胸柄期间,必须仔细关注,避免右侧乳内动脉的损伤。当牵开 LA 时,重要的是检查静脉回流满意,因为在这一操作期间静脉插管可能移位。

MIMVr 的瓣膜修复技术

二尖瓣修复(MVr)已成为二尖瓣退行性变选择的手术方法,与二尖瓣置换术(MVR)相比,有较好的手术效果[9,10]。95%~99%二尖瓣退行性变的病例,

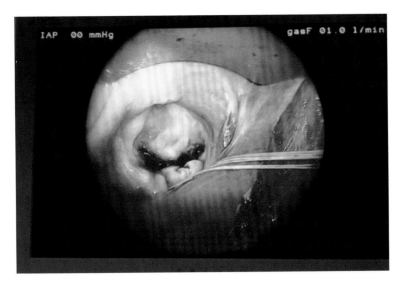

图 12.6　放大的术中二尖瓣视图。

MVr 是可行的[11-14]，尽管存在复杂病变。MVr 的目的是恢复足够的瓣叶对合面。这是 Carpentier 的论文《法国式修复》中的主题[12]。Carpentier 的矩形切除术伴或不伴移行切除缝合塑形技术已经被认为是矫正后叶脱垂的标准手术技术（图 12.7）。目前，后叶重建的新的规范已经形成："保留而不是切除"的方法已被广泛采用，依据这一规范，应保留二尖瓣装置而避免切除。由于瓣叶组织是对合面的基本成分，合理的矫正方法是保留瓣叶组织，把它成形为一个大的、规则和平滑的对合面[15]。多种重建手术，包括三角形切除、腱索转移、腱索缩短、缘对缘技术和乳头肌重置已被用来修复二尖瓣前叶脱垂[13,14-23]。

后叶脱垂的处理

在后叶脱垂（PLP）的情况下，Carpentier 建议的修复技术是经典的脱垂的 P2 部分矩形切除和瓣环折叠术[16]，或者移行瓣叶成形技术[17]，已采纳这类技术的几个改良技术已被用于解决在复杂 MVr 领域所出现的问题，如切除面积应该是多大？如果在一个十分大的 P2，脱垂涉及整个 P2 怎么办？P2 切除后两个很小的瓣叶残余怎么办？脱垂合并一个额外的皱缩怎么办？瓣环折叠是否是造成回旋支动脉损伤的危险因素？结果出现了一系列复杂切除模

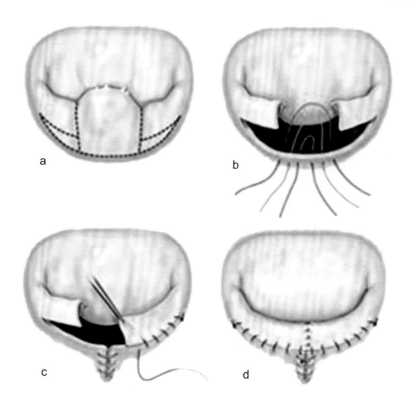

图 12.7 Carpentier 的 P2 矩形切除和移行切除缝合塑形技术。(From www.mitralvalverepair.org.)

式,从简单的脱垂的 P2 三角形切除到 PLP 的"百合花状构造"技术。这种技术设计仅用来修复典型的二尖瓣脱垂的病理性成分,包括脱垂挛缩部位的削薄,而瓣叶基底是厚的且正常的。这一技术建立在病变探查的基础上,在脱垂部位有一个典型的二级腱索的缺失,周围的初级腱索是断裂,变薄或延长,这样失去了对涉及瓣叶边缘的有效控制。这一技术是三角形切除的一个改良。"百合花状构造"技术的理念,肉眼观察每一个皱褶挛缩作为一个百合花,确实给外科医生一个曲线的感觉,而不是直线 V 形切除左侧和右侧叶状体所示的正常更多的组织(图 12.8)[18]。

在这一切除技术切除了多余瓣膜组织的过程中,这一保守技术应用膨胀聚四氟乙烯(ePTFE)缝合线(GORE-TEX sutures;W.L.Gore & Associates,Inc,Flagstaff,Ariz)代替断裂的或延长的自身腱索,减少脱垂的部分。在 20 世

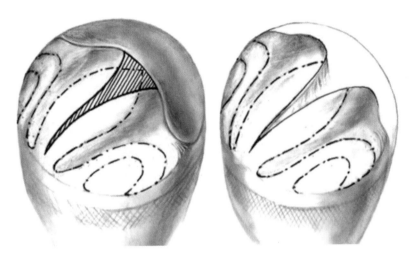

图 12.8　理论上,每个皱褶挛缩都被视为一个百合花。中间皱褶挛缩的不正常中间部分的切除是曲线式的和中间百合花叶状体的正面部分。事实上,切除不能变尖锐而实际上更像喇叭形状。

纪 80 年代早期,e-PTFE 由 Frater 及其同事实验性地引进。目前临床实践的应用已允许修复复杂的二尖瓣损害,包括前叶或两个瓣叶的脱垂。目前这一技术已被广泛地应用到临床实践中[21,22]。用来替换自身二尖瓣腱索的人工腱索最常用的规格是 5/0 CV Gore-Tex 缝合线。应用人工腱索 MVr 的长期结果优良, 在许多有经验的中心, 这一技术已成为标准修复技术。图 12.9 和图 12.10 显示了应用 e-PTFE 新生腱索移植的患者 15 年的存活率和免于再次手术的概率分别是 84%(95% CI:75%~90%)和 92%(95% CI:87%~95%)。免于中度二尖瓣反流复发的概率是 85%(95% CI:78%~91%)(图12.11)。从第一次手术后 12 年,可见人工 e-PTFE 腱索与自身腱索是相似的,如图 12.12 所示[23]。这种有效的技术尤其适用于内镜 MIMVr 方法。在我们中心, 人工腱索移植 MVr 多年后,新生腱索移植的数量已逐渐减少。一项 Salvador 等[23]的研究显示,包括了从 1986—2006 年的患者,平均植入 6 对(4~8 对)e-PTFE 新生腱索。目前实施 MVr 常规应用 2 对或 3 对新生腱索。这一数量能减少脱垂的部分,给出一个平滑而规则的对合面,允许前叶沿着对合缘平稳地释放力量。

植入的 e-PTFE 新生腱索的长度仍然是一些外科医生所关注的问题。为了评估人工腱索的完整长度, 许多发表的论文已提出了多种手术器械和技

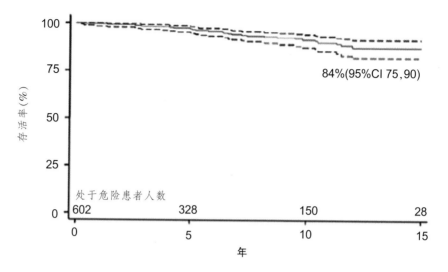

图 12.9　应用 GORE–TEX CV–5 膨胀聚四氟乙烯缝合线实施二尖瓣修复手术患者的长期生存曲线。

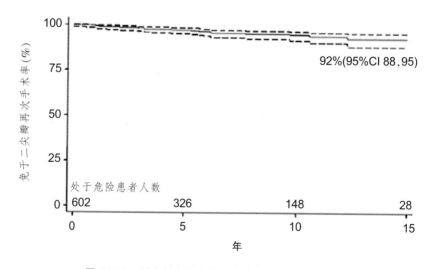

图 12.10　所有新生腱索植入患者免于再次手术率。

术。基于心脏彩超的术前评估,以健康自身腱索作为参考值和(或)术中应用特殊的卡尺进行测量[24,25]。

表 12.1 显示了应用 e–PTFE 植入后瓣叶修复的几种方法。

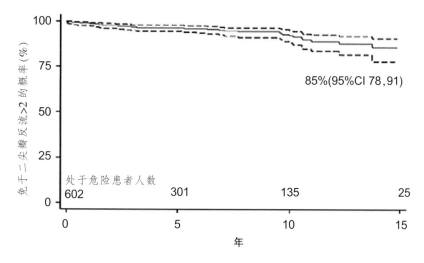

图 12.11　所有患者免于二尖瓣反流>2 的概率。

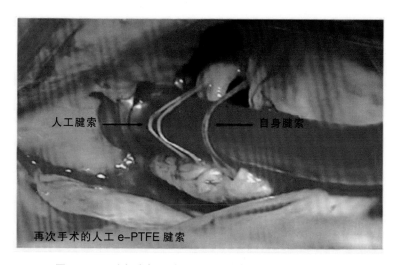

图 12.12　再次手术 12 年后，人工腱索和自身腱索的比较。

图 12.13 显示了后叶或双叶 MVr 的基本步骤，详见表 12.1。显然，上述许多技术在内镜 MIMVr 的情况下可能是不容易复制的。在传统 MIMVr 的经验指导下，我们采取了一种简化的技术，这种技术仅植入 2 对或 3 对 e-PTFE 人工腱索减少 PLP 部分(图 12.14 和图 12.15)。为了避免对乳头肌肌肉血管系统的损伤，人工腱索带 e-PTFE 垫片通过乳头肌并与肌肉本身的长轴平行(图12.17

表 12.1　二尖瓣后瓣叶或双叶修复技术

研究	锚入乳头肌的方法	锚入前叶的方法	调节长度的方法	打结	瓣环成形环	特征
David, 2004[26]	3	B1	1	0	1	每个腱索环的长度随着张力策略模式而变化
Cimen 等, 2006[27]	1	A1	1	2	0	在左室充盈的条件下打结
Tam 等, 2006[28]	1	A2	3	0	1	钳形量具预先决定腱索环的瓣叶到后乳头肌的长度,不可调节
Kudo 等, 2009[29]	1	A4	3	1	0	标准的腱索环技术之后,4-0 聚酯缝合线缝合,减少巴洛病的瓣叶脱垂
Isoda 等, 2012[30]	3	3	1	0	0	这涉及一个固定在乳头肌的锚定腱索环　需要制作一系列相近长度的腱索环,并系在乳头肌的锚定点　应用另外小的锚定环将腱索环固定在瓣叶　如果需要调节长度,植入另外的锚定缝合线缩短腱索环

　　锚入乳头肌的方法:0=无明确界定;1=带垫片缝合;2="8"字常规缝合;3=无 0,1,2,例如,固定装置。

　　锚入前叶的方法:0=无明确界定;A=在长度调节之前或没有长度调节永久固定腱索;B=腱索不打结或仅部分打结直至功能测试;1=在腱索附着的解剖位置;2=在最大脱垂的位置;3=特殊装置的应用。

　　调节长度的方法:0=无明确界定;1=测试后调节;2=通过彩超预先确定;3=通过直接测量预先确定;4=其他。

　　打结:0=无明确界定;1="反结"以至于最终长度不受打结的影响。2=外科结(平结并多绕一次);3=滑结;4=连续缝合。

　　瓣环成形环:0=无明确界定;1=在腱索植入之前;2=在腱索植入之后。

　　(From M. Ibrahim et al./ Interactive CardioVascular and Thoracic Surgery.[25])

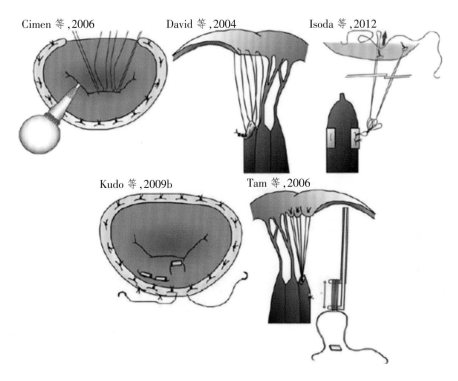

Cimen 等 , 2006　David 等 , 2004　Isoda 等 , 2012

Kudo 等 , 2009b　Tam 等 , 2006

图 12.13　后叶或双叶二尖瓣修复技术。组图显示为了修复二尖瓣后叶或双叶，这一技术基本的步骤，详见表 12.1。(From M. Ibrahim et al./ Interactive CardioVascular and Thoracic Surgery.[25])

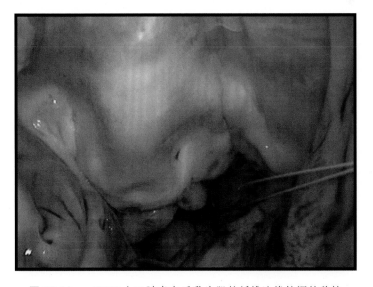

图 12.14　e-PTFE 人工腱索在后乳头肌的纤维边缘较深的移植。

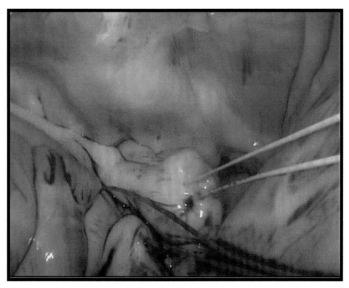

图 12.15 e-PTFE 人工腱索在 P2 脱垂部分游离缘的移植。为了脱垂部分达到一个稳定而又可变的位置,通过瓣叶两次缝合。

和图 12.18)。为了获得一个可更改的而又稳定的临时固定新生腱索,新生腱索的两个尖端在脱垂部分的游离缘水平穿行两次。在盐水试验期间(图 12.16),这种方法易于改变 e-PTFE 腱索的长度(图 12.19 和图 12.20)。一旦瓣膜修复完成且盐水试验结果满意,实施人工腱索打结。如果P2 部分太长,二尖瓣前叶

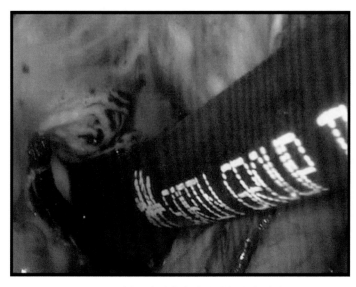

图 12.16 瓣环成形术实施后进行盐水试验。

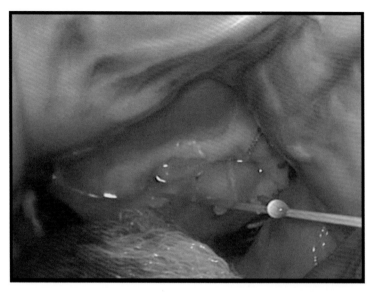

图 12.17　在左室充盈的条件下,易于调节 e-PTFE 人工腱索的长度。

有一个收缩期前向运动(SAM)的实际危险,切除 P2 脱垂部分的游离缘。这种方法可降低后叶的高度。然后,e-PTFE 新生腱索移植到 P2 切除的区域。

前叶或双叶脱垂的处理

与 PLP 相比,前叶脱垂(ALP)或双叶瓣脱垂(BLP)被认为需要一个更复杂的矫正,它反映在从长远看,相关瓣叶修复的耐久性[11-31]。为了修复这些损伤,可应用多种外科手术技术,如腱索转移或缩短、e-PTFE 新生腱索移植、乳头肌重置、瓣叶切除和缘对缘技术。前叶正确高度的选择仍然是前叶修复的重要讨论点,以至于建议经主动脉径路矫正 ALP[32]。由于处理的难度性,e-PTFE 新生腱索的应用首先在治疗 PLP 中得到研究,然后扩展到 ALP 或 BLP[33]。我们知道孤立的 ALP 或 BLP 是二尖瓣反流复发的独立预测因子[19]。因此,为了解决这类损害治疗的复杂性,建议使用大量外科手术技术、手术器械和卡尺。表 12.2 显示了前叶修复的几种方法。

图 12.18 显示了表 12.2 所详细描述的二尖瓣前叶修复的基本步骤。以我们 MVr 的经验,孤立的 ALP 相当少见。BLP 更常见,包含大约 30% 的二尖瓣退行性变所导致的反流[33]。通常应用 e-PTFE 新生腱索移植和后瓣环环缩

表 12.2　二尖瓣前叶修复技术

研究	锚入乳头肌的方法	锚入前叶的方法	调节长度的方法	打结	瓣环成形环	特征
Kasegawa 等,1994[34]	1	B1,3	1	0	1,2	在测试期间应用止血带得到新生腱索的目标长度
von Oppell 和 Mohr,2000[35]	1	A4	3	1	0	应用游标卡尺测量后乳头肌到瓣叶的距离,构建新生腱索环到一个预定的长度
Adams 等,2001[36]	3	B1	1	2	2	腱索重建之前切除瓣叶
Duran 和 Pekar,2003[37]	1	B2	4	1	1	在打结之前应用 Alfieri Stitch 即时缝合技术缝合瓣叶
Matsui 等,2005[38]	1	B3	3	0	2	应用周围的正常腱索,专用器械测量靶腱索长度
Pretre 等,2006[32]	0	B2	1	0	1	需要主动脉切开术
Shudo 等,2006[39]	0	B1	1	0	0	打结之后调整连续打结和打结的数量
Rankin 等,2006[40]	1	B2	1	3	1	当功能测试时,滑结上夹子持住缝合线通过脱垂的部分编织腱索,因此在巴洛病尤其有用
Chocron,2007[41]	0	B2	1	0	1	在初期持住腱索的夹子上打结防止滑动
Mandegar 等,2007[42]	1	A1	2	1	0	按照需要的长度进行一系列反结,这个长度术前由彩超预先决定
Scorsin 等,2007[43]	0	A2	2	4	2	前加工腱索系统

(待续)

表 12.2(续)

研究	锚入乳头肌的方法	锚入前叶的方法	调节长度的方法	打结	瓣环成形环	特征
Fattouch 等，2007[44]	1	B2	1	0	1	在左室充盈的条件下打结 放置即时 Alfieri stitch 对抗瓣叶
Maselli 等，2007[45]	3	B3	1	2	0	两套 Gore-Tex 缝合线，一套在乳头肌，一套在瓣叶，一起在新生腱索上交互作用
Smith 和 Stein，2008[46]	0	B3	1	0	0	打结留少许空间，避免损害后乳头肌 应用 U-clips 附上瓣叶部分的环
Calafiore 等，2008[47]	0	A1	3	0	0	应用神经沟展开前瓣叶时额外加 5mm,最大程度避免缩小腱索
Doi 等，2009[49]	1	A1,2	2,3	0	1	涉及重建卡尺，为了测量前乳头肌腱索的长度
Brunsting 等,2009[50]	1	B2,3	1	0	1	机器人技术
Moorjani 等，2009[51]	2	B2	1	1	2	在左室充盈条件下设置腱索长度
Ruyra-Bali-arda,2010 [52]	0	A1	1	0	1	T 形无脱垂系统确保瓣叶和瓣环长度相同
Cagli,2010[53]	1	A2,3	2,3	3	1	应用 Hegar 扩张器重建新生腱索
Garcia-Fuster 等，2010[54]	1	B2	0	2	0	应用临时缝合促使脱垂部分到瓣环水平，确保达到正确的腱索长度
Maselli 等，2010[55]	1	B1	1	–	–	这套系统涉及连接到末端的一个环的缝合 这个缝合包含了一系列的以固定间距的打结，形成一个可以调节的滑的索边

（待续）

表 12.2(续)

研究	锚入乳头肌的方法	锚入前叶的方法	调节长度的方法	打结	瓣环成形环	特征
Maisano 等, 2011[56]	1	A2,3	1	1	0	一个简化装置在狗做过测试,允许微创,跳动心脏下可协调的腱索移植
Chang 和 Kao, 2011[57]	0	0	3	0	0	在打结期间保持长度的狭长塑料管
Iida 等, 2010[58]	0	1/3	3	0	0	在相对瓣叶的位置牵拉腱索到恰当的张力的装置,确保腱索长度恰当 张力点在瓣叶和乳头肌
Matsui 等, 2011[59]	1	3	3	0	2	腱索通过预定长度的管,打结后切除这个管
Seeburger 等, 2012[60]	1	3	1	0	0	Neochord DS 1000 装置 应用特定装置的不停跳微创技术 动物实验
Chan 等, 2008[61]	1	1	0	2	0	在理想的位置应用夹子维持腱索长度,然后打结和切除

锚入乳头肌的方法:0=无明确界定;1=带垫片缝合;2="8"字常规缝合;3=无 0,1,2,例如,固定装置。

锚入前叶的方法:0=无明确界定;A=在长度调节之前或没有长度调节永久固定腱索;B=腱索不打结或仅部分打结直至功能测试;1=在腱索附着的解剖位置;2=在最大脱垂的位置;3=特殊装置的应用。

调节长度的方法:0=无明确界定;1=测试后调节;2=通过彩超预先确定;3=通过直接测量预先确定;4=其他。

打结:0=无明确界定;1="反结"以至于最终长度不受打结的影响。2=外科结(平结并多绕一次);3=滑结;4=连续缝合。

瓣环成形环:0=无明确界定;1=在腱索植入之前;2=在腱索植入之后。

(From M. Ibrahim et al./ Interactive CardioVascular and Thoracic Surgery.[25])

(a)

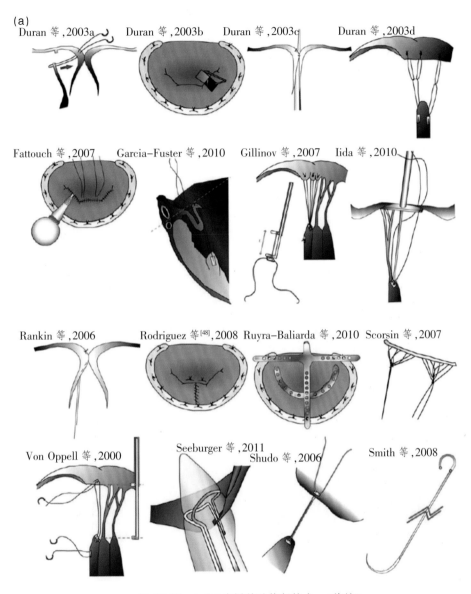

图 12.18　(a)二尖瓣前叶修复技术。(待续)

的 PLP 精确的减少能产生一个完美功能的二尖瓣，无须对脱垂前叶的任何干预措施。这是由于应用人工腱索后叶重置后，实现了一个大而光滑的对合面，以及由于前向移动对合线的膈膜，这就不允许前叶再次脱垂。如果前叶相关的自身腱索延长，数量减少或太细，一对哨兵型的 e-PTFE 新生腱索可以植入。其高度参考自身瓣环决定。

(b)

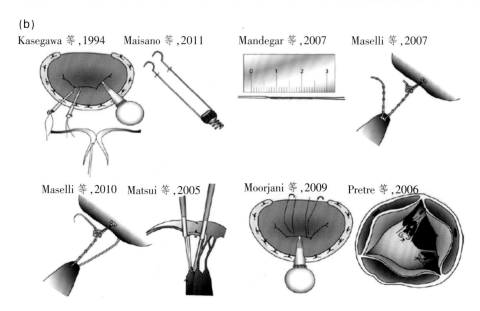

图 12.18(续) (b)二尖瓣前叶修复技术。(待续)

(c)

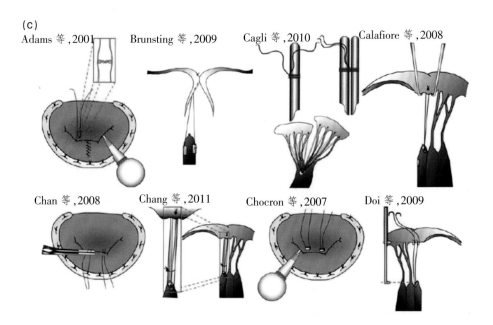

图 12.18(续) (c)二尖瓣前叶修复技术。

自身二尖瓣环的处理

在 MVr 的设置方面，自身二尖瓣环处理是基本的操作。众所周知，在 MVr 手术期间，未进行二尖瓣环成形术[19]或未使用二尖瓣成形环是二尖瓣反流复发的独立危险因素[20]。其他二尖瓣再次手术的独立危险因素见表 12.3。

在退行性变二尖瓣反流 MVr 手术中，有几个人工环可供使用。不同人工环的特征不同：开放或闭合；软质、硬质或半硬质；平面形或马鞍形。装置的选择依赖于外科医生的喜好和经验。为了保存二尖瓣-主动脉连接的生理功能，为了使二尖瓣-主动脉连接不被扰乱，我们通常应用软质开放环。软环或半硬质闭环也能重塑形，例如一旦被植入后纠正非对称性瓣环扩大。精确 3D 心脏彩超的发展为我们分析二尖瓣提供了一个新的工具。例如实时定量三维 TEE 已增加了我们对基于功能、缺血或退行性变二尖瓣反流的明显机制的了解。在纤维弹性缺乏症(FED)或巴洛病(BD)，瓣环运动实质上是不同的。在 FED，马鞍形和收缩功能是相对保留的；而在 BD，瓣环明显扁平和衰弱。这些发现可以影响修复技术的选择和特定瓣环成形环的选择[62]。环的类型和大小与基本的二尖瓣疾病相关(即 FED 和 BD)，其在位置和重塑二尖瓣对合

表 12.3　二尖瓣再次手术的独立危险因素

	风险比 (95% CI)	P 值
孤立的前瓣叶脱垂	5.04 (2.51~10.9)	<0.001
黏液变性	1.54 (1.02~2.32)	0.04
Duran 环瓣环成形术	3.23 (1.67~6.25)	0.001
中/重度二尖瓣反流复发的独立危险因素		
年龄 5 岁增长	1.33 (1.20~1.46)	<0.001
孤立的前瓣叶脱垂	2.86 (1.66~1.90)	<0.001
黏液变性(每级)	1.57 (1.19~2.07)	0.002
无瓣环成形环修复	2.13 (1.21~3.75)	0.009
CPB 时间(每10min)	1.11 (1.03~1.98)	0.007

(From David TE, Armstrong S, McCrindle BW, Manlhiot C. 2013. Late outcomes of mitral valve repair for mitral regurgitation due to degenerative disease. *Circulation*. 127(14):1485–92.[19])

方面很重要,这是由于对合面,二尖瓣前叶和后叶直径中间对合点的重置和对合深度(从瓣环平面到进入左室的对合的有效点)。所有这些方面都关乎成功的 MVr(图 12.19)。

二尖瓣叶向着左室流出道(LVOT)的前向移动对合可能导致 SAM 和 LVOT 梗阻(LVOTO)。二尖瓣叶对合线的位置处于动态条件下,因此外科策略一个潜在的目标点是防止 MVr 后 SAM/LVOTO[63]。一些瓣环成形技术更容

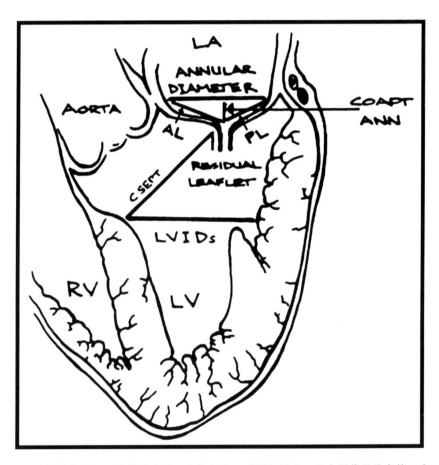

图 12.19　图解说明了 MVr 之前或之后经食管超声心动图的测量。这个图像是从食管 0 点(水平的)平面位置获得的。结构包括左房、左室、二尖瓣和左室流出道。应用中心交界处获得前瓣叶和后瓣叶的长度。

AL：前叶长度；Annular Diameter：瓣环直径；CoaptAnn ：从二尖瓣对合点到瓣环平面的距离；CSept：从二尖瓣对合点到室间隔的距离；LVID：左室收缩期内径；PL：后叶长度。

(From Adrew D. et al.[63])

易增加 CPB 后 SAM 的风险,如剩余瓣叶的长度严格与 SAM 的程度相关。根据 Lee 等的一项研究[64],矩形切除联合瓣叶滑行技术应降低 SAM 和 LVOTO 的发生率,正如 Jebara 等所建议的[65]。通过减少二尖瓣后瓣叶的大小,对合将在更接近前瓣叶的尖部发生,更靠近心室腔的后部,在接近 LVOTO 区域留下较少的二尖瓣组织[66]。

在内镜 MICS,实施手术会更具有挑战性。然而,与标准正中开胸相比,由于胸腔镜的放大作用,瓣膜的评估效果较好。新一代 3D 胸腔镜手术系统提供了立体的感觉,但在传统二维系统是没有的。而且,通过电视胸腔镜的应用,有助于脱垂部分、瓣叶长度和活动性的分析,以及人工新生腱索长度的决定。如上所述,为了让二尖瓣-主动脉瓣连接部的自由活动,也为了保留如果需要随后修改瓣环大小的能力,我们习惯应用开放的软质二尖瓣环。瓣环大小的选择基于瓣环直径和形状(对称或非对称性扩大)、后叶和前叶长度、心脏循环期间它们的活动性以及 LVOT 的直径和形状。SAM 的风险驱使选择较大尺寸的瓣环,然而后叶和前叶的长度,以及减少前后瓣环直径达到对合的需求或许导致选择一个不够大的瓣环。在退行性二尖瓣疾病的情况下,当预期要实施二尖瓣置换时,通常选择闭合环。MEMO 3D 和 MEMO 3D Rechord(Sorin-Livanova;London,UK)是半硬质闭合二尖瓣环,因为一旦膨胀环被释放后具有承担完美环形的能力, 其非常适合经心尖手术的环中瓣[67]。涉及二尖瓣瓣叶的更多复杂技术可在内镜 MICS 下实施, 如为了密封对合面,在两个瓣叶之间,应用 6/0 GORE-TEX(GORE-TEX sutures;W.L.Gore & Associates,Inc,Flagstaff,Ariz)缝合线实施假性分裂关闭缝合,或者应用心包补片,做前瓣叶更复杂的延长,和为了避免 SAM 以及在心脏循环期间给瓣叶更自然的运动,经二尖瓣心肌切除术扩大 LVOT。应用补片二尖瓣前瓣叶的延长也被用来使前叶变硬,这样可减少瓣叶松弛,图 12.20 呈现了术前和术后的心脏彩超评估,图 12.21 呈现了术中的图像[68]。

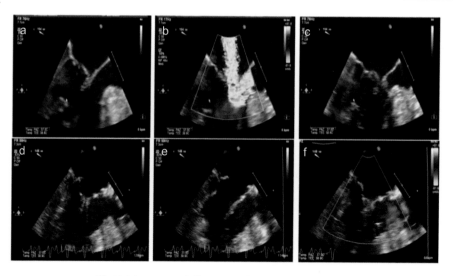

图 12.20　(a~c)术前和(d~f)术后心脏彩超结果[68]。

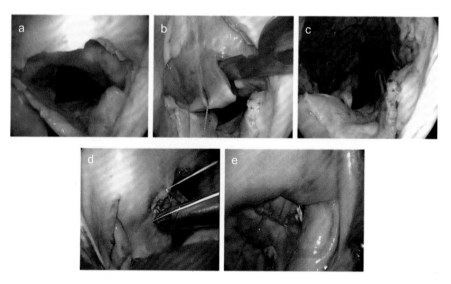

图 12.21　(a)二尖瓣前瓣叶(AML)从其基底分离;(b~c)LVOTO 切除;(d)应用异体心包补片,AML 的重建和延长;(e)AML 的最终结果[68]。

（邢万红　姜楠　译）

参考文献

[1] Durham NC. Executive Summary. *STS National Database* 2003.

[2] Chitwood WR Jr, Gulielmos V. What is minimally invasive cardiac surgery? CTSnet.org. Accessed June 22, 2010.

[3] Felger JE, Nifong LW, Chitwood WR Jr. The evolution of and early experience with robot-assisted mitral valve surgery. *Surg Laparosc Endosc Percutan Tech* 2002;12:58-63.

[4] Youssef SJ1, Millan JA, Youssef GM, Earnheart A, Lehr EJ, Barnhart GR. The role of computed tomography angiography in patients undergoing evaluation for minimally invasive cardiac surgery: an early program experience. *Innovations (Phila)* 2015;10(1):33-38.

[5] Moodley S, Schoenhagen P, Gillinov AM, Mihaljevic T, Flamm SD, Griffin BP, Desai MY. Preoperative multidetector computed tomograpy angiography for planning of minimally invasive robotic mitral valve surgery: impact on decision making. *JTCVS* 2013;146(2):262-268.

[6] Enriquez-Sarano M, Akins CW, Vahanian A. Mitral regurgitation. *Lancet* 2009;373:1382-1394.

[7] Kim HY, Baek SH, Je HG, Kim TK, Kim HJ, Ahn JH, Park SJ. Comparison of the single-lumen endotracheal tube and double-lumen endobronchial tube used in minimally invasive cardiac surgery for the fast track protocol. *J Thorac Dis* 2016;8(5):778-783.

[8] Chan EY1, Lumbao DM, Iribarne A, Easterwood R, Yang JY, Cheema FH, Smith CR, Argenziano M. Evolution of cannulation techniques for minimally invasive cardiac surgery: a 10-year journey. *Innovations (Phila)* 2012;7(1):9-14.

[9] Gillinov AM, Cosgrove DM, Blackstone EH, Diaz R, Arnold JH, Lytle BW, Smedira NG, Sabik JF, McCarthy PM, Loop FD. Durability of mitral valve repair for degenerative disease. *J Thorac Cardiovasc Surg* 1998;116:734-743.

[10] Suri RM, Schaff HV, Dearani JA, Sundt TM 3rd, Daly RC, Mullany CJ, Enriquez-Sarano M, Orszulak TA. Survival advantage and

improved durability of mitral repair for leaflet prolapse subsets in the current era. *Ann Thorac Surg* 2006;82:819-826.

[11] David TE, Ivanov J, Armstrong S Christie D, Rakowski H. A comparison of outcomes of mitral valve repair for degenerative disease with posterior, anterior, and bileaflet prolapse. *J Thorac Cardiovasc Surg* 2005;130:1242-1249.

[12] Carpentier A, Cardiac valve surgery-the "French correction." *J Thorac Cardiovasc Surg* 1983;86:323-337.

[13] Dreyfus GD, Souza Neto O, Aubert S. Papillary muscle repositioning for repair of anterior leaflet prolapse caused by chordal elongation. *J Thorac Cardiovasc Surg* 2006;132:578-584.

[14] Raanani E, Spiegelstein D, Sternik L, Preisman S, Moshkovitz Y, Smolinsky AK, Shinfeld A; Quality of mitral valve repair: Median sternotomy versus port-access approach. *J Thorac Cardiovasc Surg* 2010;140:86-90.

[15] Perier P, Hohenberger W, Lakew F, Batz G, Urbanski P, Zacher M, Diegeler A. Toward a New Paradigm for the Reconstruction of Posterior Leaflet Prolapse: Midterm Results of the "Respect Rather Than Resect" Approach. *Ann Thorac Surg* 2008;86:718-725.

[16] Carpentier A, Relland J, Deloche A, Fabiani JN, D'Allaines C, Blondeau P, Piwnica A, Chauvaud S, Dubost C. Conservative management of the prolapsed mitral valve. *Ann Thorac Surg* 1978;26:294-302.

[17] Carpentier A. The sliding leaflet technique. *Le Club Mitrale Newslett* 1988;I:5.

[18] Hopkins RA. Fleur de Lys Repair of Posterior Mitral Valve Leaflet. *Operative Techniques in Thoracic and Cardiovascular Surgery* 2008;13(2):68 - 73.

[19] David TE, Armstrong S, McCrindle BW, Manlhiot C. Late outcomes of mitral valve repair for mitral regurgitation due to degenerative disease. *Circulation* 2013;127(14):1485-1492.

[20] Shimokawa T, Kasegawa H, Katayama Y, Matsuyama S, Manabe S, Tabata M, Fukui T, Takanashi S. Mechanisms of recurrent regurgitation after valve repair for prolapsed mitral valve disease. *Ann Thorac Surg* 2011;91(5):1433-1438.

[21] Zussa C. In: Zussa C, ed. Artificial chordae in mitral valve surgery (medical intelligence unit). RG Landes Co. Chapter 7-Artificial

chordae *Clinical Experience* 1994;pg. 79-112.

[22] Zussa C, Polesel E, Rocco F, Valfré C. Artificial chordae in the treatment of anterior mitral leaflet pathology. *Cardiovasc Surg* 1997;5:125-128.

[23] Salvador L, Mirone S, Bianchini R, Regesta T, Patelli F, Minniti G, Masat M, Cavarretta E, Valfrè C. A 20-year experience with mitral valve repair with artificial chordae in 608 patients. *J Thorac Cardiovasc Surg* 2008;135:1280-1287.

[24] Berrebi A. Mitral Valve Repair: Echocardiography is its Best Friend. *Rev Esp Cardiol.* 2011;64(7):554-556.

[25] Ibrahim M., Rao C. Athanasiou T. Artificial chordae for degenerative mitral valve disease: critical analysis of current techniques. *Interactive CardioVascular and Thoracic Surgery.* 2012;15:1019-1032.

[26] David TE. Artificial chordae. *Semin Thorac Cardiovasc Surg* 2004;16:161-168.

[27] Cimen S, Ketenci B, Ozay B, Demirtas M. Neo-chordae length adjustment in mitral valve repair. *Eur J Cardiothorac Surg* 2006;29:843-844.

[28] Tam R, Joshi P, Konstantinov IE. A simple method of preparing artificial chordae for mitral valve repair. *J Thorac Cardiovasc Surg* 2006;132:1486-1487.

[29] Kudo M, Yozu R, Kokaji K, Kimura N. A simple method of prevention for systolic anterior motion in mitral valve repair by loop technique method. *Ann Thorac Surg* 2009;87:324-325.

[30] Isoda S, Osako M, Kimura T, Mashiko Y, Yamanaka N, Nakamura S, Maehara T. The "loop with anchor" technique to repair mitral valve prolapse. *Ann Thorac Cardiovasc Surg* 2012;18:170-173.

[31] Mohty D, Orszulak T, Schaff H, Avierinos J, Tajik J, Enriquez-Sarano M. Very long-term survival and durability of mitral valve repair for mitral valve prolapse. *Circulation* 2001;104:I1-7.

[32] Pretre R, Khatchatourov G, Kadner A, Genoni M. Application and adjustment of artificial chordae to the mitral valve using an approach through the aortic valve. *Ann Thorac Surg* 2006;82:761-762.

[33] Coutinho GF, Correia PM, Branco C, Antunes MJ. Long-term results of mitral valve surgery for degenerative anterior leaflet or bileaflet prolapse: analysis of negative factors for repair, early and late

failures, and survival. *Eur J Cardiothorac Surg* 2016;50(1):66-74.

[34] Kasegawa H, Kamata S, Hirata S, Kobayashi N, Mannouji E, Ida T, Kawase M. Simple method for determining proper length of artificial chordae in mitral valve repair. *Ann Thorac Surg* 1994;57:237-238.

[35] Von Oppell UO, Mohr FW. Chordal replacement for both minimally invasive and conventional mitral valve surgery using premeasured Gore-Tex loops. *Ann Thorac Surg* 2000;70:2166-2168.

[36] Adams DH, Kadner A, Chen RH. Artificial mitral valve chordae replacement made simple. *Ann Thorac Surg* 2001;71:1377-1378.

[37] Duran CM, Pekar F. Techniques for ensuring the correct length of new mitral chords. *J Heart Valve Dis* 2003;12:156-161.

[38] Matsui Y, Fukada Y, Naito Y, Sasaki S, Yasuda K. A new device for ensuring the correct length of artificial chordae in mitral valvuloplasty. *Ann Thorac Surg* 2005;79:1064-1065.

[39] Shudo Y, Taniguchi K, Takahashi T, Matsue H. Simple and easy method for chordal reconstruction during mitral valve repair. *Ann Thorac Surg* 2006;82:348-349.

[40] Rankin JS, Orozco RE, Rodgers TL, Alfery DD, Glower DD. Adjustable artificial chordal replacement for repair of mitral valve prolapse. *Ann Thorac Surg* 2006;81:1526-1528.

[41] Chocron S. Removable clips for mitral valve repair. *J Thorac Cardiovasc Surg* 2007;133:1682-1683.

[42] Mandegar MH, Yousefnia MA, Roshanali F. Preoperative determination of artificial chordae length. *Ann Thorac Surg* 2007;84:680-682.

[43] Scorsin M, Al-Attar N, Lessana A. A novel technique of utilizing artificial chordae for repair of mitral valve prolapse. *J Thorac Cardiovasc Surg* 2007;134:1072-1073.

[44] Fattouch K, Bianco G, Sbraga F, Sampognaro R, Ruvolo G. Simple, safe and easy technique to ensure the correct length of artificial chordae in mitral valve repair. *Ann Thorac Surg* 2007;83:1902-1903.

[45] Maselli D, De Paulis R, Weltert L, Salica A, Scaffa R, Bellisario A, Mingiano A, Celi S, Di Puccio F. A new method for artificial chordae length 'tuning' in mitral valve repair: preliminary experience. *J Thorac Cardiovasc Surg* 2007;134:454-459.

[46] Smith JM, Stein H. Endoscopic placement of multiple artificial chordae with robotic assistance and nitinol clip fixation. *J Thorac*

Cardiovasc Surg 2008;135:610-614.

[47] Calafiore AM, Scandura S, Iacò AL, Contini M, Di Mauro M, Bivona A, Giordano G, Bosco P. A simple method to obtain the correct length of the artificial chordae in complex chordal replacement. *J Card Surg* 2008;23:204-206.

[48] Rodriguez E, Nifong LW, Chu MW, Wood W, Vos PW, Chitwood WR. Robotic mitral valve repair for anterior leaflet and bileaflet prolapse. *Ann Thorac Surg* 2008;85:438-444.

[49] Doi A, Iida H, Sunazawa T. Intracardiac calipers for artificial chordae replacement in mitral valve repair. *Ann Thorac Surg* 2009;87:326-328.

[50] Brunsting L, Rankin S, Braly K, Binford R. Robotic artificial chordae replacement for repair of mitral valve prolapse. *Innov Technol Tech Cardiothorac Vasc Surg* 2009; 4:229-232.

[51] Moorjani N, Viola N, Janusauskas V, Livesey S. Adjusting the length of artificial polytetrafluoroethylene chordae in mitral valve repair by a single loop technique. *J Thorac Cardiovasc Surg* 2009;138:1441-1442.

[52] Ruyra-Baliarda X. Preliminary experience with the no prolapse system. A new device for ensuring the proper length of artificial chordae in mitral valve repair. *Interact Cardio Vasc Thorac Surg* 2010;10: 165-167.

[53] Cagli K. A simple method of making artificial chordal loops for mitral valve repair. *Ann Thorac Surg* 2010;89:e12-14.

[54] Garcia-Fuster R, Gil O, Vazquez A, Garcia A, Martinez-Leon J. The folding leaflet: a simple method for neochordal repair. *Ann Thorac Surg* 2010; 89:1682-1684.

[55] Maselli D, Ficarra E, Weltert L, Barberi F, Scaffa R, Bellisario A, De Paulis R. A method to avoid knot-tying in artificial chordae implantation for mitral valve repair. *J Heart Valve Dis* 2010;19:249-253.

[56] Maisano F, Cioni M, Seeburger J, Falk V, Mohr FW, Mack MJ, Alfieri O, Vanermen H. Beating-heart implantation of adjustable length mitral valve chordae: acute and chronic experience in an animal model. *Eur J Cardiothorac Surg* 2011;40:840-847.

[57] Chang JP, Kao CL. Slit stent technique for ensuring the correct length of artificial chordae in mitral repair. *J Card Surg*

2011;26:259-260.

[58]　Iida H, Sunazawa T, Doi A, Ishida K, Irabu S. A device for ensuring the neochordae replacement in mitral valve repair. *Ann Thorac Surg* 2010; 90:2071-2072.

[59]　Matsui Y, Kubota S, Sugiki H, Wakasa S, Ooka T, Tachibana T, Sasaki S. Measured tube technique for ensuring the correct length of slippery artificial chordae in mitral valvuloplasty. *Ann Thorac Surg* 2011;92:1132-1134.

[60]　Seeburger J, Leontjev S, Neumuth M, Noack T, Höbartner M, Misfeld M, Borger MA, Mohr FW. Trans-apical beating-heart implantation of neo-chordae to mitral valve leaflets: results of an acute animal study. *Eur J Cardiothorac Surg* 2012;41:173-176.

[61]　Chan DT, Chiu CS, Cheng LC, Au TW. Artificial chordae: a simple clip and tie technique. *J Thorac Cardiovasc Surg* 2008;136:1597-1599.

[62]　Apor A, Nagy AI, Kovács A, Manouras A, Andrássy P, Merkely B. Three-dimensional dynamic morphology of the mitral valve in different forms of mitral valve prolapse – potential implications for annuloplasty ring selection. *Cardiovascular Ultrasound.* 2015;14:32.

[63]　Maslow AD, Regan MM, Haering JM, Johnson RG, Levine RA. Echocardiographic predictors of left ventricular outflow tract obstruction and systolic anterior motion of the mitral valve after mitral valve reconstruction for myxomatous valve disease, *Journal of the American College of Cardiology* 1999;34(7):2096-2104.

[64]　Lee KS, Stewart WJ, Lever HM, Underwood PL, Cosgrove DM. Mechanism of outflow tract obstruction causing failed mitral valve repair. *Circulation* 1993;88:4-29.

[65]　Jebara VA, Mihaileanu S, Acar C, Brizard C, Grare P, Latremouille C, Chauvaud S, Fabiani JN, Deloche A, Carpentier A. Left ventricular outflow tract obstruction after mitral valve repair. Results of the sliding leaflet technique. *Circulation* 1993;88:30-34.

[66]　Kofflard MJ, van Herwerden LA, Waldstein DJ, Ruygrok P, Boersma E, Taams MA, Ten Cate FJ. Initial results of combined anterior mitral leaflet extension and myectomy in patients with obstructive hypertrophic cardiomyopathy. *J Am Coll Cardiol* 1996, 28:197-202.

[67]　Bapat V. Mitral valve-in-ring: the good, the bad, and the ugly. *EuroIntervention* 2016;11(10):1092-1094.

[68] Hinna Danesi T, Cresce G, Salvador L. Minimally Invasive Correction of Degenerative Mitral Valve Regurgitation and Hypertrophic Obstructive Left Ventricular Cardiomyopathy - ISMICS 2014 - (Boston, Massachusetts - USA 28-31 May 2014).

第 13 章
微创三尖瓣和房颤消融手术

Chawannuch Ruaengsri, Matthew R. Schill, Ralph J. Damiano

引言

　　三尖瓣疾病通常与其他瓣膜疾病并存[1]。功能性三尖瓣关闭不全是最常见的一种形式,一般没有症状,但随着时间的推移而进展,可导致瓣环和右室扩大。与二尖瓣和主动脉瓣病理相比,三尖瓣疾病一直被认为临床重要性较小,因此它的处理策略仍有争议[1]。患者仅偶尔被建议单独行三尖瓣手术。多数三尖瓣手术是伴随其他心脏外科手术实施的。就大多数患者而言,微创手术方法是可行的,尤其是对于之前经胸骨正中切开径路和永久搭桥移植物再次实施三尖瓣手术的患者,微创是一种很好的方法。

三尖瓣手术的适应证

　　三尖瓣疾病可起因于各种原发(表 13.1)或继发(表 13.2)机制。然而,病变三尖瓣的处理策略主要决定于主要病理生理学是狭窄还是反流。

表 13.1　三尖瓣疾病的原始病因[2]

三尖瓣反流

　– Ebstein 畸形

　–房室间隔缺损

　–黏液变性

　–心内膜炎

　–创伤(包括医源性的)

　–三尖瓣狭窄

　–先天性三尖瓣闭锁

表 13.2　三尖瓣疾病的继发病因[2]

三尖瓣反流

　–左心损害(主动脉瓣疾病、二尖瓣疾病)

　–充血性心力衰竭

　– 肺栓塞

　– 肺动脉高压

　–风湿性心脏病

　– 马方综合征

　– 右侧心室梗死

　–三尖瓣狭窄

　–类癌综合征

　–风湿性心脏病

　–右房黏液瘤

　–红斑狼疮

　–心内膜心肌纤维化

三尖瓣反流(TR)

　　TR 较常见,其可由各种原因引起。原发性 TR 可见于先天性畸形或获得性瓣叶缺损。继发性 TR 是在原发或继发肺动脉高压引起的压力超负荷或右室心肌病(心肌梗死)的情况下形成的。解剖正常瓣膜的 TR 被定义为功能性 TR,是三尖瓣功能失调最常见的形式。当反流程度加重时,进一步加重的容量超负荷使右室和三尖瓣环扩大,产生更严重的 TR。

由于相应于前、后负荷和右室功能，TR 可能变化[3]，超声心动图和肺动脉压力评估是主要的，用以决定 TR 的处理策略。有建议三尖瓣环直径>40mm(或四腔心切面测量>21mm/m²)提示需要行三尖瓣环修复(TVr)[4]。根据欧洲心脏病学会(ESC)关于瓣膜性心脏疾病的处理指南，"如果左侧心脏手术期间有三尖瓣手术的适应证，增加三尖瓣修复不会增加手术风险"。[4] 2014年，美国心脏协会(AHA)/美国心脏病学会(ACC)指南建议实施左侧瓣膜手术时，对重度 TR 患者实施三尖瓣瓣环成形术或三尖瓣置换术(Ⅰ级)，对非重度 TR 但伴有肺动脉高压或三尖瓣环扩大的患者实施三尖瓣瓣环成形术(ⅡB 级)[5]。对属于原发、有症状的重度 TR 患者实施三尖瓣瓣环成形或三尖瓣置换术较为合理(Ⅱa 级)，对无症状但右室功能有进行性衰竭的患者可以考虑实施三尖瓣瓣环成形或三尖瓣置换手术(Ⅱb 级)。

迟发的 TR 能够反映固有右室功能失调或三尖瓣瓣环扩大。发现超过67%的实施左侧瓣膜手术的患者存在功能性 TR，这是由左心病理学引起的后负荷增加导致的[6]。如果非重度 TR 的三尖瓣没有处理，在术后，TR 可能进展。Matsuyama 等[7]报道，37%的术前伴有 2 级 TR 的患者实施 MVR 后彩超提示明显的 TR(至少 3 级)。风湿患者彩超提示迟发的中度或重度 TR 的发生率甚至高达 68%[6]。MVR 后诊断为 TR 的平均时间一般为 10 年，但也可发生于首次手术后 24 年[6, 8]。ACC/AHA 指南建议只要 TR 是重度或有症状的，右室功能良好，不伴严重的肺动脉高压(Ⅱb 级)，即应考虑再次手术[5]。

已报道迟发的 TR 最常发生于风湿性心脏病患者，但其并不只限于风湿患者[9, 10]。据报道，74%的缺血性二尖瓣反流患者在术后 3 年发生中度或重度TR[10]。Dreyfus 等[9]报道了 1 组 163 例患有二尖瓣疾病的患者，二尖瓣手术后随访 5 年结果表明，34%的患者发生迟发 TR(3 级或 4 级)。

三尖瓣狭窄(TS)

TS 对右室充盈存在机械性阻塞[11]。TS 可由风湿性炎症导致，超过 30%的伴有风湿性二尖瓣狭窄的患者可同时伴有 TR[12]。TS 也可继发于类癌综合征、心内肿瘤或感染性心内膜炎。临床上，TS 不易耐受。右室充盈不良可产生右心衰竭症状[11, 12]。类癌的瓣膜损害证明为位于瓣膜和心内膜的纤维化白色斑块,瓣叶增厚、僵硬,瓣叶面积减小。在瓣膜结构的心房和心室面出现纤维组织增生[13]。基于血管活性物质对生物瓣膜损害的推测,外科手术报道建议对类癌综合征患者应用机械瓣实施三尖瓣置换(TVR),但这一点还未得到充分证明[14-16]。Mukhopadhyay 等[17]报道了 1 例由于少见的抗磷脂抗体综合征导致的 TS,其特征为三尖瓣瓣叶上的心内血栓。ACC/AHA 指南推荐在左侧瓣膜疾病手术时存在严重 TS 的患者(Ⅰ级,证据 C 水平)和有症状的严重 TS 患者(Ⅰ级,证据 C 水平)实施三尖瓣手术[5]。

风湿性三尖瓣疾病

风湿性心脏病在发展中国家仍然较常见。风湿性心脏病通常不累及三尖瓣,但当二尖瓣和(或)主动脉瓣功能失调时可涉及三尖瓣,三尖瓣通常是狭窄和反流同时存在[18]。三尖瓣瓣叶一般将有弥漫性增厚,伴或不伴有交接融合。腱索增粗缩短。瓣叶组织变形可导致 TS 和 TR 共存。

三尖瓣疾病患者合并房颤

房颤(AF)是晚期瓣膜性心脏病常见的并发症。单独的严重 TR 是一种少见疾病,很少有文献描述这种疾病的自然病史和处理。弗雷明汉心脏研究(FHS)发现,中度或较重的 TR 发生率在成年男性是 0.28%,而成年女性是 1.44%[19]。然而,临床上 TR 的影响非常有意义。严重 TR 与显著降低的 10 年存活率相关[严重 TR(38±7)% 对非严重 TR(70±6)%][20]。结果是,2014 年 ACC/AHA 指南指出有症状的严重原发 TR 的手术是合理的(Ⅱa 级推荐),虽然这一推荐未得到随机对照试验或大量临床数据(证据 C 水平)的支持[5]。

原发性和功能性 TR 患者的自然病史较为常见, 发病率分别为 40% 和 44%[20, 21]。高达 25% 的患有严重 TR 的患者在得到诊断时已经患有 AF,这是因为连枷状瓣叶导致的原发性 TR 与 2.8% 的新的 AF 的年发生率相关[21]。伴有 TR 的 AF 患者与死亡率的显著高危险性相关（危险比 1.77，CI：1.14~2.79，$P=0.01$)[20]。结果是，实施三尖瓣手术时治疗 AF 较为合理。然而，还没有患者在实施手术同时 AF 消融的生存优势的证据。

三尖瓣手术同时行 AF 消融手术

实施心脏外科手术的患者，二尖瓣手术时超过 50% 同时实施 AF 消融手术。AF 与存活率降低和卒中风险增加相关[22-24]。Cox 迷宫手术起初是由 James Cox 医生实施二尖瓣手术时治疗 AF 所设计的一种伴随手术程序。然而，多年来，手术的复杂性和完成这一程序所需要的时间限制了它在单独 AF 患者中的临床应用。2002 年引进了消融辅助 Cox 迷宫Ⅳ手术(CM Ⅳ)。CM Ⅳ简化了 AF 的手术程序，取代了 Cox 迷宫手术设定的线性切除的多个心房切口的损害，使手术技术变得更容易且更易于快速实施[25]。目前，超过 80% 的这些手术程序在消融技术的辅助下完成，超过 95% 的这种 AF 手术是在其他心脏外科手术的同时实施的[22]。我们的团队已表明，对于低危患者，与单独二尖瓣手术的预期风险性相比，CM Ⅳ伴随手术的增加并未增加手术的风险性，并可使这些患者在很大程度上免于 AF 和抗心律失常药物的应用[26]。

AF 外科消融适应证

AF 的导管和外科消融适应证在 2012 年美国心律协会工作小组有关"AF 的导管和外科消融"专家共识中已被详细说明[27]。在其他心脏外科手术时伴随 AF 的外科消融适应证为：①所有有症状的 AF 患者，不论是抗心律失常药物治疗前，在实施其他心脏外科手术时；②选择无症状的 AF 患者实施心脏外科手术时，能以最低额外风险实施消融手术。

微创方法外科消融的应用标准

与传统外科手术方法相反，微创方法的选择应建立在伴随的心脏病理学、患者特异性的解剖和手术医生经验的基础上。我们的经验是经右侧开胸微创小切口方法为二尖瓣或三尖瓣手术的患者同时实施双房 Cox 迷宫Ⅳ手术。当合并有其他手术,如主动脉瓣膜置换或 CABG 时,Cox 迷宫Ⅳ手术的实施是经标准的正中胸骨切开术。对实施微创右侧开胸小切口方法有禁忌证的患者实施正中胸骨切开术, 如外周血管疾病排除了进行股血管插管实施 CPB、之前有右侧开胸病史、严重的左室功能失调或胸壁畸形。

三尖瓣修复技术和方法

继发 TR 的治疗原则包括消除右室增加的后负荷(通过纠正左心疾病和恢复左室功能)和通过三尖瓣瓣环成形术纠正三尖瓣瓣环扩大(缝合或人工瓣环成形术)。应用硬环或半硬人工环的瓣环成形术,瓣环被永久固定在心脏收缩期的位置,恢复了三尖瓣的生理形状[28]。软环也在应用,但它们虽然减小了三尖瓣瓣环的大小,无法恢复三尖瓣环的正常形态学。如果瓣叶蜷缩严重,应考虑一个附加手术,如前叶扩大术或 TVR。

右房切口,探查三尖瓣,可见三尖瓣后叶部分非对称扩大,隔瓣环固定在心脏的纤维支架。1972 年,DeVega 介绍了一种在后瓣环区域的局部瓣环成形术,这一术式由起自前隔交接至后隔交接的双连续缝合组成[29]。瓣环成形术围绕三尖瓣瓣环缝合,缝合至房室结区域结束。当 TR 达到修复标准,一些外科医生仍然采用缝合的方法实施瓣环成形术, 但目前选择的技术是人工环瓣环成形术。这一技术利用一个结构性的束带减小三尖瓣环的前、后瓣环的直径。根据隔叶大小匹配人工环大小,仔细确保避免损伤传导束。最常应用的人工环类型是 Carpentier-Edwards 及其同事描述的 (Carpentier-Edwards 半硬质环,MC3 3D 环,Carpentier-Edwards 生理三尖瓣环,Edwards LifeSciences, Irvine, CA)[28];Duran 与 Ubago (Duran 柔性环,Medtronic, Dublin, Ireland)[30];McCarthy 与 Cosgrove (Cosgrove-Edwards 柔性瓣环塑形带,Edwards LifeSciences, Irvine, CA)[31]; Kshettry 与 Kanda (Carbomedics

Annuloflex 瓣环,Sulzer Carbomedics, Inc., Austin, TX)[32]。

　　Tang 等报道了接受三尖瓣瓣环成形术的 702 例患者的大组病例，结果显示,与 De Vega 缝合瓣环成形术相比,三尖瓣瓣环成形术改善了远期存活率、无事件生存率和无 TR 复发生存率[33]。他们的结果也提示三尖瓣瓣环成形术是远期存活率的独立预测因子[33]。与不同类型的人工环相比,半硬环或硬环（标准的或三维的）与最好的结果和最低的三尖瓣关闭不全复发率相关。克利夫兰诊所团队发表的两大系列研究表明，应用 Carpentier-Edwards 环瓣环成形术，随着时间的推移，术后 3+级或 4+级 TR 保持稳定（5 年为 12%,8 年为 17%),而 De Vega 瓣环成形术后不断上升,总体发生率 5 年为 24%,8 年为 33%[33,34]。在二尖瓣手术期间应用三尖瓣瓣环成形术有效性的证据和三尖瓣瓣环直径作为 TVr 的指南来源于 Dreyfus 等对 311 例患者实施 MVr 的研究[9]。术中应用一个尺子从前隔交接到后隔交接测量三尖瓣瓣环。如果三尖瓣瓣环直径>7cm,不论 TR 的程度,都应用 Carpentier-Edwards 环实施 TVr。尽管 88%的患者存在轻度 TR(<1TR),48%的患者实施了 TVr。

　　已有研究表明，三尖瓣瓣环成形术增加少许时间和二尖瓣手术的复杂性,并与少许并发症相关[9, 33, 35]。Singh 等[35]研究表明,功能性三尖瓣疾病修复比置换效果好。如果三尖瓣需要置换,外科医生应切除或为了保留瓣下结构边缘重叠前瓣叶和后瓣叶。缝合线应置于隔瓣适当的位置避开传导束。生物瓣随着时间的延长而退化，而三尖瓣位的机械瓣容易形成血栓。他们报道了 TVR 围术期早期死亡的 5 倍的危险性，它也是外科术后生存率的独立危险因素。Chang 等[36]报道了一个大系列的患有重度 TR 实施手术的 360 例患者,其中包括 TVR(27%)或 TVr(73%)[36],他们的研究表明早期死亡率在两种手术方法之间无显著差异(TVR:TVr=3.1%:3.4%, P=0.877)。10 年生存率(TVR:TVr=72%:70%, P=0.532)和 10 年免于心脏事件死亡率（TVR:TVr=76%:77%, P=0.715)在两组之间无显著差异。他们推断 TVR 对于重度 TR 患者有着可接受的早期和晚期结果。对不适于 TVr 的患者,TVR 可被认为是一种有效选择且可产生可接受的临床结果[36]。机械瓣置换或许需要永久的起搏电极导线放置，因为随后经皮电极不能通过机械瓣放置。在 Chang 的系列研究中，69 例患者(71%)应用了机械瓣假体，28 例患者(29%)应用了生物瓣假体。当患者先前有植入左心的机械瓣假体时，他们倾向于选择机械瓣假体；当患者预期寿命少于 15 年时，倾向于选择生物瓣假体[36]。

微创三尖瓣修复结果

微创技术的流行已影响到每个外科专业。心脏影像和特殊外科手术器械的进步能使心脏外科医生通过小切口实施复杂心脏手术。通过右胸小切口或部分胸骨切开实施二尖瓣和主动脉瓣手术的方法已被详细描述。微创二尖瓣手术被倡导的原因除改善美观之外，还有减少并发症、术后疼痛、术后失血和住院时间，以及减少患者需要恢复到正常活动的时间的目的。然而，有少量有关微创三尖瓣手术的研究。Kypson 等[37]报道了 33 例经右胸小切口实施 TVr 或 TVR 的系列患者，围术期死亡率为 6%，中转正中胸骨切开率为 3%。从 1997 年到 2008 年 6 月期间，经右胸小切口实施三尖瓣手术的 141 例患者的最大系列报道来自杜克大学，研究显示 30 天死亡率为 2.1%，中转正中胸骨切开率为 3%，平均 CPB 时间为 216 分钟[38]。

微创右胸小切口是再次手术患者可供选择的方法。再次正中开胸手术有两项对右室医源性损伤的潜在危险：①心脏外科分离期间的损伤；②一个很薄的右室不可逆的扩张和右室慢性容量超负荷，导致粘连瘢痕组织移除后持续的右心衰竭。需要再次手术实施右室手术的患者经右胸小切口方法是我们机构的技术选择。Pfannmuller 等[39]报道了经右侧开胸径路微创方法为 48 例先前做过心脏手术后的患者实施了单独的三尖瓣手术，结果显示择期手术的患者 30 天死亡率为 0%，所有患者早期死亡率为 4.2%。所有经微创径路择期再次 TVr 的患者 5 年存活率为(72.2±10.0)%，5 年免于三尖瓣相关的再次手术率为(88.1±6.7)%。

COX 迷宫Ⅳ手术：外科手术技术

在我们机构，双极射频消融和冷冻消融术已被应用取代了切-和-缝 Cox 迷宫Ⅲ手术。我们目前的射频消融切除-辅助手术被命名为 Cox 迷宫Ⅳ，是 2002 年引进和复制 Cox 迷宫Ⅲ的变性设定点[40]。我们的临床结果显示，这种改良手术达到了 Cox 迷宫Ⅲ的较高手术成功率，但却明显缩短了手术时间并降低了并发症发生率[41,42]。

当心脏瓣膜病局限于三尖瓣的位置，严格选择病例仅应用迷宫手术实施右侧切口较为合理，尤其是那些伴有先天性心脏病的患者。应避免左房操作，缩短 CPB 时间和 AoX 时间。我们通常在不停跳下实施右房损害点消融。然而，对于没有先天性心脏病的大多数患者，我们倾向于实施双房消融，因为大多数患者有相关的左房扩大。将来，改进的术前诊断形态的应用可以更好地明确这一决定。

如果正中开胸，实施 Cox 迷宫手术如图 13.1[40]。解剖游离 SVC 和 IVC，上、下腔静脉插管。游离两个肺静脉销蚀点并环绕套带。应用双极射频消融钳隔绝环绕右侧肺静脉房组织的袖套，然后是左侧肺静脉房组织的袖套。直到消融时间达到 10 秒，才松开消融钳。这通常需要 2~3 次的消融。我们通常以这种方式每个消融线进行 3 次消融。应用监测体表心电图确认退出程序的同时从肺静脉定速度。随后如前所述，实施右房消融[43]。如果实施左房消融，在主动脉阻断心脏停搏下实施（图 13.1B）。解剖游离左房并在房间沟打开左房。从心房切开后分别到左上肺静脉和左下肺静脉，用双极射频消融钳造成消融的基底和袖口。应用消融钳从心房切开的下缘到二尖瓣环造成一个消融切除，小心避免损伤冠状动脉回旋支。由于双极钳无法达到瓣环本身，应用形状好的冷冻笔造成心内膜到二尖瓣环的消融和冠状窦上方心外膜的消融。用心内膜方法双层缝合左心耳（LAA）的孔口。如果实施二尖瓣手术，此时就开始操作。连续聚丙烯缝合线缝闭左房。患者撤离 CPB，常规关胸。

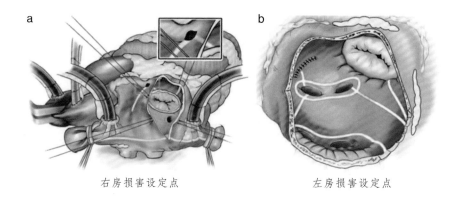

图 13.1　Cox 迷宫Ⅳ手术的标准右(a)房和左(b)房损害设定点。在右房(a)，射频消融线(白线)从 SVC 到 IVC 延伸，沿着右房游离壁向下到三尖瓣环。在左房(b)，除了在二尖瓣环的心内膜的冷冻消融和冠状窦上的心外膜冷冻消融，所有消融线都应用双极射频消融钳实施。(From Weimar T, Bailey MS, Watanabe Y, et al. The Cox-maze Ⅳ procedure for lone atrial fibrillation: a single center experience in 100 consecutive patients. J Interven Card Electrophysiol. 2011; 31:47–54.)

　　就微创方法，暴露和径路如下所述。患者取仰卧位，全麻诱导。应用双腔气管插管。应用 TEE 明确 TR 的诊断，检查另外的病理解剖，排除 LAA 血栓。右胸抬高 30°~45°。患者准备好，消毒。股动脉插管建立 CPB。在 TEE 引导下，医用导线和插管进入降主动脉和右房。于男性腋中线平行于乳头经第 4 肋间上方或女性乳缘下方做 5~6cm 的微创小切口开胸术(图 13.2)。移除小部分第 5 后肋，应用软组织牵开器增加视野。不实施肋骨撑开。经侧胸壁放置一个 Blake 引流管，其位置在右后胸腔。通过这个引流管吹入 CO_2 防止空气栓塞。打开心包后，胸腔镜经靠近腋后线的第 5 肋间孔置入。

　　如果计划实施双房 Cox 迷宫手术，斜窦、横窦和房间隔是要动的。解剖游离右肺静脉并套带。获得起搏阈值。应用双极消融笔，通过 3 次连续的消融围绕肺静脉心房组织的袖口绝缘右肺静脉。按照之前设定的起搏阈值，通过两次起搏肺静脉测试传出阻滞，同时监测所捕获的心电图。继续消融直到记录到传出阻滞为止。

　　右房消融是在不停跳下实施的(图 13.2A)。我们虽然通常通过荷包缝

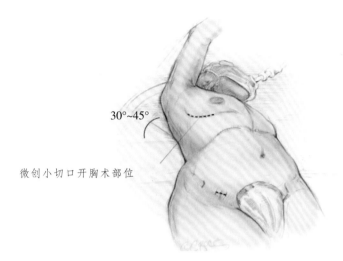

30°~45°

微创小切口开胸术部位

图 13.2　微创 Cox 迷宫Ⅳ手术的患者体位,于右侧乳房下缘做 5~6cm 小切口开胸。应用腹股沟管下的 2cm 切口股血管插管建立体外循环。(Robertson et al., Annals of Cardiothoracic Surgery, used with permission.)

合实施右房消融,在三尖瓣瓣环成形术的情况下,在 SVC 和 IVC 之间的房间隔的正上方做一个垂直的心房切口, 并向着接近右室游离缘的房室沟延伸。在直视下股静脉插管入 IVC(图 13.3)。在直视下经侧胸壁的戳孔置入 20F 的静脉插管入 SVC。如果有静脉血液回流到右房模糊手术野,应使用套带或直接钳夹近端静脉,然而这通常是不需要的,只要应用真空辅助即可扩

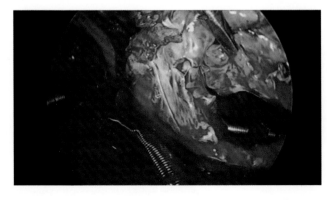

图 13.3　右房插管和心房切开。可见左侧的 SVC 插管和心肌保护液插管。在心房内可见经股静脉的 IVC 插管。

大静脉回流。如上所述实施其余部位的消融。通过心房切开置入双极消融钳，用来造成两个消融：一个向上到 SVC(图 13.4)，一个向下达 IVC。就每一个消融，消融装置激发 3 次，每次位置稍微改变。可重复使用的线性冷冻器或一次性可弯曲冷冻探针从心房切口的上端向下到三尖瓣瓣环，在 1 点钟位置放置在心内膜(图 13.5)。通过冷冻到−60°C，3 分钟实施冷冻消融，所有随后的冷冻消融也是如此。在右心耳(RAA)基底部实施荷包缝合，通过戳开切口打开右房，应用双极射频消融钳向 SVC 造成一个消融，至少离开之前的 SVC 消融处 2cm，向下 RAA 的主动脉侧，避免损伤窦房结区域。从 RAA 基底部向下到三尖瓣瓣环在 11 点的位置用线性或一次性冷冻消融探针做一个心内膜冷冻消融。人工环的三尖瓣瓣环成形术如上述实施，最后结果如图 13.6 所示。聚丙烯缝合线连续缝合关闭心房。

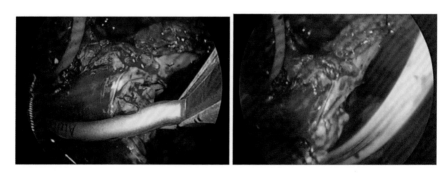

图 13.4　左侧：应用双极射频消融钳消融 SVC。右侧：完成 SVC 消融线。

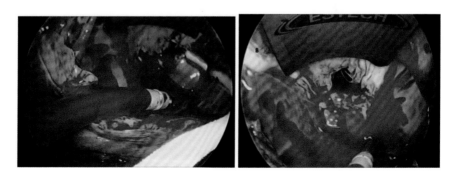

图 13.5　左侧：从右房切口的中点向下到三尖瓣瓣环放置可弯曲的冷冻消融。右侧：完成三尖瓣瓣环消融线。

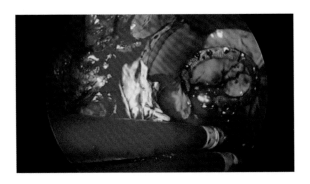

图 13.6 完成右房 Cox 迷宫Ⅳ手术,三尖瓣人工环瓣环成形术。

如果实施左房消融,在心脏停搏下如图解视图实施(图 13.7)。解剖左房,打开房间沟。应用心房牵开器获得显露。应用双极射频消融钳分别从房切口到左上和左下肺静脉做袖口和基底消融。消融钳也用来从心房切口的下边缘向着二尖瓣瓣环做一个消融,应小心避免损伤冠状动脉回旋支。由于消融钳无法到达瓣环本身, 应用冷冻探针做心内膜到二尖瓣瓣环的消融和冠状窦上方心外膜的消融。在左肺静脉后方沿着侧脊,连接袖口和基底的消

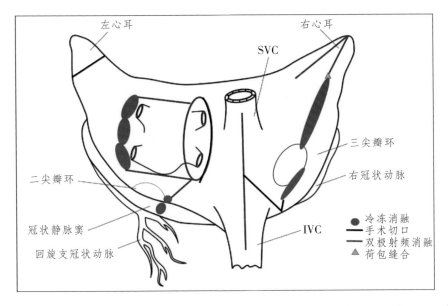

图 13.7 图解视图描述了微创 Cox 迷宫Ⅳ消融组套, 经改良应用于三尖瓣瓣环成形术。
(Adapted from Schill MR et al.,Innovations(Phila)2017,In Press. Used with permission.)

融,应用 T 形冷冻探针消融,完成左房消融"盒子"。经心内膜方法双层缝合 LAA 的孔口。如果需要实施二尖瓣手术,此时实施二尖瓣手术操作。聚丙烯缝合线连续缝合关闭左房。患者撤离 CPB,常规关胸。

COX 迷宫Ⅳ手术:外科结果

我们的患者实施 Cox 迷宫Ⅳ手术的结果令人鼓舞。一项我们机构的前瞻性单中心试验研究表明,随访 6 个月后,91%的患者免于 AF[25]。Cox 迷宫Ⅳ手术明显缩短了平均主动脉阻断时间,单独的 Cox 迷宫手术从切–和–缝 Cox 迷宫Ⅲ手术的(93±34)分钟缩短为 Cox 迷宫Ⅳ手术的(47±26)分钟($P<0.001$)[25]。一项倾向分析研究表明,术后 3 个月、6 个月或 12 个月免于 AF 在 Cox 迷宫Ⅲ和Ⅳ组间无显著差异[42]。我们机构最近的一项包含 100 例连续接受单独Cox 迷宫Ⅳ手术患者的前瞻性队列研究表明,术后 6 个月、12 个月和 24 个月免于 AF 的比率分别为 93%、90%和 90%[40]。一项我们机构关于 Cox 迷宫Ⅲ和 Cox 迷宫Ⅳ 20 多年经验的报道显示,两组间在免于 AF 方面无显著差异,但主要并发症发生率明显降低[44]。

Cox 迷宫Ⅳ手术在阵发性 AF 和永久性 AF 同样有效。我们最近的 Cox 迷宫Ⅳ手术的数据报告回顾性分析了从 2002 年 1 月至 2014 年 9 月间实施这一手术的连续 576 例患者[45]。所有患者都应用心电图,起搏器远程监测或 24 小时动态心电图监测随访。结果显示,12 个月免于 AF 率为 93%,其中 85%的患者也停用了所有抗心律失常药物,而 5 年免于 AF 率为 78%,其中 66%的患者也停用了所有抗心律失常药物。在每一时间点,阵发性 AF 和非阵发性 AF 应用或停用抗心律失常药物无显著差异[43]。其他组间比较也有相似的结果[46]。

Cox 迷宫手术也成功地降低了卒中的发病率。在接受 Cox 迷宫手术的患者,术前神经系统事件发生率较高。据我们机构的报道,433 例患者中有 57 例患者(13%)术前经历过神经系统事件。尽管如此,本组患者在长期随访[中位数,(6.6±5.0)年]期间仅有 6 例患者发生神经系统事件。大多数患者停止抗凝治疗,但 Cox 迷宫术后每年长期卒中发生率为 0.2%[47]。

Cox 迷宫手术最通常作为一个相伴的手术实施[22]。我们和其他机构先前的研究表明,高比例的窦性节律恢复,并未增加相伴的手术带来的并发症,这些手术包括 CABG、二尖瓣手术、三尖瓣手术和主动脉瓣手术[28, 48-56]。

微创 COX 迷宫Ⅳ手术和三尖瓣瓣环成形术结果

有关微创外科消融手术在单独三尖瓣疾病群体的应用所发表的文献较为稀少。梅奥诊所的 Schaff 及其同事[57]报道了一系列实施 TVr 或 TVR 的 42 例患者,同时实施了右侧 Cox 迷宫手术,但无完全房室传导阻滞或窦房结功能失调需要永久起搏器植入的病例。最初 18 例患者的随访显示,所有患者有 NYHA 心功能分级Ⅰ级症状。在这 18 例患者中,3 例患者术后早期发生房性心律失常,但通过药物治疗都成功控制[57]。梅奥诊所 Cox 迷宫系列手术的晚期结果与其他中心所报道的相似, 作者未进行仅接受 Cox 迷宫手术和三尖瓣手术晚期结果的子组分析。

我们回顾了我们机构的微创 TVr 和相伴 Cox 迷宫手术的结果。所有患者在机构审查委员会许可的协议下签署纳入我们机构数据库的知情同意书。从 2005 年 7 月至 2015 年 8 月,8 例患有严重 TR 和 AF 的患者实施了 TVr 或 TVR 伴随 Cox 迷宫Ⅳ手术。3 例患者有先前心脏手术的病史(原位心脏移植、胸主动脉瘤修补、CABG)。2 例患者实施了生物瓣 TVR,其余患者实施了人工环瓣环成形术。4 例患者同时实施了 MVr 手术,1 例患者同时实施了 MVR 手术,1 例患者实施了继发孔房间隔缺损修补。3 例仅实施 TV 手术的患者中有 2 例仅实施了 RA 的 Cox 迷宫消融,剩余 1 例实施了双房消融组套。

这个高危组患者达到了预期的术后结果。有 1 例手术死亡,这例实施微创 MVr、TVr 和 Cox 迷宫Ⅳ手术的患者术后再次手术。这例患者发展为肺炎和呼吸衰竭,最终死于反复室性心动过速发作。3 例患者术后需要起搏器治疗,2 例患者由于腹股沟血肿需要再次探查。没有其他主要并发症。术后 1 年时,6 例患者存活,其中 5 例患者免于心房快速心律失常,这 5 例患者都终止了口服抗心律失常药物。1 例随访 5 年的患者免于心房快速心律失常和抗心律失常药物,术后 11 年存活。Kaplan-Meier 法估计中位生存期为 3.4 年。

结论

继发性三尖瓣关闭不全的外科手术治疗仍然是一个有争议的话题。严重的三尖瓣关闭不全总应该在左侧心脏手术时纠正。在非重度关闭不全病例,三尖瓣环的直径(而不是反流的程度)应该是表明需要相伴的 TVr 手术的标准。微创方法已表明 TV 手术是安全、可行和可复制的方法。它保证了围术期较少的并发症、较低的死亡率以及 TR 复发率。再次手术也有相似的收益。然而,大多数文献的序列研究较小且为回顾性的。

右侧开胸小切口 Cox 迷宫Ⅳ手术仅仅是一种微创技术,这一技术可完全复制原来 Cox 迷宫手术的完整的消融组套。在我们机构,微创外科消融的长期结果和标准正中胸骨切开方法所达到的效果相配[58]。许多实施微创 MV 和 TV 手术的心脏外科医生熟悉右侧开胸小切口方法,因此在将来应该普遍地推广应用右侧开胸小切口 Cox 迷宫Ⅳ手术。治疗孤立的三尖瓣疾病和 AF 的这些方法的结合是可行的,但应做进一步的前瞻性研究。

(刘小舟 徐学增 译)

参考文献

[1] Tornos Mas P, Rodriguez-Palomares JF, Antunes MJ. Secondary tricuspid valve regurgitation: a forgotten entity. *Heart* (British Cardiac Society) 2015;101(22):1840-1848.

[2] Greelish JP, Phillips BJ, Fang JC, Byrne JC. Tricuspid Valve Surgery in Right Heart Failure. *Contemporary Cardiology: Surgical Management of Congestive Heart Failure* 2005:97-122.

[3] Desai RR1, Vargas Abello LM, Klein AL, Marwick TH, Krasuski RA, Ye Y, Nowicki ER, Rajeswaran J, Blackstone EH, Pettersson GB. Tricuspid regurgitation and right ventricular function after

mitral valve surgery with or without concomitant tricuspid valve procedure. *J Thorac Cardiovasc Surg* 2013;146(5):1126-1132.

[4] Vahanian A, Alfieri O, Andreotti F, Antunes MJ, Barón-Esquivias G, Baumgartner H, Borger MA, Carrel TP, De Bonis M, Evangelista A, Falk V, Lung B, Lancellotti P, Pierard L, Price S, Schäfers HJ, Schuler G, Stepinska J, Swedberg K, Takkenberg J, Von Oppell UO, Windecker S, Zamorano JL, Zembala M; ESC Committee for Practice Guidelines (CPG).; Joint Task Force on the Management of Valvular Heart Disease of the European Society of Cardiology (ESC).; European Association for Cardio-Thoracic Surgery (EACTS). Guidelines on the management of valvular heart disease (version 2012): the Joint Task Force on the Management of Valvular Heart Disease of the European Society of Cardiology (ESC) and the European Association for Cardio-Thoracic Surgery (EACTS). *Eur J Cardiothorac Surg* 2012;42(4):S1-44.

[5] Nishimura RA, Otto CM, Bonow RO, Carabello BA, Erwin JP 3rd, Guyton RA, O'Gara PT, Ruiz CE, Skubas NJ, Sorajja P, Sundt TM 3rd, Thomas JD, Anderson JL, Halperin JL, Albert NM, Bozkurt B, Brindis RG, Creager MA, Curtis LH, DeMets D, Guyton RA, Hochman JS, Kovacs RJ, Ohman EM, Pressler SJ, Sellke FW, Shen WK, Stevenson WG, Yancy CW; American College of Cardiology; American College of Cardiology/American Heart Association; American Heart Association. 2014 AHA/ACC guideline for the management of patients with valvular heart disease: a report of the American College of Cardiology/American Heart Association Task Force on Practice Guidelines. *J Thorac Cardiovasc Surg* 2014;148(1):e1-e132.

[6] Porter A, Shapira Y, Wurzel M, Sulkes J, Vaturi M, Adler Y, Sahar G, Sagie A. Tricuspid regurgitation late after mitral valve replacement: clinical and echocardiographic evaluation. *J Heart Valve Dis* 1999;8(1):57-62.

[7] Matsuyama K, Matsumoto M, Sugita T, Nishizawa J, Tokuda Y, Matsuo T. Predictors of residual tricuspid regurgitation after mitral valve surgery. *Ann Thorac Surg* 2003;75(6):1826-1828.

[8] Izumi C, Iga K, Konishi T. Progression of isolated tricuspid regurgitation late after mitral valve surgery for rheumatic mitral valve disease. *J Heart Valve Dis* 2002;11(3):353-356.

[9] Dreyfus GD, Corbi PJ, Chan KM, Bahrami T. Secondary tricuspid regurgitation or dilatation: which should be the criteria for surgical repair? *Ann Thorac Surg* 2005;79(1):127-132.

[10] Matsunaga A, Duran CM. Progression of tricuspid regurgitation after repaired functional ischemic mitral regurgitation. *Circulation.* 2005;112(9):I453-457.

[11] Goodwin JF, Rab SM, Sinha AK, Zoob M. Rheumatic tricuspid stenosis. *BMJ* 1957;2(5058):1383-1389.

[12] Kitchin A, Turner R. Diagnosis and treatment of tricuspid stenosis. *BMJ* 1964;26:354-379.

[13] Heidi M. D, MD. Carcinoid heart disease: Medical and Surgical considerations. *Cancer Control* 2001;8(5):454-460.

[14] DiSesa VJ, Mills RM, Jr., Collins JJ, Jr. Surgical management of carcinoid heart disease. *Chest* 1985;88(5):789-791.

[15] Gutierrez FR, McKnight RC, Jaffe AS, Ludbrook PA, Biello D, Weldon CS. Double porcine valve replacement in carcinoid heart disease. *Chest* 1982;81(1):101-103.

[16] Knott-Craig CJ, Schaff HV, Mullany CJ, Kvols LK, Moertel CG, Edwards WD, Danielson GK. Carcinoid disease of the heart. Surgical management of ten patients. *J Thorac Cardiovasc Surg* 1992;104(2):475-481.

[17] Mukhopadhyay S, Suryavanshi S, Yusuf J, Chandrashekhar, Rastogi V, Trehan V, Kaul UA. Isolated thrombus producing tricuspid stenosis: an unusual presentation in primary antiphospholipid syndrome. *Indian Heart Journal* 2004;56(1):61-63.

[18] Bernal JM, Pontón A, Diaz B, Llorca J, García I, Sarralde A, Diago C, Revuelta JM. Surgery for rheumatic tricuspid valve disease: a 30-year experience. *J Thorac Cardiovasc Surg* 2008;136(2):476-481.

[19] Singh JP, Evans JC, Levy D, Larson MG, Freed LA, Fuller DL, Lehman B, Benjamin EJ. Prevalence and clinical determinants of mitral, tricuspid, and aortic regurgitation (the Framingham Heart Study). *Am J Cardiol* 1999;83(6):897-902.

[20] Topilsky Y, Nkomo VT, Vatury O, Michelena HI, Letourneau T, Suri RM, Pislaru S, Park S, Mahoney DW, Biner S, Enriquez-Sarano M. Clinical outcome of isolated tricuspid regurgitation. *JACC Cardiovasc Imaging* 2014;7(12):1185-1194.

[21] Messika-Zeitoun D, Thomson H, Bellamy M, Scott C, Tribouilloy C, Dearani J, Tajik AJ, Schaff H, Enriquez-Sarano M. Medical and surgical outcome of tricuspid regurgitation caused by flail leaflets. J Thorac Cardiovasc Surg 2004;128(2):296-302.

[22] Gammie JS, Haddad M, Milford-Beland S, Welke KF, Ferguson TB Jr, O'Brien SM, Griffith BP, Peterson ED. Atrial fibrillation correction surgery: lessons from the Society of Thoracic Surgeons National Cardiac Database. *Ann Thorac Surg* 2008;85(3):909- 914.

[23] Gillinov AM, Saltman AE. Ablation of atrial fibrillation with concomitant cardiac surgery. *Semin Thorac Cardiovasc Surg* 2007;19(1):25-32.

[24] Lee R, McCarthy PM, Wang EC, Vaduganathan M, Kruse J, Malaisrie SC, McGee EC Jr. Midterm survival in patients treated for atrial fibrillation: a propensity-matched comparison to patients without a history of atrial fibrillation. *J Thorac Cardiovasc Surg* 2012;143(6):1341-1351.

[25] Gaynor SL, Diodato MD, Prasad SM, Ishii Y, Schuessler RB, Bailey MS, Damiano NR, Bloch JB, Moon MR, Damiano RJ Jr. A prospective, single-center clinical trial of a modified Cox maze procedure with bipolar radiofrequency ablation. *J Thorac Cardiovasc Surg* 2004;128(4):535- 542.

[26] Saint LL, Damiano RJ Jr, Cuculich PS, Guthrie TJ, Moon MR, Munfakh NA, Maniar HS. Incremental risk of the Cox-maze IV procedure for patients with atrial fibrillation undergoing mitral valve surgery. *J Thorac Cardiovasc Surg* 2013;146(5):1072-1077.

[27] Calkins H, Kuck KH, Cappato R, Brugada J, Camm AJ, Chen SA, Crijns HJ, Damiano RJ Jr, Davies DW, DiMarco J, Edgerton J, Ellenbogen K, Ezekowitz MD, Haines DE, Haissaguerre M, Hindricks G, Iesaka Y, Jackman W, Jalife J, Jais P, Kalman J, Keane D, Kim YH, Kirchhof P, Klein G, Kottkamp H, Kumagai K, Lindsay BD, Mansour M, Marchlinski FE, McCarthy PM, Mont JL, Morady F, Nademanee K, Nakagawa H, Natale A, Nattel S, Packer DL, Pappone C, Prystowsky E, Raviele A, Reddy V, Ruskin JN, Shemin RJ, Tsao HM, Wilber D; Heart Rhythm Society Task Force on Catheter and Surgical Ablation of Atrial Fibrillation. 2012 HRS/EHRA/ECAS expert consensus statement on catheter and

surgical ablation of atrial fibrillation: recommendations for patient selection, procedural techniques, patient management and follow-up, definitions, endpoints, and research trial design: a report of the Heart Rhythm Society (HRS) Task Force on Catheter and Surgical Ablation of Atrial Fibrillation. Developed in partnership with the European Heart Rhythm Association (EHRA), a registered branch of the European Society of Cardiology (ESC) and the European Cardiac Arrhythmia Society (ECAS); and in collaboration with the American College of Cardiology (ACC), American Heart Association (AHA), the Asia Pacific Heart Rhythm Society (APHRS), and the Society of Thoracic Surgeons (STS). Endorsed by the governing bodies of the American College of Cardiology Foundation, the American Heart Association, the European Cardiac Arrhythmia Society, the European Heart Rhythm Association, the Society of Thoracic Surgeons, the Asia Pacific Heart Rhythm Society, and the Heart Rhythm Society. *Heart rhythm* 2012;9(4):632-96.e21.

[28] Carpentier A, Deloche A, Hanania G, Forman J, Sellier P, Piwnica A, Dubost C, McGoon DC. Surgical management of acquired tricuspid valve disease. *J Thorac Cardiovasc Surg* 1974;67(1):53-65.

[29] De Vega NG. [Selective, adjustable and permanent annuloplasty. An original technic for the treatment of tricuspid insufficiency]. *Revista espanola de cardiologia* 1972;25(6):555-556.

[30] Duran CG, Ubago JL. Clinical and hemodynamic performance of a totally flexible prosthetic ring for atrioventricular valve reconstruction. *Ann Thorac Surg* 1976;22(5):458-463.

[31] McCarthy JF, Cosgrove DM, 3rd. Tricuspid valve repair with the Cosgrove-Edwards Annuloplasty System. *Ann Thorac Surg* 1997;64(1):267-268.

[32] Kshettry VR, Kanda LT. Prospective study of mitral valve repair with the CarboMedics AnnuloFlex annuloplasty system: effectiveness and safety after one year. *J Heart Valve Dis* 2005;14(1):105-113.

[33] Tang GH, David TE, Singh SK, Maganti MD, Armstrong S, Borger MA. Tricuspid valve repair with an annuloplasty ring results in improved long-term outcomes. *Circulation* 2006;114(1):I577-581.

[34] Navia JL, Nowicki ER, Blackstone EH, Brozzi NA, Nento DE, Atik FA, Rajeswaran J, Gillinov AM, Svensson LG, Lytle BW. Surgical

management of secondary tricuspid valve regurgitation: annulus, commissure, or leaflet procedure? *J Thorac Cardiovasc Surg* 2010;139(6):1473-1482.

[35] Singh SK, Tang GH, Maganti MD, Armstrong S, Williams WG, David TE, Borger MA. Midterm outcomes of tricuspid valve repair versus replacement for organic tricuspid disease. *Ann Thorac Surg* 2006;82(5):1735-1741.

[36] Chang HW, Jeong DS, Cho YH, Sung K, Kim WS, Lee YT, Park PW. Tricuspid Valve Replacement vs. Repair in Severe Tricuspid Regurgitation. *Circulation Journal* 2017;81(3):330-338.

[37] Kypson AP, Glower DD. Minimally invasive tricuspid operation using port access. *Ann Thorac Surg* 2002;74(1):43-45.

[38] Lee TC, Desai B, Glower DD. Results of 141 consecutive minimally invasive tricuspid valve operations: an 11-year experience. *Ann Thorac Surg* 2009;88(6):1845-1850.

[39] Pfannmüller B, Davierwala P, Hirnle G, Borger MA, Misfeld M, Garbade J, Seeburger J, Mohr FW. Concomitant tricuspid valve repair in patients with minimally invasive mitral valve surgery. *Ann Cardiothorac Surg* 2013;2(6):758-764.

[40] Weimar T, Bailey MS, Watanabe Y, Marin D, Maniar HS, Schuessler RB, Damiano RJ Jr. The Cox-maze IV procedure for lone atrial fibrillation: a single center experience in 100 consecutive patients. *J Interven Card Electrophysiol* 2011;31(1):47-54.

[41] Mokadam NA, McCarthy PM, Gillinov AM, Ryan WH, Moon MR, Mack MJ, Gaynor SL, Prasad SM, Wickline SA, Bailey MS, Damiano NR, Ishii Y, Schuessler RB, Damiano RJ Jr. A prospective multicenter trial of bipolar radiofrequency ablation for atrial fibrillation: early results. *Ann Thorac Surg* 2004;78(5):1665-1670.

[42] Lall SC, Melby SJ, Voeller RK, Zierer A, Bailey MS, Guthrie TJ, Moon MR, Moazami N, Lawton JS, Damiano RJ Jr. The effect of ablation technology on surgical outcomes after the Cox-maze procedure: a propensity analysis. *J Thorac Cardiovasc Surg* 2007;133(2):389-396.

[43] Robertson JO, Saint LL, Leidenfrost JE, Damiano RJ, Jr. Illustrated techniques for performing the Cox-Maze IV procedure through a right mini-thoracotomy. *Ann Cardiothorac Surg* 2014;3(1):105-116.

[44] Weimar T, Schena S, Bailey MS, Maniar HS, Schuessler RB, Cox

JL, Damiano RJ Jr. The cox-maze procedure for lone atrial fibrillation: a single-center experience over 2 decades. *Circulation Arrhythmia Electrophysiol* 2012;5(1):8-14.

[45] Henn MC, Lancaster TS, Miller JR, Sinn LA, Schuessler RB, Moon MR, Melby SJ, Maniar HS, Damiano RJ Jr. Late outcomes after the Cox maze IV procedure for atrial fibrillation. *J Thorac Cardiovasc Surg* 2015;150(5):1168-1176.

[46] Ad N, Holmes SD, Stone LE, Pritchard G, Henry L. Rhythm course over 5 years following surgical ablation for atrial fibrillation. *EJCTS* 2015;47(1):52-58.

[47] Pet M, Robertson JO, Bailey M, Guthrie TJ, Moon MR, Lawton JS, Rinne A, Damiano RJ Jr, Maniar HS. The impact of CHADS2 score on late stroke after the Cox maze procedure. *J Thorac Cardiovasc Surg* 2013;146(1):85-89.

[48] Gillinov AM, Gelijns AC, Parides MK, DeRose JJ Jr, Moskowitz AJ, Voisine P, Ailawadi G, Bouchard D, Smith PK, Mack MJ, Acker MA, Mullen JC, Rose EA, Chang HL, Puskas JD, Couderc JP, Gardner TJ, Varghese R, Horvath KA, Bolling SF, Michler RE, Geller NL, Ascheim DD, Miller MA, Bagiella E, Moquete EG, Williams P, Taddei-Peters WC, O'Gara PT, Blackstone EH, Argenziano M; CTSN Investigators. Surgical ablation of atrial fibrillation during mitral-valve surgery. *The New England Journal of Medicine* 2015;372(15):1399-1409.

[49] Stulak JM, Sundt TM, 3rd, Dearani JA, Daly RC, Orsulak TA, Schaff HV. Ten-year experience with the Cox-maze procedure for atrial fibrillation: how do we define success? *Ann Thorac Surg* 2007;83(4):1319-1324.

[50] Saint LL, Bailey MS, Prasad S, Guthrie TJ, Bell J, Moon MR, Lawton JS, Munfakh NA, Schuessler RB, Damiano RJ Jr, Maniar HS. Cox-Maze IV results for patients with lone atrial fibrillation versus concomitant mitral disease. *Ann Thorac Surg* 2012;93(3):789-794.

[51] Lawrance CP, Henn MC, Miller JR, Sinn LA, Schuessler RB, Damiano RJ, Jr. Comparison of the stand-alone Cox-Maze IV procedure to the concomitant Cox-Maze IV and mitral valve procedure for atrial fibrillation. *Ann Cardiothoracic Surg*

2014;3(1):55-61.

[52] Damiano RJ Jr, Gaynor SL, Bailey M, Prasad S, Cox JL, Boineau JP, Schuessler RPl. The long-term outcome of patients with coronary disease and atrial fibrillation undergoing the Cox maze procedure. *J Thorac Cardiovasc Surg* 2003;126(6):2016-2021.

[53] Ad N, Holmes SD, Massimiano PS, Pritchard G, Stone LE, Henry L. The effect of the Cox-maze procedure for atrial fibrillation concomitant to mitral and tricuspid valve surgery. *J Thorac Cardiovasc Surg* 2013;146(6):1426-1434.

[54] Abreu Filho CA, Lisboa LA, Dallan LA, Spina GS, Grinberg M, Scanavacca M, Sosa EA, Ramires JA, Oliveira SA. Effectiveness of the maze procedure using cooled-tip radiofrequency ablation in patients with permanent atrial fibrillation and rheumatic mitral valve disease. *Circulation* 2005;112(9):I20-25.

[55] Henn MC, Lawrance CP, Sinn LA, Miller JR, Schuessler RB, Moon MR, Melby SJ, Maniar HS, Damiano RJ Jr. Effectiveness of Surgical Ablation in Patients With Atrial Fibrillation and Aortic Valve Disease. *Ann Thorac Surg* 2015;100(4):1253-1259.

[56] Ad N, Henry L, Hunt S, Holmes SD. Do we increase the operative risk by adding the Cox Maze III procedure to aortic valve replacement and coronary artery bypass surgery? *J Thorac Cardiovasc Surg* 2012;143(4):936-944.

[57] Schaff HV, Dearani JA, Daly RC, Orszulak TA, Danielson GK. Cox-Maze procedure for atrial fibrillation: Mayo Clinic experience. *Semin Thorac Cardiovasc Surg* 2000;12(1):30-37.

[58] Lawrance CP, Henn MC, Miller JR, Sinn LA, Schuessler RB, Maniar HS, Damiano RJ Jr. A minimally invasive Cox maze IV procedure is as effective as sternotomy while decreasing major morbidity and hospital stay. *J Thorac Cardiovasc Surg* 2014;148(3):955-961.

第 **14** 章

微创二尖瓣手术的最新成果

Daniel Pereda, José L. Pomar

引言

通过全胸骨切开进行二尖瓣手术已被确立为治疗各种二尖瓣病变患者需要瓣膜修补或置换的金标准术式。自 20 世纪 90 年代中期首例通过用微创方法修复或替换二尖瓣以来,其在降低传统术式对患者造成损害方面已取得许多进展,同时也在努力保持传统二尖瓣手术的良好疗效和安全性。MIMVS并没有明确定义一个特定的手术径路,此术语包括多个手术径路,除正中胸骨切开术外,如部分上胸骨或下胸骨切开术或右/左侧胸腔切开术。此外,这些手术可以通过不同程度的胸腔镜辅助和专门设计的手术器械进行,包括机器人远程操作。这些不同的二尖瓣外科手术,再加上相适应的不同的 CPB 和心肌保护策略,使得分析比较传统术式和 MIMVr 的结果变得更加困难。

多年来, 随着我们对二尖瓣病理学和二尖瓣手术修复认知的不断提高,MIMVS 的早期和长期疗效逐步改善,同时,这也可归功于其他领域不断取得的进步,如术中成像、手术器械设计、内镜高画质影像辅助、CPB,以及最近的高清 3D 可视化或机器人遥控。目前,全世界多家大的瓣膜治疗中心,特别是欧洲,采用微创径路治疗二尖瓣疾病多于传统外科手术径路方法。这些医院的多数患者采用微创手术方法修复或置换二尖瓣,无论是复杂二尖瓣病还是重危患者,都获得了良好的疗效。某些决定性因素促进了 MIMVS 技术的可持续发展,这些因素包括:全面、细致的患者术前评估,体外循环特殊设计插管的持续改进(让插管更顺畅且外径更小,但能显著增加血液引流),常规胸腔内吹入 CO_2,经胸主动脉阻断替代方法和重新设计主动脉内球囊阻塞器,改进心肌保护程序,增加房颤消融技术及 MVr 技术的不断提高,医生手术技能增强。非常重要的是一些先驱者所做的开拓性工作,以及微创理念的进展,为外科医学界慢慢接受 MIMVr 术式提供了帮助。

毫无疑问,MIMVr 对患者和医生都很有吸引力,它有望提高美容效果、缩短住院时间、使患者能更快地恢复正常活动、减轻术后疼痛和失血,完全能够获得类似于通过全胸骨切开传统 MV 手术的高质量结果。在本章,我们将回顾最新支持 MIMVr 技术的证据,特别是退行性二尖瓣疾病。我们将特别关注 MVr 的安全性和长期有效性,这是开展 MIMVS 术式以来最受关注的两个方面。人们对微创二尖瓣修复手术有很多疑问,主要担忧瓣膜置换时,此项技术是否有较高的神经系统并发症和主动脉夹层,以及 MVr 率较低。持质疑态度的人们声称 MIMVr 在技术上要求更高,需要一个较长的学习曲线才能达到良好的效果。这些说法或许是正确的,事实上,Leipzig 团队随后给出近乎完美的描述[1],目前公布的数据显示,在术后神经并发症、瓣膜成功修复率和修复耐久性方面,MIMVr 取得了良好的临床结果。各个方面都与现代传统全胸骨切开二尖瓣修复术有着同样的治疗效果。

围术期与神经系统并发症

自 20 世纪 90 年代初微创心脏手术的首次实施,此项技术的支持者和质疑者就开始了激烈的辩论。讨论集中于此项技术可预见的益处在于可减轻手术创伤、促进患者术后恢复并缩短住院时间,而可能增加的风险包括神经系统并发症、二尖瓣修复率较高、二尖瓣修复后耐久性较低及此项技术较为复杂,需要一个艰难的学习过程。这是一场激烈而持久的辩论,甚至离开了医学学术领域,通过媒体走向了公众[2]。

　　MIMVS 技术最受争议和批评的是增加了术后卒中和神经系统并发症的风险。有几个因素被认为在增加风险中起作用,包括使用股动脉逆行灌注、心脏排气困难、锉孔切口皮下脂肪碎屑栓塞,以及使用主动脉球囊阻塞器在胸主动脉进行血管内操作(图 14.1)。

(a)

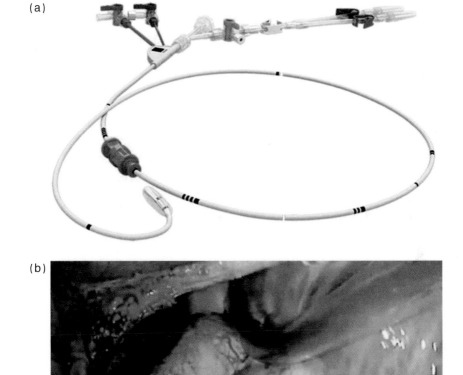

(b)

图 14.1　(a)主动脉内球囊阻塞装置(Edwards Intraclude,Edward Lifesciences,CA,USA)。(b)经胸主动脉阻断钳。

根据我们目前掌握的知识,通过做好术前评估和患者选择,确定那些神经系统并发症风险增加的患者,如老年患者、有外周或颈动脉血管疾病患者,以及有动脉粥样硬化高危险因素的患者(吸烟者、糖尿病患者、既往有心肌梗死或卒中病史患者),多数风险已降低。专注既往史和术前临床检查可以揭示多数危险因素。对于那些风险增加的患者,可以通过 MRI 或 CT 做术前血管成像评估,来帮助外科医生选择最佳、最安全的手术方案(例如,在患有腹部动脉瘤或双侧髂动脉–股动脉病变的患者中选择腋动脉插管或直接主动脉插管)。另一个改进领域是广泛采用 CO_2 注入法。在早期经验中,Leipzig 团队报告术后意识模糊发生率为 18%,常规进行 CO_2 充气后,这一发生率明显降低[3]。Schneider 等的一项研究显示,在 MIMVS 手术中(用动脉内球囊阻塞主动脉阻断和 CO_2 注入)使用经颅多普勒测量微栓子与传统术式相比,在脑微栓子率方面没有差异[4]。

Modi 等[5]2008 年发表了一篇荟萃分析,比较了 1998—2005 年间公布的 11 个对照病例和 1 个随机临床试验病例的综合数据(有些患者早在 1990 年就做了手术)。没有独立研究或集合数据分析(1641 例患者,OR=0.46;95% CI:0.15~1.42;P=0.18)显示 MIMVS 与传统手术的死亡率有显著差异。关于术后卒中的风险,有 6 篇研究报道(1801 例患者,OR=0.66;95% CI:0.23~1.93;P=0.45)显示神经系统不良事件的荟萃分析没有显著差异。再次心脏手术出血率有显著差异,支持 MIMVS(1553 例患者,OR=0.56;95% CI:0.35~0.9;P=0.02)。在这个荟萃分析中,采用美国胸外科医师协会(STS)数据库的数据与公开的 MIMVS 大队列数据比较显示,MIMVS 死亡率与 STS 数据库报告的 MVr(2173 例患者)和 MVR(979 例患者)的死亡率没有差异:分别为 MVr 为 1.1%,MVR 为 4.9% 对比 MVr 为 1.5%,MVR 为 5.5%。神经系统并发症发生率也较低:MVr 为 1.6%(1226 例),MVR 为 2.3%(778 例)对比 MVr 为 1.9%,MVR 为 3.2%。

2011 年,Cheng 等[6]发表了一篇目前最新的荟萃分析文章,内容仅限于右侧胸腔小切口或胸骨旁切口的 MIMVS,不包括部分胸骨切开术。此荟萃分析包括来自 35 个已发表的研究报道大数据(18 例应用动脉内球囊阻断,13

例应用经胸主动脉阻断,4 例应用上述两种技术)。MIMVS 与传统术式相比在围术期死亡率方面无差别 (在 20 篇研究报道中的 13 066 例患者,分别为 1.2% 对 1.5%;RR=1.03,95%CI:0.75~1.42),同样,在瓣膜术后远期需要再次外科干预和长期生存情况方面, 两种技术也无差别。一方面, 人们发现 MIMVS 可减少失血和输血、AF、胸部伤口感染、呼吸机通气时间、住在 ICU 的时间(平均减少 0.8 天)、住院时间(平均减少 2 天)以及恢复到正常活动的时间。另一方面, 还发现 MIMVS 与卒中 (11 项研究中有 12 655 例患者: 2.1% 对 1.2%,RR=1.79,95% CI=CI 1.35~2.38)、主动脉夹层(0.2% 对 0%)、膈神经麻痹(3% 对 0%)和腹股沟感染 (2% 对 0%)的风险增加相关。MIMVS 需要更长的 CPB 时间 (平均延长 33 分钟)、主动脉阻断时间 (平均延长 21 分钟)和手术时间(平均延长 0.8 小时)。

两项对比研究的荟萃分析以及大量最近发表的相关文章, 得到了 MIMVS 技术的最佳应用结果证据。迄今为止,有两个小数据的随机对照研究表明未发现显著差异[7,8]。多数对比研究收集不配对患者的回顾性数据,没有中长期随访信息。几家大型医疗机构提供了长期随访数据,但缺乏对照组做比较。在这种情况下,很难得到那些罕见但严重的结果,如死亡率和卒中风险的可靠结论。有必要进行大规模随机试验,以获得足够的统计数据来阐明这些问题。众所周知,在接受心脏手术患者中进行此项试验极其困难(如果有可能的话),不久的将来,可能也无法看到这样的研究报道出现在我们的视野中。尽管存在这些局限性,至少在手术量大的医疗中心,MIMVS 可以提供与黄金标准术式,即通过胸骨正中切开术相同的治疗结果,并且有更好的美容效果,可提高患者满意度,减少术后疼痛和失血,缩短住院时间。

术后疼痛和患者康复

从 MIMVS 技术所带来的潜在优势来看, 除了无可辩驳的美容效果外, 术后可更快地恢复正常活动和术后疼痛减轻也被经常报道。Walther 等[9]研究指出,经右侧开胸小切口径路与胸骨正中切开径路术后前两天疼痛相似,从术后第 3 天开始,MIMVS 疼痛明显减轻。Glower 等[10]报道,MIMVS 术后疼痛减轻,恢复正常活动的速度显著加快[(4±2)周对(9±1)周;P=0.01]。有趣的是,在两项不同的研究中[11,12]都报道,第一次接受全胸骨正中切开术后,患者再次接受心脏手术采用 MIMVS 术式。据患者叙述,他们觉得第二次手术疼痛较少,恢复更快。

住院时间和医疗费用

人们相信患者接受 MIMVS 可比传统术式恢复得更快。事实上,在对比研究中发现的一致结果是患者住在 ICU 和医院的时间缩短。2008 年,Modi 等的荟萃分析[5]指出,MIMVS 术后住院时间有缩短的趋势(350 例患者,OR=0.73;95% CI:-1.52~0.05;P=0.07)。这些患者经常出院直接回家,与传统手术相比,出院后被送往康复机构的患者更少(9%对 33%)[13,14]。最近,Cheng 等[6]的荟萃分析报道指出,接受 MIMVS 的患者,ICU 治疗时间(统计 18 篇研究文章中的 10 435 例患者;1.6 天对 2.4 天;P<0.0001)和总住院时间(统计 26 篇文章中的 12 249 例患者;6.9 天对 8.9 天;P<0.00001)明显缩短。同时此研究表明,接受 MIMVS 的患者术后机械通气时间明显缩短(在 18 篇文章中共计11 434 例患者;12.6 小时对 19.9 小时;P=0.002)。

关于住院治疗费用,可获得的信息很少,对此的研究也很少。一项来自美国的研究报告显示,MIMVS 减少住院费用(-9160 美元)[15]。然而在此项研究中,手术室并不是按时间长短收费,这可能会对结果产生影响,因为 MIMVS 比传统术式的手术时间长 1.6 小时。来自斯洛文尼亚的另一篇研究报道显示,MIMVS 的平均住院费用较低[16],但这些研究都未提供全面的成本效益分析。梅奥临床小组最近的一项研究[17]对 370 例接受机器人或传统 MVr 的患者进行倾向性比对分析,比较实施改进程序前后的治疗成本。接受开胸手术的患者在实施改进程序前后平均住院时间没有变化,为 5.3 天,但接受机器人手术患者平均住院时间变短(3.5 天对 3.4 天;P=0.003)。机器人技术成本较高,但在实施改进程序后,住院费用与开胸修复手术相似(30 606 美元对 31 310 美元;*P*=0.876)。

二尖瓣修复率和瓣膜修复后耐久性

对 MIMVr 技术批评较多的是此项技术难度大,很多可修复的瓣膜未得到修复,而是实施了瓣膜置换术。同样,对二尖瓣修复效果也存有争议,认为 MIMVr 没有开胸手术瓣膜修复效果好,更糟糕的是瓣膜修复后的耐久性问题,因随访有较高的复发性二尖瓣反流(MR)发生率。采用微创手术方法实施 MVr 是最佳治疗方案,外科医生可以获得大部分高清心内摄影图像,从而得到非常清晰的二尖瓣和瓣下组织影像且可视化。集合这些优点加上人们对 MVr 技术认识的不断深入,特别是对于黏液变性二尖瓣病,使得 MIMVr 在高水平专业技术二尖瓣医疗中心获得了类似于传统手术一样的良好治疗结果,多篇文章系列报道了非常满意的 MVr 治疗效果[18-20]。

梅奥临床小组最近发表研究文章,报道应用机器人实施 MIMVr 对单纯性二尖瓣后叶脱垂(*n*=289)和复杂性 MVr(*n*=198)治疗的中期结果。他们发现修复成功率都为 100%,无中转为胸骨切开径路。早期死亡率为 0.2%,围术期卒中发生率为 0.8%。超声心动图中位随访时间为 362 天和 5 年,无反流患者为 94.6%(96.2% 单纯性;92.7% 复杂性,*P*=0.67)[21]。最近,Miceli 等[22]发表系列文章报道了 703 例患者应用 MIMVS 行退行性二尖瓣反流瓣膜修复术:修复率为 95.3%,死亡率为 0.1%,卒中率为 1.3%,中转为胸骨切开术径路的比例为 1.8%,因出血需再次手术的比例为 4.4%。术后随访 5 年无 MR 为 93%,5 年未接受再次手术患者为 94%。最后,Perier 等[23]报道另一组由 842 例患者组成的应用 MIMVr 治疗退行性二尖瓣反流病变的大数据,修复成功率为 99.3%,围术期死亡率为 0.2%,卒中发生率为 0.9%。

目前报道的数据表明,在大量实施 MVr 和积累了丰富临床经验并熟练掌握 MIMVS 技术的医疗中心,能够实施高质量的瓣膜修复,瓣膜修复率和瓣膜修复后耐久性可得到很好的结果(表 14.1)。只要掌握了专业知识并获得临床经验,几乎所有二尖瓣脱垂,无论病变复杂程度如何,都可以接受

表 14.1　二尖瓣退行性病变修复

研究	年份	时间段	患者数	修复率	神经系统并发症	死亡率	5 年免于复发性 MR	评论
Suri 等[21]	2015 年	2008—2015 年	487	100%	0.8%	0.2%	94.6%	100%退行性变；100%机器人经胸主动脉阻断
Miceli 等[22]	2015 年	2003—2011 年	703	95.3%	1.3%	0.1%	93%	直接主动脉插管 87%，主动脉内球囊 9%；经胸主动脉阻断，附加三尖瓣手术 11%
Akowuah 等[24]	2015 年	2003—2013 年	190		1.6%	1.1%	随访 1~5 年期间，2.1%再次手术	
Perier 等[23]	2013 年	2006—2012 年	842	99.3%	1.4%(大卒中 0.6%)	0.2%	无报道	100%退行性变；经胸主动脉阻断；附加三尖瓣手术 4%
Grossi 等[25]	2012 年	1995—2007 年	1282	NR	2.3%	1.1%*	无报道	直接主动脉插管 69.3%；主动脉内球囊 29.1%；退行性变 73.2%；*代表具有退行性疾病的患者
Pereda 等（未发表数据）		2013—2015 年	102	100%	1%	0%	97.2%(1~4 年)	经胸主动脉阻断；100%退行性变的患者

MIMVr 术式治疗,包括巴洛病。一般要除外瓣膜明显钙化的病例。在此种情况下,多数专家认为采取传统手术入路更为有利,MIMVS 技术所用设备难以处理钙化的瓣膜组织。

特殊情况

二尖瓣膜再次手术

　　MIMVS 技术的最大理论优势之一就是避免了再次心脏手术时胸骨重新打开。此技术涉及的心脏结构和粘连的解剖分离(尤其是应用主动脉内球囊阻断)较少,尤其适合有冠状动脉搭桥的患者。多篇对照研究文章表明,在此情况下应用 MIMVS 优于再次胸骨切开径路。Sharony 等[26]发现,与传统术式相比,MIMVS 的死亡率相似,但伤口并发症和输血率较低,术后住院时间较短。其他病例对照研究显示在插管时间、输血、住院时间[27]甚至死亡率方面[28],二者结果相似。宾夕法尼亚大学医疗小组最近报道他们再次的二尖瓣手术经验,将 MIMVS(n=67)与再次胸骨切开手术径路方法(n=343)做比较。他们发现二者在修复率(19%对 22%)、死亡率(3%对 6%)和卒中率(3%对 3.1%)相似,但 MIMVS 在住院时间上有缩短的趋势(平均 11 天对 14 天;P=0.07)[29]。在最近发表的另一篇大数据文章中,Ricci 等[30]报道他们在 241 例再次心脏手术中应用 MIMVS 的结果,他们发现死亡率为 4.9%,重度卒中发生率为 5.8%。根据他们的经验,随着时间的推移,卒中发病率急剧下降,在此系列研究的最后两年,卒中发病率一直保持在 0%。

　　所有理论优势和积累证据表明 MIMVS 在二次心脏手术方面有优势,但还是缺乏在硬核指标明确优势的研究文章(如死亡率和卒中的风险)。再加上 MIMVS 要求高,难以掌握,限制了其在许多医疗机构再次手术时的应用,但可以预见,此项技术的应用会持续增加。

老年患者

老年患者更脆弱,在心脏手术后并发症风险尤其高。最近一项荟萃分析报道 MVR 术后死亡率为 13%,MVr 术后死亡率为 7%,卒中率分别为 4% 和 3%[31](虽然没有单独二尖瓣手术数据)。老年患者是一类非常有趣的群体,其接受 MIMVr 可使手术创伤更小,术后恢复更快。多篇研究都在探讨这一主题,似乎都得出了 MIMVr 更有优势的结论。Grossi 等[32] 回顾分析了 111 例年龄在 70 岁以上的应用 MIMVS 的患者,并与同期 259 例接受胸骨再次切开术的患者进行比较。他们发现,应用 MIMVS 的患者伤口并发症或败血症的风险明显较低(1.8% 对 7.7%;$P=0.027$),输血浆更少(中位数为 1.0U 对 2.0U;$P=0.04$),住院时间更短(11.6 天对 17.6 天;$P=0.001$)。类似的,Tabata 等[33]报道了 123 例 70 岁以上的接受 MIMVr 的患者,死亡率为 1.6%,5 年存活率为 87%。2013 年,Leipzig 小组报道了 191 例接受 MIMVS 治疗的 80 多岁老年患者的研究结果[34],他们发现围术期死亡率为 3.1%,没有卒中病例的报道。最近,Minol 等[35]报道了 34 例 80 多岁老年患者接受 MIMVS(44.1% 同时进行三尖瓣修复术),术后死亡率和卒中率均为 5.9%,单独二尖瓣手术组中无死亡。此组结果非常令人兴奋,越来越多的老年患者接受经导管入路治疗。但上述结果表明,这些老年患者能通过微创手术方式,获得优异的 MVr 手术结果。

主动脉内球囊阻断与经胸主动脉阻断的比较

应用主动脉内球囊阻塞装置,可以将主动脉根部与体循环灌注系统隔离,并进行顺行性心脏停搏液灌注,无须阻断钳夹闭主动脉。通常,它是经特殊设计的动脉灌注插管孔从股动脉逆行,在 TEE 引导下置于升主动脉处。到达位置后,主动脉内球囊阻塞装置就会充气阻断主动脉,这样主动脉根部就会被隔离在体循环系统之外,心肌保停搏液通过装置的尖端顺行灌注,使心脏停搏。操作必须非常小心,以确保球囊不会堵塞无名动脉(随之而来的神经损伤风险),也不要向主动脉根部近端移位,这有损伤主动脉瓣的风险。有关它的使用需要关注的一个焦点问题是主动脉夹层相关风险。研究表明,主动脉夹层的风险随着经验的增加而大大降低，从而反映了学习曲线的存在。1999 年，一项动脉插管的国际注册研究（PAIR）[36]首次报道，主动脉夹层的发生率为 1.3%，但是在此研究的后半部分下降到 0.18%（然而必须指出的是，这项研究中的多数患者是冠状动脉血运重建术而不是二尖瓣手术）。

多篇研究探讨了这一问题，比较了主动脉内球囊阻塞或经胸主动脉阻断的病例。Onnasch 等[37]发现，使用主动脉内球囊阻塞装置后，神经系统并发症显著增加（8.1% 对 1.8%；P=0.05），死亡率较高（5.2% 对 3.1%；P<0.04）。发现此情况后，Leipzig 组放弃主动脉内阻塞方法，选择经胸主动脉阻断钳阻断作为非再次手术的首选方法。同样，其他学者也发现使用经胸阻断钳阻断在失血、手术时间和医疗费用方面有更好的效果[38,39]。主动脉内球囊装置是昂贵的一次性用品，常规使用经胸阻断钳可以将每例患者的一次性用品费用降低达 2800 美元[39]。然而，正如前面所提到的，使用主动脉内球囊阻塞装置相关并发症发生率与医生的操作经验密切相关，多个医疗小组首选使用主动脉内球囊阻塞装置，在经过学习积累，熟练操作后，报道并发症发生率非常低。在最近的多中心研究报道，Casselman 等[40]回顾性描述了他们最近的50 例患者使用主动脉内球囊阻塞装置取得了良好的结果（所有外科医生都已经完成了超过 100 例手术），其中 10.6% 的患者是再次手术：死亡率为1.4%，卒中率为 0.8%，因出血需再次手术为 4.8%，无主动脉夹层的发生。然而，即使是有丰富手术经验的医生，仍然有 2% 的患者需要转换为经胸主动脉钳夹阻断主动脉。

结论

在过去的 20 年里，MIMVr 的应用越来越多。更多的证据表明，此种手术术式效果良好，可与传统通过全胸骨切开进行二尖瓣手术相媲美。目前，绝大多数有退行性二尖瓣病变的患者都可以通过 MIMVr 治疗。MIMVr 可以提供更好的美容效果，使患者更快康复，无须因再次瓣膜手术发生率和修复瓣膜耐久性方面进行权衡。许多传统治疗方法难以面对的情况，如老年患者、二次接受手术患者、有心内膜炎或巴洛病的患者,都可以通过 MIMVr 治疗。大规模随机对照试验正在研究进行,仍在等待结果。

(熊卫平　邢万红　译)

参考文献

[1]　Holzhey DM, Seeburger J, Misfeld M, Borger MA, Mohr FW. Learning minimally invasive mitral valve surgery: a cumulative sum sequential probability analysis of 3895 operations from a single high-volume center. *Circulation* 2013; 128(5):483-491.

[2]　King RT. New Keyhole Heart Surgery Arrived With Fanfare, but Was It Premature? *The Wall Street Journal*. May 5, 1999.

[3]　Mohr FW, Falk V, Diegeler A, Walther T, van Son JA, Autschbach R. Minimally invasive port-access mitral valve surgery. *J Thorac Cardiovasc Surg* 1998; 115(3):567-574.

[4]　Schneider F, Onnasch JF, Falk V, Walther T, Autschbach R, Mohr FW. Cerebral microemboli during minimally invasive and conventional mitral valve operations. *The Annals of thoracic surgery* 2000; 70(3):1094-1097.

[5]　Modi P, Hassan A, Chitwood WR, Jr. Minimally invasive mitral valve surgery: a systematic review and meta-analysis. *Eur J Cardiothorac Surg* 2008; 34(5):943-952.

[6]　Cheng DC, Martin J, Lal A, Diegeler A, Folliguet TA, Nifong LW, Perier P, Raanani E, Smith JM, Seeburger J, Falk V. Minimally invasive versus conventional open mitral valve surgery: a meta-analysis and systematic review Innovations (Phila) 2011; 6(2):84-103.

[7]　Dogan S1, Aybek T, Risteski PS, Detho F, Rapp A, Wimmer-Greinecker G, Moritz A. Minimally invasive port access versus conventional mitral valve surgery: prospective randomized study. *Ann Thorac Surg* 2005; 79(2):492-498.

[8]　El-Fiky MM, El-Sayegh T, El-Beishry AS, Abdul Aziz M, Aboul Enein H, Waheid S, Sallam IA. Limited right anterolateral thoracotomy for mitral valve surgery. *Eur J Cardiothoracic Surg* 2000; 17(6):710-713.

[9]　Walther T1, Falk V, Metz S, Diegeler A, Battellini R, Autschbach R, Mohr FW. Pain and quality of life after minimally invasive versus conventional cardiac surgery. *Ann Thorac Surg* 1999; 67(6):1643-1647.

[10]　Glower DD, Landolfo KP, Clements F, Debruijn NP, Stafford-Smith M, Smith PK, Duhaylongsod F. Mitral valve operation via Port Access versus median sternotomy. *Eur J Cardiothorac Surg* 1998; 14:S143-147.

[11]　Felger JE, Chitwood WR, Jr., Nifong LW, Holbert D. Evolution of mitral valve surgery: toward a totally endoscopic approach. *Ann Thorac Surg* 2001; 72(4):1203-1208.

[12]　Vleissis AA, Bolling SF. Mini-reoperative mitral valve surgery. *J Card Surg* 1998; 13(6):468-470.

[13]　Mihaljevic T, Cohn LH, Unic D, Aranki SF, Couper GS, Byrne JG. One thousand minimally invasive valve operations: early and late results. *Ann Surg* 2004; 240(3):529-534.

[14]　Cohn LH, Adams DH, Couper GS, Bichell DP, Rosborough DM, Sears SP, Aranki SF. Minimally invasive cardiac valve surgery improves patient satisfaction while reducing costs of cardiac valve replacement and repair. *Ann Surg* 1997; 226(4):421- 426.

[15]　Chitwood WR, Jr., Wixon CL, Elbeery JR, Moran JF, Chapman WH, Lust RM. Video-assisted minimally invasive mitral valve surgery. *J Thorac Cardiovasc Surg* 1997; 114(5):773-780.

[16]　Gersak B, Sostaric M, Kalisnik JM, Blumauer R. The preferable use of port access surgical technique for right and left atrial procedures. *Heart Surg Forum* 2005; 8(5):E354-363.

[17]　Suri RM, Thompson JE, Burkhart HM, Huebner M, Borah BJ, Li Z, Michelena HI, Visscher SL, Roger VL, Daly RC, Cook DJ, Enriquez-Sarano M, Schaff HV. Improving affordability through innovation in the surgical treatment of mitral valve disease. *Mayo Clin Proc* 2013; 88(10):1075-1084.

[18]　Castillo JG, Anyanwu AC, Fuster V, Adams DH. A near 100% repair rate for mitral valve prolapse is achievable in a reference center: implications for future guidelines. *J Thorac Cardiovasc Surg* 2012; 144(2):308-312.

[19]　David TE, Armstrong S, McCrindle BW, Manlhiot C. Late outcomes of mitral valve repair for mitral regurgitation due to degenerative disease. *Circulation* 2013; 127(14):1485-1492.

[20] Braunberger E, Deloche A, Berrebi A, Abdallah F, Celestin JA, Meimoun P, Chatellier G, Chauvaud S, Fabiani JN, Carpentier A. Very long-term results (more than 20 years) of valve repair with carpentier's techniques in nonrheumatic mitral valve insufficiency. *Circulation* 2001; 104(12 Suppl 1):I8-11.

[21] Suri RM, Taggarse A, Burkhart HM, Daly RC, Mauermann W, Nishimura RA, Li Z, Dearani JA, Michelena HI, Enriquez-Sarano M. Robotic Mitral Valve Repair for Simple and Complex Degenerative Disease: Midterm Clinical and Echocardiographic Quality Outcomes. *Circulation.* 2015; 132(21):1961-1968.

[22] Miceli A, Murzi M, Canarutto D, Gilmanov D, Ferrarini M, Farneti PA, Solinas M, Glauber M. Minimally invasive mitral valve repair through right minithoracotomy in the setting of degenerative mitral regurgitation: early outcomes and long-term follow-up. *Ann Cardiothorac Surg* 2015; 4(5):422-427.

[23] Perier P, Hohenberger W, Lakew F, Batz G, Diegeler A. Rate of repair in minimally invasive mitral valve surgery. *Ann Cardiothorac Surg* 2013; 2(6):751-757.

[24] Akowuah E, Burdett C, Khan K, Goodwin A, Lage IB, El-Saegh M, Smailes T, Hunter S. Early and Late Outcomes After Minimally Invasive Mitral Valve Repair Surgery. *J Heart Valve Disease* 2015; 24(4):470-477.

[25] Grossi EA, Loulmet DF, Schwartz CF, Ursomanno P, Zias EA, Dellis SL, Galloway AC. Evolution of operative techniques and perfusion strategies for minimally invasive mitral valve repair. *J Thoracic Cardiovasc Surg* 2012; 143(4 Suppl):S68-70.

[26] Sharony R, Grossi EA, Saunders PC, Schwartz CF, Ursomanno P, Ribakove GH, Galloway AC, Colvin SB. Minimally invasive reoperative isolated valve surgery: early and mid-term results. *J Card Surg* 2006; 21(3):240-244.

[27] Bolotin G, Kypson AP, Reade CC, Chu VF, Freund WL Jr, Nifong LW, Chitwood WR Jr. Should a video-assisted mini-thoracotomy be the approach of choice for reoperative mitral valve surgery? *J Heart Valve Disease* 2004; 13(2):155-158.

[28] Burfeind WR, Glower DD, Davis RD, Landolfo KP, Lowe JE, Wolfe WG. Mitral surgery after prior cardiac operation: port-access versus sternotomy or thoracotomy. *Ann Thorac Surg* 2002;74(4):S1323-1325.

[29] labhajosyula P, Wallen T, Pulsipher A, Pitkin E, Solometo LP, Musthaq S, Fox J, Acker M, Hargrove WC 3rd. Minimally Invasive Port Access Approach for Reoperations on the Mitral Valve. *Ann Thorac Surg* 2015; 100(1):68-73.

[30] Ricci D, Pellegrini C, Aiello M, Alloni A, Cattadori B, D'Armini AM, Rinaldi M, Viganò M. Port-access surgery as elective approach for mitral valve operation in re-do procedures. *Eur J Cardiothorac Surg* 2010; 37(4):920-925.

[31] Andalib A, Mamane S, Schiller I, Zakem A, Mylotte D, Martucci G, Lauzier P, Alharbi W, Cecere R, Dorfmeister M, Lange R, Brophy J, Piazza N. A systematic review and meta-analysis of surgical outcomes following mitral valve surgery in octogenarians: implications for transcatheter mitral valve interventions. *EuroIntervention*: 2014; 9(10):1225-1234.

[32] Grossi EA, Galloway AC, Ribakove GH, Buttenheim PM, Esposito R, Baumann FG, Colvin SB. Minimally invasive port access surgery reduces operative morbidity for valve replacement in the elderly. *Heart Surg Forum* 1999; 2(3):212-215.

[33] Tabata M, Cohn LH. Minimally invasive mitral valve repair with and without robotic technology in the elderly. *Am J Geriatric Cardiol* 2006; 15(5):306-310.

[34] Seeburger J, Raschpichler M, Garbade J, Davierwala P, Pfannmueller B, Borger MA, Mohr FW, Misfeld M. Minimally invasive mitral valve surgery in octogenarians-a brief report. *Ann Cardiothorac Surg* 2013; 2(6):765-767.

[35] Minol JP, Akhyari P, Boeken U, Kamiya H, Weinreich T, Sixt S, Gramsch-Zabel H, Lichtenberg A. Single-centre experience of mitral valve surgery via right lateral mini-thoracotomy in octogenarians. *Interact Cardiovasc Thorac Surg* 2016; 22(3):287-290.

[36] Galloway AC, Shemin RJ, Glower DD, Boyer JH Jr, Groh MA, Kuntz RE, Burdon TA, Ribakove GH, Reitz BA, Colvin SB. First report of the Port Access International Registry. *Ann Thorac Surg* 1999; 67(1):51-56.

[37] Onnasch JF, Schneider F, Falk V, Mierzwa M, Bucerius J, Mohr FW. Five years of less invasive mitral valve surgery: from experimental to routine approach. *Heart Surg Forum* 2002; 5(2):132-138.

[38] Aybek T, Dogan S, Wimmer-Greinecker G, Westphal K, Mortiz A.

The micro-mitral operation comparing the Port-Access technique and the transthoracic clamp technique. *J Card Surg* 2000; 15(1):76-81.

[39] Reichenspurner H, Detter C, Deuse T, Boehm DH, Treede H, Reichart B. Video and robotic-assisted minimally invasive mitral valve surgery: a comparison of the Port-Access and transthoracic clamp techniques. *Ann Thorac Surg* 2005; 79(2):485-490.

[40] Casselman F, Aramendi J, Bentala M, Candolfi P, Coppoolse R, Gersak B, Greco E, Herijgers P, Hunter S, Krakor R, Rinaldi M, Van Praet F, Van Vaerenbergh G, Zacharias J. Endoaortic Clamping Does Not Increase the Risk of Stroke in Minimal Access Mitral Valve Surgery: A Multicenter Experience. *Ann Thorac Surg* 2015; 100(4):1334-1339.

索 引